"十四五"职业教育国家规划教材

U0236278

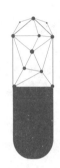

药学
综合知识与技能

第三版

侯志飞　主编

王　刚　主审

化学工业出版社

·北京·

内容简介

《药学综合知识与技能》（第三版）参照药师、执业药师等相关职业资格考试以及全国职业院校药学技能大赛对知识和技能的要求，以《国家执业药师职业资格考试大纲》为参考，从药学服务岗位所需的知识、能力和素质要求出发，依据药学服务的具体工作，围绕处方调剂、常见病症的用药指导、用药咨询服务与安全用药指导等8个项目设计教学内容，通过30个"任务"、106个"活动"完成。在编写中力求贯彻高职教育"教、学、做"一体化理念，体例新颖活泼，注重职业技能的训练，突出学生岗位实践能力的培养。

本书于2023年被评为"十四五"职业教育国家规划教材，为全面贯彻党的教育方针，落实立德树人根本任务，在教材中有机融入了党的二十大精神。

本教材适用于高职高专院校药学类各专业学生使用，也可以作为药士、药师、驻店药剂员、执业药师等职业资格考试的培训教材和医药专业技术人员的自学用书。

图书在版编目（CIP）数据

药学综合知识与技能 / 侯志飞主编. —3版. —北京：
化学工业出版社，2021.9（2024.2重印）
"十三五"职业教育国家规划教材
ISBN 978-7-122-39579-5

Ⅰ.①药… Ⅱ.①侯… Ⅲ.①药物学-高等职业教育-教材
Ⅳ.①R9

中国版本图书馆CIP数据核字（2021）第144619号

责任编辑：蔡洪伟　于　卉　　　　　　　文字编辑：李　瑾
责任校对：李雨晴　　　　　　　　　　　装帧设计：王晓宇

出版发行：化学工业出版社（北京市东城区青年湖南街13号　邮政编码100011）
印　　刷：三河市航远印刷有限公司
装　　订：三河市宇新装订厂
787mm×1092mm　1/16　印张18　字数463千字　2024年2月北京第3版第8次印刷

购书咨询：010-64518888　　　　　　　　售后服务：010-64518899
网　　址：http://www.cip.com.cn
凡购买本书，如有缺损质量问题，本社销售中心负责调换。

定　　价：48.00元　　　　　　　　　　　　　　　版权所有　违者必究

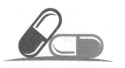

编审人员

主　　编　侯志飞

副 主 编　畅永振　张利敏　杨　欣

编写人员　（按姓氏笔画顺序排序）

　　　　　卢海刚　杨　欣　张利敏　陈　晶　畅永振

　　　　　段立华　侯志飞

主　　审　王　刚

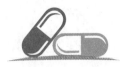

第三版前言

医药行业是我国国民经济的主要支柱产业，也是提供健康服务的特殊行业。随着国家经济的发展和人民生活水平的提高，人们对健康的追求日益迫切，对从业人员的素质也提出了更高的要求。国家医药行业准入制度正在规范和不断完善，"以合理用药为中心"和"以患者为中心"的工作模式正在被人们所重视，开展药学服务已成为21世纪药学的重要发展方向之一，药学服务型人才的需求量将越来越大。而能否提供高素质高技能的专业人才，对高等教育尤其是高等职业教育提出了很大的挑战。

《药学综合知识与技能》是执业药师考试的科目之一，本书参照药师、驻店药剂员、执业药师等相关职业资格考试以及全国职业院校药学技能大赛对知识和技能的要求，以《国家执业药师职业资格考试大纲》为参考，对药学服务岗位知识与技能进行了充分调研分析而确定了教材内容。本书包括执业药师在药品经营、使用中开展业务活动、从事药学服务的基本知识和技能，集中反映了执业药师理论联系实际、独立解决和处理有关实际问题的综合能力，同时突出"药德"教育，培养学生敬畏生命、济世为怀、服务人民、严守药规的职业情操和精益求精的工作态度，领悟药师职业的使命和担当。

本书在编写过程中有以下几个特色。

（1）教材编写从药学服务工作实际出发，立足高职高专人才培养目标，根据药学服务实际岗位的任职要求，按照"以能力为本位，以就业为导向"的原则，优化教学内容，注重职业技能的训练，突出学生岗位实践能力的培养，使教学过程模拟实际工作过程，实现与就业岗位的"零对接"，使学生在走上相关工作岗位之后，能够尽快适应岗位的要求，满足社会对高素质高技能专业人才的需求。

（2）教材的编写充分考虑了高等职业教育的特点，从药学服务岗位所需的知识、能力和素质要求出发，依据药学服务的具体工作，围绕处方调剂、常见病症的用药指导、用药咨询服务与安全用药指导等8个项目设计教学内容，通过30个"任务"、106个"活动"完成。在编写中力求贯彻高职教育"教、学、做"一体化理念，体例新颖活泼，除正文内容外设有课堂互动、知识拓展等栏目，课堂互动根据具体任务和活动内容而设计，需学生课前进行自学和思考，课上进行分析讨论或实际操作训练及归纳总结，旨在通过一系列的相关活动调动学生的积极性和主动性，变填鸭式的被动记忆为有需求的主动学习。知识拓展是对正文内容的扩展和深入，帮助学生了解、拓宽相关知识，鼓励学有余力的学生进一步提高。

（3）根据教学内容增加了"课程思政"内容。如认识药学服务部分带领学生共同感受时代的脉搏和我国药学事业的蓬勃发展，激励学生为共筑我国药学事业发展进步中国梦贡献出自己的光与热；通过讲述最美药师事迹让学生明白执业药师保障人民健康和用药安全的责任。常见病症的用药指导部分在知识拓展模块中通过介绍中药治疗肠道寄生虫病感染相关记载、中医痛风第一人、结核病诊断工具新突破等树立文化自信；用药咨询服务与安全用药指导部分在课堂互动模块介绍典型案例以及家庭药师进社区等，在具体教学内容上突出培养药师的指导合理用药的能力，体现了党的二十大报告中"增进民生福祉，提高人民生活品质"的内容。

（4）教材每一项目之前都有学习目的与技能要求，以指导学生的学习；每一项目或任务之后都有学习小结，便于学生复习时抓住重点。同时在每一项目或任务之后都附有一定数量的习题，可供学生检查自己的学习效果。习题全部采用执业药师考试的题型，其中部分习题为执业药师考试的历年真题，便于学生熟悉职业资格考试的特点。针对教学重难点增加了21个视频资源，以二维码链接的形式展现，便于学生进行自主学习。

（5）教材体系和结构安排符合教学规律，以案例为引导，以问题为中心，以模拟药房为依托，以提高学生药学服务能力为导向，综合运用专业基础知识，利于教师组织教学。授课教师须注重实践经验的积累，灵活应用问题讨论、现场演示、实践演练等多种教学形式，采用过程考核和综合考核相结合的考核办法，提高人才培养的质量。

本教材适用于高职高专院校药学类各专业学生使用，也可以作为药士、药师、驻店药剂员、执业药师等职业资格考试的培训教材和医药专业技术人员的自学用书。

参加本书编写的人员有河北化工医药职业技术学院侯志飞（项目一、项目四及负责全书的统稿）、杨欣和段立华（项目二）、张利敏（项目三中任务一至任务四）、卢海刚（项目三中任务五至任务八）、邢台医学高等专科学校畅永振（项目五）、陈晶（项目六至项目八）。河北化工医药职业技术学院王刚任主审。

河北医科大学第一医院于静副主任药师、河北医科大学第二医院张雪宁副主任药师对本书编写提纲和部分内容提出很多修改建议，在此表示诚挚的感谢。

教材在编写过程中参考了有关著作、论文等资料，在此向有关专家和各位作者致以衷心的感谢。

由于药学综合知识与技能涉及学科多，知识面广，加上编者学识水平和时间有限，恳请广大读者对书中疏漏及不足之处提出宝贵意见，以期今后进一步完善。

编　者

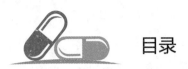

目录

二维码资源目录

序号	标　题	资源类型	页码
1	药学职业道德规范	视频	11
2	沟通技巧	视频	13
3	处方的格式	视频	24
4	用药适宜性的审核	视频	28
5	处方审核	视频	38
6	处方调配、核查与发药	视频	40
7	流感病毒的分型	视频	60
8	感冒的用药指导	视频	60
9	流感的用药指导	视频	62
10	结核病的药物治疗与用药注意事项	视频	70
11	血压的形成原理	视频	76
12	高血压的药物治疗	视频	79
13	高脂血症形成原因	视频	84
14	高脂血症的药物治疗	视频	86
15	缺铁性贫血的药物治疗与用药注意事项	视频	112
16	糖尿病的药物治疗与合理用药	视频	116
17	骨质疏松症的药物治疗与合理用药	视频	121
18	泡腾片的正确使用	视频	175
19	栓剂的正确使用	视频	176
20	电子血压计的使用	视频	268
21	手持式家用血糖仪的使用方法及注意事项	视频	270

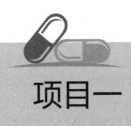

项目一

认识药学服务

◎ 使学生对药学服务有初步认识；
◎ 掌握药学服务的基本知识、工作方法与沟通技巧；
◎ 培养学生的学习兴趣。

◎ 能够正确与患者沟通，指导患者合理用药；
◎ 能够正确应对投诉；
◎ 学会书写简单的药历。

任务一　初识药学服务

随着目前医药事业不断发展，药师的作用已发生了很大变化，药师已不再仅仅是药品供应和调剂者，而是提供医疗卫生保健的队伍中的一员。但世界各国药学发展水平很不平衡，发达国家和地区的情况要好得多，药师受教育程度高、数量多，药房的工作条件好、水平高，因此药学服务开展较好，如欧洲、美国及其他地区一些发达国家。而在发展中国家药学服务则处于刚刚起步的初级阶段，需全面提升药学从业人员的素质，大力提高药学服务水平。

活动一　国外药学服务模式介绍

请同学们查阅相关资料，了解发达国家和地区的药学服务情况，并将各国药学服务情况进行比较。

一、美国药学服务概况

20世纪初美国药师的主要职责与社会作用是调配和发售药品，药师必须确保售出的药品是达到含量标准、非劣质和正确调配的。然而随着制药工业的发展，处方调剂逐渐被制药工业取代，同时处方用药和非处方用药的区分使得治疗药物的选择完全由医生决定，药师的职责受到很大限制。于是在20世纪60年代诞生了临床药学，进入过渡时期。在此期间，药师极力寻找各种途径，试图实现"自我价值"。一些药学先锋开始倡导药师的新社会作用，指出药师必须最终走向临床，面对病人，才能实现他在医疗监护中的重要作用。与此同时，药源性发病率和死亡率的增加引起了众多关注，并进一步促使药房向以病人为中心的时期发展。

美国是临床药学的发源地，医院药学强化了医师、药师、护士之间的协调关系，突出临床药师在临床用药中的决策指导地位。美国形成了完整的临床药学的实践培训和药学博士培养制度，它的临床药学也是到现在为止发展最完善的、模式最为成熟的。1990 年 Hepler 及 Strand 提出 Pharmaceutical care 的理念，PC 是药学工作模式发展的一个新阶段，是一种观念上的根本转变，即从提供合格药品、合理用药的工作模式转向以"药与人之间相互作用"和"以患者为中心"全方位服务的全新理念。

在美国，药房主要有两类：一种是社会事业（或公共机构）药房，如医院、疗养院、济贫院等药房；另一种是药店，全国约有 5 万多个。

美国的医院药剂科是集药品采购、药品养护、处方调配、处方审核、临床用药指导、药学监护、临床用药评价、药品情报、药物不良反应监察、药学咨询等一系列工作为一体的综合机构。虽然由于其规模、性质、经费来源的不同，其内部组织结构并不完全相同，但归纳起来有以下几个共同特点。①强调临床药学工作，每个医院都有相当数量的临床药师，由具有药学博士学位的临床药师参与医师查房。②药学部一般都设置与药学信息中心联网的情报咨询室。③中心药房都设置有静脉输液配制室，药品调配自动化。④在人员管理方面均采用聘用制，每个岗位都有明确的规章及职责，考评依据员工工作态度、工作能力等进行打分，其中注重药师是否具有与病人、医生和护士之间的交流能力。

美国是医药分离的国家，医院一般只设住院药房而不设门诊药房，门诊病人在取得医生处方后，便到药店取药。药店遍布美国城乡，是药师活动的主要场所。在美国，药品零售店有四种：第一种是独立药店；第二种是连锁药店；第三种是超市，即食品、药品的联营店，超市里要有药学专业技术人员才可卖药；第四种是综合商场，美国的一些大型综合商场内都设有药品专柜。每个药店均配备有药剂师，并且在州药事管理委员会指导下依法经营。各药店严格执行药品分类管理制度。目前，全美约有 18 万名药师，平均每 10 万人拥有药师 70 多名。美国药店以顾客需求为导向，致力于向顾客提供高级的药学服务。美国药店在经营时，通常通过改进服务方式来更好地满足顾客的需求。如 Rite Aid 公司建立顾客健康系统，顾客通过在网上或在连锁药店提供个人资料及相关的医疗健康信息并保存在该系统中，系统根据数据库中顾客的资料自动提醒药师，注意顾客所购药品与其他处方药或非处方药的可能的不良反应。利用这一系统，药店可为顾客提供全方位的药学服务，同时顾客可定期收到有关促销和打折消息的电子邮件。此外，还在计算机上对一些老年患者、慢性病患者建立用药档案，以便于查询及指导用药，避免重复用药或药物相互作用的发生。

> **知识拓展**

国外医院药学服务分级内容

项目	基础服务	优化服务	增强服务
共同点	药品采购、药品请领、药品盘点、药品分包、处方转录、发药、退药、药品调配、静脉配液、肠外营养液配制、药品配送、高危药品的管理、药品质量管理（破损等）、各门诊病房基数管理	药物重整、处方与医嘱审核、患者用药教育与咨询工作、不良反应/事件监测、用药差错管理	制定处方目录、药物决策、药物使用评价、药物治疗管理、药事和治疗委员会、基因检测、治疗药物监测、抗凝药监测、抗菌药管理、药物信息管理、药学查房、会诊、药学门诊、药物临床试验、医院制剂制备与检验、书写药历

续表

项目	基础服务	优化服务	增强服务
美国	药物援助	独立更改处方	更换药物治疗方案
英国	处置过期药物、与家庭医生联系了解患者的用药史	心肺复苏等急救措施、对轻微伤口的处理和包扎、健康检查（血压、血糖、胆固醇含量检查）、衣原体和过敏原筛查、戒烟服务	教育与培训、预算控制
日本	个体化制剂	术前/有创操作前停药确认	用药记录本管理指导、居家用药管理指导、出院时多科协作指导、研究临床治疗方法

二、澳大利亚药学服务概况

由于澳大利亚卫生体制的特点，药学服务一直独立于临床服务之外，这就要求药剂师不仅要有扎实的专业理论知识并具备从业的伦理道德和职业素养，还要有良好的解决问题的能力、组织能力、沟通与人际交流能力，以使得他们在从业过程中不仅能指导合理用药，而且还能提供相关的药品信息和健康教育服务，以获得最佳人群健康的目标。

澳大利亚的全科医生诊所数量很大，但这些诊所均不得设置药房，药学服务主要是在社区药店中提供，持医师处方可到社区药店，大部分药剂师就工作在社区药店，全澳有5000多家社区药店，分布在社区中心全科诊所的周围和大街上或商场内。药剂师的具体职责是：负责售药，按处方配药和发药，给病人提供咨询；帮助患者处理不太严重的疾病，同时指导病人如何合理用药，提供非处方药咨询等服务；社区的就医转诊；社区专业疾病管理，如糖尿病、伤口和哮喘病的管理；家庭存药管理评价，帮助家庭或机构更合理地用药；老年保健机构的服务；在社区公共卫生服务中做健康促进工作，如给病人健康教育提供大量信息、帮助病人做出最佳的决策、通过提供药物治疗作为病人和医生之间的桥梁、组成一些专业协会来开发政策、和病人或消费者直接接触以提供一些专业知识方面的服务等。

澳大利亚的公立医院由于实行疾病诊断相关组付费制，其中包含药品费用，所以医院也提供药学服务。医院药房主要设立在公立医院中。私立医院实行按项目付费，大部分私立医院一般不设立药房，其药品通过医院与社区药店联系由社区药店提供。药剂师工作职责主要是提高药品应用质量，推动合理用药，减少药物毒性和副作用。医院药剂师的临床角色是：为病房服务，和医生、护士合作给病人提供药物治疗，医院药剂师每周都要查房几次；门诊服务；其他住院服务（肿瘤的化疗、无菌配药、复方制剂）；提供药品信息，进行药品使用评价；收集各方面药物信息，对药品的使用进行评价，对医生开出的处方进行评价；承担科研任务，如针对儿科病房的儿童制作专门适用他们的制剂；提供处方一览表，医院通过处方一览表来决定药品的存放、进货和使用，医院通过控制处方，达到预算限制。

三、德国药学服务概况

德国只有较大型的医院才有药房。一般一个医院药房为5～6家医院的药品供应提供服务。药房的最大特点，也是和我们国家医院药房最大的区别是：医院药房只负责为医院的住院病人提供药品，而不针对病人本身。药品由药房直接发放到病区，由护士保管，护士按医嘱将药发放给病人。因为德国医院药房少，且医院药房只为住院病人提供服务，因此药剂师在医院药房工作的非常少。

德国的社会药房一般是由药剂师自己开办的私人药房。门诊病人从私人诊所或医院门诊部看病后，凭处方只能到社会药房去才能得到药品。全德国共有 21392 家社会药房，2004 年在社会药房工作的药剂师为 46014 名，占全国药剂师总数的 84.45%。由以上数据可知，德国药剂师的绝大多数在社会药房工作。

德国临床药学的开展时间仅仅比美国晚 10～15 年，20 世纪 80 年代开始在大学讲授临床药学，1998 年出现第一个临床药学专业教授。德国的药学服务工作分布在医院药房、社会药房、临床化学及实验医学研究所以及其他研究机构等。

医院药房的药学服务工作主要包括用药咨询、药师下临床和药事委员会。一般每个医院药房均有药剂师专门进行咨询工作，主要是通过电话咨询，经过计算机软件分析后回答患者。药师下临床的目的是依据药品法同医护人员讨论患者用药问题、回答医护人员有关药品的问题以及检查科室药品储存保管情况等。社会药房的药学服务主要是回答患者的药物咨询。临床化学与实验医学研究所主要是治疗药物监测包括血药浓度和尿药浓度检测。

四、日本药学服务概况

日本的临床药学教育始于 1962 年。在此之前，日本药师主要工作是在基础药学方面，从不面对患者与医生。社会药房药师偶尔为患者提供一些非处方药方面的咨询。1962 年引入美国药物信息服务的理念后，日本药师才开始意识到他们真正的专业角色和专业职责。1965 年，日本药学界召开了药物信息服务研讨会，使药物信息服务的理念得到进一步普及。日本有关法律中都明确了药师的职责。1997 年修订的日本《医疗服务法》第二章第四条第一款规定：药师与其他医务人员应该对患者合理地解释其所进行的药物治疗信息，努力让患者理解。《药事法》第四章第三条第七十七款规定：社区药房对患者购买或使用的药物要尽力提供必要的药物信息。《药师法》第二章第二十五条规定：药师要对所用药物提供正确使用该药物的信息，提供有关信息是药师的职责。日本国家医疗保险费用中包括药师的服务费。根据日本《国家卫生保险标准》，临床药学服务包括检查药物制度、药物治疗监测、指导患者用药、为住院患者配药等项内容。

随着老龄化社会的到来，预计到 2025 年，日本 65 岁以上的老年人人口比例将达到 50%，为首个峰值。老龄化社会更加依赖药师的服务。另外，公众对卫生保健的需求也日益复杂与多样化，药师的职责已不仅限于在零售药店、医院药房审核调剂处方、指导用药，还要参与普及保健事业。日本药学界已不采用技术人员制度，全部药学实践工作都由药师承担。

<h2 style="text-align:center">活动二　国内药学服务发展现状</h2>

课堂互动　请同学们调查了解我国药学服务现状，并讨论发达国家和地区的成功经验对我国药学服务的发展有何启示？

一、我国药师素质现状

1.药师的定义和分类

药师也被称作药剂师，是指具有药学专业学历、具有从事药学专业工作知识和能力的技术人员。广义的药师（药剂师）是社会上对药学人员的统称，指在医疗机构、社区卫生服务中心、社会药店、制药企业、药学教育与科研等部门工作的药学专业技术人员。

药师按照专业可分为西药师和中药师，按职称级别可分为药师（初级）、主管药师（中级）、副主任药师（副高）、主任药师（正高），按工作岗位可分为临床药师、调剂药师、药库药师，按工作区域可分为住院药师、门诊药师、社区药师等。

2. 执业药师

执业药师是经全国统一考试合格，取得《执业药师职业资格证书》并经统一注册管理，在药品生产、经营、使用和其他需要提供药学服务单位中执业的药学技术人员。执业药师是公众合理用药的守护者，是新医改的参与和执行者，是健康中国的建设者。执业药师在相关工作领域提供药学知识和药学服务，在药品全生命周期管理中发挥着重要作用。在药品零售环节，执业药师负责药品质量管理，直接服务于用药患者，开展处方审核监督调配，提供用药咨询指导，促进患者合理用药，收集报告药品不良反应信息。

截至 2020 年 7 月底，全国通过执业药师考试合格人数达到 116 万人，较 2015 年底考试合格人数增长 50 余万人；执业药师注册人数为 55 万人，较 2015 年底注册人数增长近 40 万人。从东、中、西部地区执业药师人数分布情况来看，东部地区执业药师人数分布最多，达到 25 万人，中、西部地区执业药师人数分布次之。每万人口执业药师数是反映一个国家公众获得药学服务水平的指标，国际药学联合会发布的全球每万人口执业药师数中值为 5.09 人。《"十三五"国家药品安全规划》要求，到 2020 年末，每万人口执业药师数超过 4 人。截至 2020 年 7 月底，全国每万人口执业药师数为 3.9 人，较 2015 年底每万人口执业药师数增长 2 人。全国现有 14 个省每万人口执业药师数超过 4 人，其中广东、辽宁、吉林、内蒙古、重庆等 5 个省每万人口执业药师达到或超过 5 人。注册于药品零售企业的执业药师 500697 人，占注册总数的 90.7%，较 2015 年底药品零售企业执业药师注册人数增长近 30 万人。注册于药品批发企业、药品生产企业、医疗机构和其他领域的执业药师分别为 33994 人、3795 人、13240 人、198 人。

我国从 1994 年开始实施执业药师制度，是最早实施的执业资格制度之一。国家药品监督管理部门高度重视执业药师工作，建立起"四个统一"：①建立统一执业药师管理。加强执业药师配备使用和监管，严格违规违纪查处。②建立统一资格考试。明确统一考试准入标准、统一大纲、统一命题、统一组织考试。③建立统一认证注册。制定统一的注册依据、注册条件、注册程序。④建立统一服务平台。从 2008 年开始建设运行全国执业药师注册管理信息系统，贯彻落实国务院"放管服"要求，实现全国 31 个省（区、市）全程网办，执业药师足不出户即可办理注册申请。通过信息化技术，实现执业药师全国统一注册管理、实时统计分析查询、实时动态注册监管，实现对执业药师工作全过程、全周期、全方位的管理与服务。

知识拓展

为什么要实施执业药师制度？

国家按照有利于经济发展、社会公认、国际可比、事关公共利益的原则，在涉及国家、人民生命财产安全的专业技术工作领域，实行专业技术人员职业资格制度。实施执业药师制度也遵循了这 4 方面的原则。①有利于经济发展。健康是促进经济社会发展的基础，随着经济社会的发展，当前公众日益增长的合理用药和健康生活的需求，需要充分发挥执业药师药学服务作用，保障公众用药安全。②社会公认。执业药师工作关乎公众用药安全，责任重大，社会通用性强，执业药师应具备依法独立执业或独立从事药学技术工作的学识、技术和能力。③国际可比。执业药师制度在发达国家已实施上百年时间，发达国家均通过制定《药事法》《药房法》《药师法》来保障执业药师制度的实施，实施执业药师制度是世界各国药学实践都已证明的保障和促进公众健康的重要手段。④事关公共利益。执业药师保障药品质量和提供高质量的合理用药指导，关系公众身体健康和生命安全。可见，国家实施执业药师制度是保障公众合理用药、身体健康的重要制度设计，是促进企业履行社会责任的重要管理举措。

3.药学人才培养

药学人员的素质是决定我国药学服务水平和质量的一个重要因素。我国传统的药学专业学历教育，缺少临床医学等课程的学习，是以化学为主的药学教育。长期以来，药师只具有从事药品调剂、制剂、药品检验等业务素质，即保障供应质量合格药品的药学服务素质。1989年国家教委在华西医科大学药学院试办5年制本科临床药学专业，之后更多医药院校陆续开设了临床药学专业或方向，一些院校还开设有临床药学研究方向的硕士和博士培养点。为适应医疗机构开展临床药学工作、逐步建立临床药师制的需要，推动与规范临床药学人才培养工作，2005年11月，卫生部办公厅颁发《卫生部办公厅关于开展临床药师培训试点工作的通知》与《临床药师培训试点工作方案》，确立培训试点工作的目的、目标、内容、经费、时间及管理等，探索临床药师的培养模式与政策，并于2005年公布首批19家医院作为国家临床药师培训试点基地。截至2019年底，共有263家医院作为国家临床药师培训基地。

近年来，我国药学高等职业教育进入探索阶段，部分高职院校将药学专业人才培养定位于面向基层药学服务岗位，进行课程体系改革，增加相关实践环节，为基层医疗机构和医药企业培养了优秀的药学服务人才。此外，推进药师继续教育是优化药学服务发展的一项重要工作，加强对基层医疗机构药师和执业药师的继续教育和培训，有助于促进药师的职能转变，提升药师的专业能力。

二、我国医院药学服务现状

新中国成立后，我国医院药学工作经历了70多年的发展，历经三个阶段：

第一阶段（20世纪40年代末至80年代初），医院药学主要承担药品供给和门诊调剂工作，这决定了当时医院药学以保障供给为主的工作模式，药师的工作主要局限在采购、供应、保管药品、调剂、制剂及药品检验等方面。在20世纪70年代前，基本以药品调配为主，按协定处方调配，医院药房中心工作是保障药品供应；70年代后，以制剂业务为主，医院制剂品种从数十种到数百个品种，剂型从外用、内服制剂发展到注射剂乃至大输液，从西药制剂到中药制剂，满足临床医疗需求。

第二阶段（20世纪80年代初至21世纪初），处方调剂工作中更强调合理用药；制剂组方注重科学性研究；医院药师开始开展治疗药物监测、药物情报咨询、药品不良反应监测与报告，参与临床药物治疗，协助医师选用药物、制定合理的给药方案等，临床药学逐渐成为医院药学工作的重心，但此阶段临床药学工作关注和研究的重点依然是药物或药物治疗本身。

第三阶段（21世纪初至今），医药市场相对丰富，医院制剂规模不断缩小，医疗体制的变化促使药学服务意识增强，医院药学工作重心也随之从"药物"转移到"患者"，工作模式从传统的"供应保障为主"向"技术服务为主"转变，医院药学的主要工作内容向药学服务转变。2002年，国家卫生部门颁布的《医疗机构药事管理暂行规定》明确规定：药学部门要建立以病人为中心的药学管理工作模式，开展以合理用药为核心的临床药学工作，参与临床疾病诊断、治疗，提供药学技术服务，提高医疗质量，并要求医疗机构要逐步建立临床药师制。2005年，《优良药房工作规范》（GPP）在我国全面实施，为药师工作确立指导原则和评价依据；同年，国家卫生部颁布了《医院管理评价指南（试行）》，对临床药学的工作模式和工作内容提出了更为具体的要求。2007年，《处方管理办法》颁布实施，标志着以合理用药为中心的临床药学工作逐步开始制度化。2018年11月，为进一步转变药学服务模式，提高药学服务水平，满足人民群众日益增长的医疗卫生健康需要，国家卫生健康委与国家中医药管理局联合发布《关于加快药学服务高质量发展的意见》，提出要进一步提高对药学服务重要性的认识；推进分级诊疗建设，构建上下贯通的药学服务体系；加快药学服务转型，提供高质量药学服务；加强药师队伍建设，充分调动药师队伍积极性；积极推进"互联网＋药学服务"健康发展。

经过一代代药学工作者的执着坚守和不懈努力，我国医院药学工作取得了较快发展，医院药学部门名称从药房、药局、药剂科到药学部，工作内容从采购供应保障到以患者为中心的药学服务，工作职能从调剂制剂向控制用药风险、药物治疗管理的合理用药转变，临床药学从血药浓度监测、基因检测到个性化服务，医院药师从几百人到45.3万人，临床药师从无到所有医院全覆盖，药学服务从完全人工提供到信息智能化方向转变。目前，高速发展的计算机网络信息技术、先进仪器分析测试技术、医院自动化分包调剂技术、处方药物配伍自动筛查等技术的使用和静脉用药集中调配等先进模式的应用，有效提升了服务质量和工作效率，促进了合理用药，方便了患者，提高了药学服务水平；很多医院积极开展药物临床试验研究、临床用药评价、联合用药及药物经济学研究；此外，临床药师到临床参与药物治疗，对患者进行用药教育、监测与评估，书写药历、参加重症患者的会诊等工作已日常开展；有些医院已开设了药学专科门诊如抗凝门诊、内分泌门诊、妊娠门诊等；社区药学服务如对哮喘、糖尿病、高血压等慢性病患者的药学服务正在积极开展。尽管药学服务在不同地区不同层次医疗机构的开展尚不平衡，但依靠国家政策的有力支持和药学工作者的艰苦努力，我国药学服务正迎头赶上，未来必将呈蓬勃发展之势。

三、我国药店药学服务现状

近年来，我国药品零售企业得到了快速发展，我国每家药店服务人口数为2692人，低于国际药学联合会公布的每家药店服务的人口数4182人。全国52万家药品零售企业遍布在社区周边，方便公众获得日常用药。药店执业药师队伍不断壮大，专业服务水平逐步提升，全国涌现了一批专业能力强、实践经验丰富的优秀执业药师，如全国劳动模范、全国五一劳动奖章获得者、上海华氏大药房有限公司的执业药师魏骏；安徽省"十佳执业药师"、合肥大药房魏雪鸿等。工作在药店的执业药师为公众提供专业服务发挥着重要作用：①保证药店药品质量。执业药师在执业范围内负责对药品质量的监督和管理，参与制定和实施药品全面质量管理制度。②负责审核调配处方药。执业药师审核处方，向患者交代用药方法，增加用药依从性。③指导销售非处方药。执业药师指导公众按说明书用药，注意药物相互作用，必要时建议公众及时就医。④开展慢病药物治疗管理。执业药师站在患者角度，为其提供经济的药物治疗方案，提升患者疾病治疗效果。⑤合理用药科普宣传。执业药师在药店内和社区开展科普宣教，普及健康科学知识，向公众提供科学健康信息，提高公众合理用药意识。⑥在突发公共卫生事件中发挥应急保障作用。新冠肺炎疫情突发以来，全国大部分药店都在正常营业。药店执业药师对前来购买治疗发热、咳嗽药品的人员，详细询问情况，力劝有症状的人员或疑似病例及时到医院就诊，并上报至相关部门。

零售药店的规模和数量快速发展的同时，零售药店之间的竞争也日益加剧。一间零售药店如果要在竞争中求得生存和发展，除了药品价格优势外，更重要的是从业人员高质量、全方位的药学服务。但目前零售药店药学服务从业人员整体专业素质有待提高，药学服务意识需要加强，药学服务还缺乏深度，不少药店在观念上一时还难以适应由以药物为中心向以消费者为中心的这一重大转变，药店药学专业人才缺乏已是有目共睹的不争事实。在我国零售药店逐渐向专业服务转型、对药学服务从业人员的能力要求更高的趋势下，需要完善药学服务从业人员的知识结构、深化药学服务内涵、提高药学服务能力。

任务二 了解药学服务的内涵

现代药学的发展主要经历了 3 个阶段，即传统的以药品供应为中心的阶段，参与临床用药实践，促进合理用药为主的临床药学阶段和更高层次的以患者为中心，强调改善患者生命质量的药学服务阶段。

药学服务是社会发展和药学技术进步的结果，反映了现代医药学服务模式和健康的新观念，体现了"以人为本"的宗旨，是时代赋予药师的使命。以患者为中心的药学服务已成为全球药师共同追求的目标，实施全程化的药学服务是全体药师共同的责任。

活动一 药学服务的主要内容和具体工作

课堂互动

公众药品安全认知情况调查

用药安全关系人民健康。由于药品的特殊属性，其安全风险是与之俱来的。有研究对深圳市市民的药品安全认知情况和风险交流需求进行调查，通过全市 642 个社区的社工向居民派发 2204 份自填式网络调查问卷，对数据进行加权处理，并采用 Mann-Whitney U 及 Kruskal-Wallis H 检验分析不同性别、年龄、学历和职业的居民的用药认知差异性。结果回收有效问卷 2168 份，有效回收率 98.4%。91.4% 的被调查者有在家中储存药物的习惯，47.0% 的被调查者家中没有采取措施以防小孩子拿到药物，45.7% 的被调查者表示当身体状态开始变好时就会停止服药。药品安全认知得分为 3.44±1.35(满分 6 分)，认知情况受性别、年龄、学历和职业的影响。52.4% 的被调查者表示需要科普药品安全知识，多数被调查者希望科普信息主要来源于专业机构，并以微信、微博等方式传播。

资料来源：周鹏，张海霞，刘夏阳，等．深圳市市民用药认知及药品风险交流需求调查[J]．现代预防医学，2020，47（01）：69-74．

请同学们通过以上资料，讨论下面几个问题。

1. 我国公众自我用药状况是否理想？

2. 传统的以药品供应为主的药学工作模式能否解决我国公众用药存在的问题？

一、什么是药学服务

药学服务是药师应用药学专业知识向公众（包括医护人员、患者及家属）提供直接的、负责任的、与药物使用有关的服务。

药学服务的目标是提高药物治疗的安全性、有效性和经济性，实现改善和提高人类生命质量。

药学服务的最基本要素是"与药物使用有关"的"服务"。药学服务中的"服务"，不同于一般的仅限于行为上的功能，它包含的是一个群体（药师）对另一个群体（患者）的关怀和责任。这种服务与药物有关，涉及全社会使用药物的患者，包括住院患者、门诊患者、社区患者和家庭患者，监护他们在用药全程中的安全、有效、经济和适宜。因此，药学服务具有很强的社会属性。药学服务的社会属性还表现在不仅服务于治疗性用药，而且还要服务于预防性用药、保健性用药。

药学服务要求药师把自己的全部活动建立在以患者为中心的基础上，主动服务、关心或关怀、保障患者用药的安全、有效、经济、适宜，实现最大程度改善和提高患者身心健康的目标。

二、药学服务的主要内容

课堂
互动　　目前，一些人对药学服务与临床药学认识不清楚，认为药学服务就是临床药学服务。请同学们讨论两者的不同。

药学服务是一种实践，并非在实验室、办公室、教室得以完成，须在患者治疗中实施并获得效果。其内容涵盖患者用药相关的全部需求，包括选药、确定剂量和用法、处方调配、疗效跟踪、用药方案调整、不良反应防治等全程。

药学服务的主要实施内容包括：①把医疗、药学、护理有机地结合在一起，让医师、药师、护士齐心协力，共同承担医疗责任；②既为患者个人服务，又为整个社会的国民健康教育服务；③积极参与疾病的预防、治疗和保健；④指导、帮助患者合理地使用药物；⑤协助医护人员制定和实施药物治疗方案；⑥定期对药物的使用和管理进行科学评估。

三、药学服务的具体工作

1.处方调剂

药学服务的核心是要求药师直接面向患者，对患者的药物治疗负责。提供正确的处方审核、调配、复核和发药并提供用药指导是对药物治疗最基础的保证，也是药师所有工作中最重要的内容，是联系和沟通医、药、患最重要的纽带。值得注意的是随着药师工作的转型，调剂工作要由"具体操作经验服务型"向"药学知识技术服务型"转变。

2.参与临床药物治疗

药学服务要求药师在药物治疗全过程中为患者争取最好的结果，为患者提供全程化的药学服务。

3.治疗药物监测

在药动学原理指导下，应用现代先进的分析技术进行治疗药物监测（TDM），在TDM指导下，根据患者的具体情况，监测患者用药全过程，分析药动学参数，与临床医师一起制定和调整合理的个体化用药方案，是药物治疗发展的必然趋势，也是药师参与临床药物治疗、提供药学服务的重要方式和途径。

4.药物利用研究和评价

是对全社会的药品市场、供给、处方及其使用进行研究，重点研究药物引起的医药、社会和经济后果，以及各种药物和非药物因素对药物利用的影响。其目的就是用药的合理化，包括从医疗方面评价药物的治疗效果，以及从社会、经济等方面评价其合理性，以期获得最大的社会、经济效益。

5.药品不良反应监测和报告

是把分散的不良反应、病例资料汇集起来，并进行因果关系的分析和评价。其目的是及时发现、正确认识不良反应，采取相应的防治措施，减少药源性疾病的发生，并保证不良反应信息渠道畅通和准确，保证科学决策，发挥药品不良反应监测工作的"预警"作用。

6.药学信息服务

提供药学服务、保证药物治疗的合理性，必须建立在及时掌握大量和最新药物信息的基础上。提供信息服务是药学服务的关键，药师在提供药学服务时应经常收集整理国内外药物治疗方面的研究进展和经验总结等药学信息，包括各类药品的不良反应、合理用药、药物相互作用、药物疗效、药物研究和评价信息，以便针对药物治疗工作中的问题，提供药学信息服务。通过开展用药咨询、提供药学信息服务，可以促进医、药合作，保证患者用药的安全、有效和经济。

7.参与健康教育

健康教育是指医务人员通过有计划、有目的的教育活动，向人们介绍健康知识，进行健康指导，促进人们自觉地实行有益于健康的行为和生活方式，消除或减轻影响健康的危险因素，预防疾病，促进健康，提高生命质量。对公众进行健康教育是药学服务工作的一项重要内容。药师开展药学服务，既为患者个人服务，又为整个社会的健康教育服务。在为患者治疗疾病提供药物的同时，还要为患者及社区居民的健康提供服务。通过开展健康知识讲座、提供科普教育材料以及提供药学咨询等方式，讲授相应的自我保健知识，重点宣传合理用药的基本常识，目的是普及合理用药的理念和基本知识，提高用药依从性。

活动二　药学服务的对象

课堂互动　有人认为药学服务的对象就是患者，其他人不需要药学服务，这种说法对吗？

药学服务的对象是广大公众，包括患者及家属、医护人员和卫生工作者、药品消费者和健康人群。

其中尤为重要的人群包括：①用药周期长的慢性病患者，或需长期甚至终生用药者；②患有多种疾病，病情和用药复杂，需同时合并应用多种药品者；③特殊人群；④用药效果不佳，需要重新选择药品或调整用药方案、剂量、方法者；⑤用药后易出现明显不良反应者；⑥应用特殊剂型、特殊给药途径、药物治疗窗窄需做监测者。

另外，医师在为患者制定给药方案及护士在临床给药时，针对药物的配伍、注射剂溶剂的选择、溶解和稀释浓度、滴注速度、不良反应、禁忌证、药物相互作用等各种问题，需要得到药师的帮助。

活动三　从事药学服务应具备的素质

课堂互动

寻找身边最美药师

为提升公众对执业药师职业形象的认知度，增强执业药师的职业荣誉感、责任感和归属感，在国家药监局的指导下，国家药监局执业药师资格认证中心与中国健康传媒集团合作，从2018年开始在每年全国安全用药月启动"寻找身边最美药师"活动，得到了各级药监部门、执业药师行业组织等单位的热烈欢迎和积极参与，涌现出一批批优秀执业药师代表，在社会各界引起强烈反响。2018～2019年活动中，评选出10名全国"身边最美药师"；2019～2020年活动中，评选出30名全国"身边最美药师"。"身边最美药师"有全国劳动模范，有"全国五一劳动奖章"获得者，有将近40年时光贡献给医药行业者，有耐心指导慢性病患者科学预防、合理用药者等。中国健康传媒集团董事长吴少祯表示，希望以"寻找身边最美药师"活动作为抓手，发挥旗下中国医药报社全媒体平台作用，讲好执业药师故事，彰显执业药师风采，向公众和社会阐述执业药师保障人民健康和用药安全的责任。

请同学们完成以下任务：

1.查阅相关资料，讲述"身边最美药师"的事迹。

2.我们如何证明我们这个专业对病人药物治疗的价值？社会大众与医疗界是否认知与接受我们的专业角色与价值？

药学服务要求药师利用自己独有的专业知识和技巧来保证药物使用获得满意的结果，是高度专业化的服务过程。提供药学服务的人员必须具有药学与中药学专业的教育背景，具备扎实的药学与中药学专业知识、临床医学基础知识以及开展药学服务工作的实践经验和能力，并具有药学服务相关的药事管理与法规知识及高尚的职业道德。同时，除具有良好的教育背景、广泛的专业知识外，还应具备较高的交流沟通能力、处方审核能力、药历书写能力和技巧以及一定的投诉应对能力。信息沟通能力是药学服务工作的关键，药历制订、修改贯穿于药学服务的全过程，而投诉应对能力是开展药学服务的更高能力要求。

一、药学职业道德规范

1.药学工作人员对服务对象的职业道德规范

（1）仁爱救人，文明服务　药学工作人员对服务对象一定要有仁爱之心，同情、体贴患者疾苦，对患者、服务对象极端负责，应做到不是亲人胜似亲人，要始终把人民的利益放在至高无上的地位，尊重患者、服务对象的人格，一视同仁，满腔热情地为患者、服务对象服务。

（2）严谨治学，理明术精　药学是一门科学，药学工作人员要以科学的"求真"态度对待药学实践活动。任何马虎或弄虚作假的行为不仅仅会有损科学的尊严，还可能危害人们的生命健康，造成极为严重的后果。

（3）济世为怀，清廉正派　药学事业是一项解除患者痛苦，促进人体健康的高尚职业。药学工作者在工作中应当抵制各种诱惑，一心一意只为患者的健康服务；不能利用自身在专业上的优势欺诈患者，谋取私利。

2.药学工作人员对社会的职业道德规范

（1）坚持公益原则，维护人类健康　药学工作人员在实践中运用自己掌握的知识和技能为患者、服务对象工作的同时，还肩负着对社会公共利益的维护责任。药学工作人员应坚持做到对服务对象负责与对社会负责的高度统一。

（2）宣传医药知识，承担保健职责　药品的应用不仅在于治疗疾病，还特别强调预防疾病发生的作用。提高人口质量和生命质量已成为医药人员的社会职责。为确保药品对人的健康既不构成威胁又能起到治疗、保健的作用，要求医药人员必须自觉履行向社会宣传医药知识的责任，以实现社会公众的合理用药。

3.药学工作者同仁间的职业道德规范

（1）谦虚谨慎，团结协作　谦虚的态度是一切求知行为的保障。药学工作者要孜孜不倦地钻研业务知识，以谦虚谨慎的态度向任何对象学习。同时，谦虚也是团结协作的基础。现代药学已经分化出众多的学科，现代药学工作的开展已经离不开各学科之间的精诚合作，唯有合作才能促进药学事业的长足发展。

二维码1　药学
职业道德规范

（2）勇于探索创新，献身医药事业　解除人类疾病之痛苦，不断满足广大人民群众日益增长的对健康的需求，不断在科学发展的道路上探索新理论、新技术、新产品是药学工作人员的使命和职责。

二、沟通能力

1.沟通的意义

（1）使患者获得有关用药的指导，以利于疾病的治疗，提高用药的有效性、依从性和安全性，减少药疗事故的发生。同时，药师从中可获取患者的信息、问题。

（2）可通过药师科学、专业、严谨、耐心的回答，解决患者在药物治疗过程中的问题。

（3）伴随着沟通的深入、交往频率的增加，药师和患者的情感和联系加强，药师的服务更贴近患者，患者对治疗的满意度增加。

（4）可确立药师的价值感，树立药师形象，提高公众对药师的认知度。

2. 沟通的技巧

（1）认真聆听　既表达尊重和礼节，同时也表示关注和重视的程度，体现了药师的素质。聆听往往比"说"更具有说服力，倾听让病患感觉受尊重和重视，无压力。在你要说之前，先"听"。

① 选择性聆听　要抓住三种重要信息：现况与期望之差异；造成差异的原因；差异的重要性。聆听要收集相关信息，否则提出的方案可能不符合病患的期望或需要。还要用眼睛聆听，注意病患的面部表情、身体动作、声音语调等。

② 反应性聆听　鼓励病患说出更多信息或引导病患回到相关议题。具体有以下方法。

a. 非语言鼓励，如：点头，眼睛注视着他，用笔记录，身体前倾。

b. 语言鼓励，如："哦""很好""真的吗""能否举个例"。

c. 重述病患讲过的话，如："就如同你刚刚所提到的……"。

d. 引导回到相关主题，如："嗯，嗯"，而非"哦"；"你刚刚提到的 ×× 问题，可否再告诉我详细一点？"

③ 同情性聆听　表示了解、同感、同情，重述病患的谈话。如："你的意思是说……"；"你是说上次你试着这样做，但不成功"；"你是说你希望……"。

（2）注意语言的表达　要求药师在与患者沟通时注意多使用服务用语和通俗易懂的语言，尽量避免使用专业术语，谈话时尽量使用短句子，以便于患者理解和领会。提问是沟通成功的要件，在你要告诉他之前，先"问"。如果只回答"是 / 否"，或回答很简短、模糊，可以用其他方式重新提问。

① 发掘事实与发掘感情的提问　发掘事实的提问目的是发掘客观的事实或数据，即病患有什么。较容易回答，压力小，先采用发掘事实的问话，可以降低压力，并鼓励病人或顾客多谈。发掘感情的提问是发掘主观的情绪、感觉、态度、意见与需求，即病患期望什么。回答的压力大，一般使用"你觉得""你认为""你希望"来发问。示例如下。

发掘事实的提问	发掘感情的提问
药师：你有没有按时服药？	药师：为什么你不按时服药呢？
病患：没有。	病患：刚开始我是每天按时服药，但三天后胃不大舒服……
药师：你知道要戒烟吗？	药师：你希望我怎么帮助你戒烟？
病患：知道，但是以前曾经戒过，又抽了。	病患：嗯……
	药师：你认为如果自己不下决心，别人如何帮助你有用吗？

② 封闭式与开放式提问　封闭式提问限制病患的回答或让其选择，以确认是否了解、清楚、同意，常使用"是否""好不好""对不对""有没有""哪一个"等。一般用于病患较沉默、不健谈或者病患很健谈但偏离主题的情境。开放式提问想让病患回答多一点，以获取更多信息，鼓励畅谈，探索问题、态度、需要，常用"为什么""何时""什么""哪里""谁""如何""多少"。鼓励使用开放式的提问方式，比如"关于这种药大夫都跟你说了什么？"而不是封闭式的提问（用"是""不是"或简单一句话就可以答复的问题）。"大夫告诉你怎么用药了吗？"开放式的提问可以使药师从患者那里获得更多、更详细的信息内容。示例如下。

封闭式提问	开放式提问
你一天服药两次，对不对？	你每天是如何服药的？
你服用这个药，有没有任何问题？	你服用这个药后，感觉怎么样？
你最近是不是觉得好一点？	你最近觉得怎么样？
你知不知道这个药应该怎么服用？	请你告诉我这个药应该怎么服用？

③ 反射性提问　即重述问题或反对意见，让病患重新思考他提出的问题或反对意见，表示重视他提出的问题或反对意见，再度澄清他的问题或反对意见。可缓和病患的情绪，避免争论气氛，让自己有时间来思考如何回答问题或反对意见。示例如下。

病患	药师
这药太贵了！比上次的药贵很多！	喔，你是说这个药太贵，你希望用上次的药？
我觉得这个药比上次的药效果差！	你对这个药的效果不满意吗？
我吃了这个药，胃很不舒服！	你的意思是说这个药很伤胃，是吗？

知识拓展

取得承诺的问话策略

——【例】与高血压患者进行沟通的问话方式

1.问题的重要程度	每天量血压、记录血压很重要，你知道吗？
2.问题的成本	我知道每天量血压记录血压很麻烦，但是如果病情恶化，你就必须住院，是不是更麻烦？
3.对解决方案的想法	对这个问题，你还有什么想法？
4.如何与何时来解决问题	你觉得怎样做比较好？什么时候可以开始每天量血压记录血压？
5.解决方案之原则与条件	要怎么样才能让你记得每天量血压记录血压？
6.改变之接受度	好的，你同意每天量血压记录血压吧？
7.决策之影响者	有没有什么人可以帮助提醒你每天量血压记录血压？

（3）注意非语言的运用　与患者交谈时，眼睛要始终注视着对方，注意观察对方的表情变化，从中判断其对谈话的理解和接受程度。非语言的运用可协助与启发病患作出决策，在提问之后，可运用"沉默"，眼睛注视着病患，等待病患回答。

（4）注意掌握时间　与患者的谈话时间不宜过长，提供的信息也不宜过多，过多的信息不利于患者掌握，反而会成为沟通的障碍。解决的办法是，事先准备好一些宣传资料，咨询时发给患者，这样既可以节省谈话时间，也方便患者认真阅读、充分了解。

（5）关注特殊人群　对特殊人群，如婴幼儿、老年人、少数民族和国外来宾等，需要特别详细提示服用药品的方法。对老年人应反复交代药品的用法、禁忌证和注意事项，直至其完全明白；宜选择每日仅服药 1～2 次的品种，书面写清楚用法并交代清晰。对少数民族患者和国外来宾尽量注明少数民族语言或英语、法语、日语等，同时注意各民族的生活习惯，选择适合他们服用的药品。

二维码2
沟通技巧

扫一扫

请看下述药师与患者的沟通实例。

当患者走进用药咨询室时，药师首先热情地招呼，并请患者坐在离自己不远的凳子上（注意合理的空间位置），放下手中一切事情，专心与患者交流。

药师注视着患者先提问："您说说，有什么需要我帮助的，用药哪里不明白？"

患者说："发药的药师说让我上这里来问问，这些药具体怎么吃？什么时间吃合适？能一起吃吗？"

药师回答："噢，是发药的药师让您来的？您能来这里非常好。您先说说咳嗽大概有多少天了？有痰吗？痰黏吗？……"

等患者介绍完病情后，药师开始为患者进行详细的讲解，包括此病应该用些什么药，这些药该怎么服用，有可能出现哪些副作用，还应该注意什么等。接着，为提高患者用药的依从性，药师提醒道："用药需要按照时间口服，您不要怕麻烦，知道吗？"患者认真地答应了。

药师最后说："记住，服完药后，请您再看医师。如服药后有什么不舒服，也可以打电话咨询。"药师递给患者用药咨询名片后，请患者慢走。患者满意地离开。

案例来源：《中国医药报》2010.08.31

点评：药师在与患者的交流中，既告知了问题的答案，又提供了更多具体的指导和注意事项，同时还提示患者在服药之后可做进一步的咨询。这样，患者既得到了需要的信息，又对该药师产生了信任感。由此可见，药师在工作中非常需要运用沟通技巧。

课堂互动　请同学们应用所学知识，分别针对感冒病例、糖尿病病例、高血压病病例设计药师为患者提供药学服务的内容，并分组进行练习。注意：药师与患者之间要建立良好的沟通。情景练习结束后，请扮演药师的同学填写下表。

药师沟通自我检查表

是 / 否

1.你给病患的印象是怎么样？

（1）表现出友善关怀的态度　　　　　　　　　　　　———————

（2）穿着与仪表展现专业形象　　　　　　　　　　　———————

（3）对病患所要说的话表现有兴趣　　　　　　　　　———————

（4）表现亲切容易接近的感觉　　　　　　　　　　　———————

2.你是否对某些病患有不同的感觉？

（1）不会对某些病患愿意给予指导，对有些病患不大愿意　———————

（2）对临危病患的指导不会感觉不自在　　　　　　　———————

（3）对老年人不觉得很难沟通　　　　　　　　　　　———————

（4）不会对某类病患有偏见或歧视　　　　　　　　　———————

3.你集中精神的能力如何？

（1）不太容易因周围嘈杂的声音而分心　　　　　　　———————

（2）当病患咨询时，不会想到别的事情　　　　　　　———————

（3）不会与病患交谈时，边谈边写资料　　　　　　　———————

（4）与病患交谈时，不会常看表表现很急的样子　　　———————

4.你是否觉得你说的话，病患很难理解？

（1）你说话没有很强的腔调或口吃　　　　　　　　　———————

（2）交谈时会注视着病患的眼睛　　　　　　　　　　———————

（3）对比较复杂的事情，会用一般语言而非专业术语解说　———————

5.当你感觉压力时会如何?

（1）当你疲倦或沮丧时，不会表现于外　　　　　　　　————

（2）不会为了节省时间而简短结束谈话　　　　　　　　————

6.遇到沟通障碍时，你会有何反应?

（1）当病患有情绪反应时，不会想尽早结束谈话　　　　————

（2）你会主动提出话题，不会感到不自在或不好意思　　————

（3）当病患讲话速度比较慢时，不会打断他而自己讲　　————

（4）当病患不公正指责你时，你不会觉得沮丧　　　　　————

三、药历书写

1.药历的作用

书写药历（medication history）是药师进行规范化药学服务的具体体现。药历是客观记录患者用药史和药师为保证患者用药安全、有效、经济所采取的措施，是药师以药物治疗为中心，发现、分析和解决药物相关问题的技术档案，也是开展个体化药物治疗的重要依据。书写药历要客观真实地记录药师实际工作的具体内容，咨询的重点及相关因素。此外还应注意的是，药历的内容应该完整、清晰、易懂，不用判断性的语句。

药历的作用在于保证患者用药安全、有效、经济，便于药师开展药学服务。

2.药历的主要内容

药历是药师为参与药物治疗和实施药学服务而为患者建立的用药档案，其源于病历，但又有别于病历。病历是医院记录病人病史、诊断和处理方法的档案。药历则由药师填写，作为动态、连续、客观、全程掌握用药情况的记录，内容包括其监护患者在用药过程中的用药方案、用药经过、用药指导、药学监护计划、药效表现、不良反应、治疗药物监测、各种实验室检查数据、对药物治疗的建设性意见和对患者的健康教育忠告。

3.药历的格式

（1）SOAP药历　美国伊利诺伊大学芝加哥分校和亚拉巴马州大学的药学院Pharm.D教学中教授并沿用至今的SOAP模式，是一种较为规范的书写格式。它按照这四个字母的顺序扼要系统地书写整理，详细记录整个发病和治疗过程，以便在病情变化、再次入院或探讨药物治疗合理性时，能够迅速准确地掌握患者的情况。参考示例见表1-1。

■ 表1-1　SOAP药历

××医院药历

S：糖尿病患者，胆囊切除术后5天。曾因低血糖晕厥。体温高，现有大量黏液状浓痰。曾经患有充血性心衰和慢性阻塞性肺病，有抽烟史。

O：体温38.5℃，脉搏130次/分钟，呼吸30次/分钟，血压110/60毫米汞柱。心脏、眼、耳、鼻、喉检查均正常。

胸部叩诊：左肺基底部有浊音。胸部听诊：肺左侧干性啰音。腹部伤口已愈合，无液体外溢，无红肿；腹部检查无异常，其他均无异常。

实验室检查：血红蛋白112克/升，白细胞计数17.5×10^9/升。电解质检查均正常。

尿菌培养：1×10^2葡萄球菌。痰涂片检查：大量革兰阴性杆菌，中度G^+链球菌群，G^+杆菌，少量G^-双球菌；少量白细胞，中度表皮细胞。血和痰培养：未检出。

胸部X光片：肺左下叶肺炎并有少量的胸膜积液。

A：①吸入性肺炎（院内感染）。②糖尿病（原有）。③胆囊切除术后。

P：①氨基糖苷类抗生素+噻吩类抗生素，或头孢类抗生素+林可霉素。

　　②吸氧（因氧分压低）。

　　③监测白细胞，胸片，血压，血糖。

　　④抗生素治疗疗程10～14天。

案例来源：临床药师的必备资料——药历，《中国药学杂志》，2001，36（10）.

患者主诉信息 S（subjective），即主观性资料：病人的主诉、病史、不良反应、药物过敏史、既往用药史。体检信息 O（objective），即客观性资料：病人的生命体征、临床各种生化检验指标、影像学检查、血/尿/痰/粪培养结果、血药浓度监测值等。评价 A（assessment），即临床诊断药物治疗过程中的分析评价。提出治疗方案 P（plan），即选择的具体的药物名称、给药途径、剂量、间隔时间、疗程以及用药指导相关建议。

（2）2006 年年初，中国药学会医院药学专业委员会结合国外药历模式，发布了国内药历的书写原则与推荐格式，具体如下。

① 基本情况　包括患者姓名、性别、年龄、出生年月、职业、体重或体重指数、婚姻状况、病案号或病区病床号、医疗保险和费用情况、生活习惯和联系方式。

② 病历摘要　既往病史、体格检查、临床诊断、非药物治疗情况、既往用药史、药物过敏史、主要实验室检查数据、出院或转归。

③ 用药记录　药品名称、规格、剂量、给药途径、起始时间、停药时间、联合用药、不良反应或药品短缺品种记录。

④ 用药评价　用药问题与指导、药学监护计划、药学干预内容、TDM 数据、对药物治疗的建设性意见、结果评价。

参考示例见表 1-2。

■ 表1-2　××医院药历

基本信息

创建日期：20　年　月　日		门诊/住院		病历号		科别/床号		
姓名		性别	男□ 女□	年龄　岁　月　天		出生日期		年　月　日
工作单位或家庭住址：					电话：			
身高（厘米）		体重（千克）		血型		血压（毫米汞柱）		/
病史	个人：肝炎 □ 慢性肾病 □ 冠心病 □ 高血压 □ 糖尿病 □ 慢性胃病 □ 肺结核 □ 体重超重 □ 其他（指明疾病名称，不限一种）：							
	家族：肝炎 □ 慢性肾病 □ 冠心病 □ 高血压 □ 糖尿病 □ 慢性胃病 □ 肺结核 □ 体重超重 □ 其他：							
嗜好	吸烟：年、每日量（支）<10 □　10~20 □　>20 □　饮酒：年、每日量（两）<3 □　3~6 □　>6 □　其他：							
药品不良反应史	家族史：有 □　无 □　不详 □　个人史：有 □　无 □　不详 □							
	药品名称			ADR 名称或反应症状				
临床检验情况	时间	检查（验）项目		异 常 结 果		正 常 时 间		

住院用药记录

诊断					目前治疗结果			
医嘱使用药品	用药时间	药品名称与剂型	剂量	途径	时间间隔	停药时间	疗程	
					小时　次			
					小时　次			
					小时　次			

续表

用药分析与评价	用药与临床诊断的相符性	
	用量用法、剂型与给药途径	
	药物相互作用及禁用和慎用	
	重复给药和其他用药失误	
		药师签名： 日期：20 年 月 日

门诊/药店用药记录

诊断						目前治疗结果		
		用药时间	药品名称与剂型	剂量	途径	时间间隔	停药时间	疗程
目前正在使用的药品						小时 次		
						小时 次		
						小时 次		
						小时 次		
						小时 次		
本次处方或购买药品						小时 次		
						小时 次		
						小时 次		
						小时 次		
						小时 次		
						小时 次		
用药分析与评价	用药与临床诊断的相符性							
	用量用法、剂型与给药途径							
	药物相互作用及禁用和慎用							
	重复给药和其他用药失误							
						药师签名： 日期：20 年 月 日		

四、投诉应对

课堂互动 一位患者走进用药咨询室，咨询药师正低头忙着写东西，看也没看患者就问："有什么问题？"患者说："发药的药师说让我上这里来问问，这些药具体怎么吃……""好吧，您就按照上面的方法使用。"还没等患者说完，药师就打断了他，并随手递给患者几本药物使用说明和宣教手册。患者接着又问："这些药有副作用吗？"药师仍是低着头说："按照上面的用法应该没有副作用吧？！"

最后，患者投诉了这位咨询药师，投诉的理由是药师服务态度不好。

案例来源：《中国医药报》2010.08.31

请同学们依据该案例讨论这位咨询药师犯了哪些错误？该如何应对该投诉？

1.投诉的类型

（1）服务态度和质量 药房调剂服务质量的优劣直接影响着药物治疗的安全性和有效性，

影响着患者的心情。目前我国大多数医疗机构、药店中药师的服务态度仍不尽如人意，服务质量和专业水平尚有待提高。

（2）药品数量　此类投诉占相当的比例。药师通过加强核对可减少此类投诉。

（3）药品质量　对确属药品质量有问题的，应立即予以退换。对包装改变或更换品牌等导致患者疑问的，应耐心细致地予以解释，使患者恢复对药物治疗的信心。

（4）退药要求　退药投诉的原因比较复杂，有证据显示，由于医师对药物的作用、不良反应、适应证、禁忌证、规格、剂量、用法等信息不够了解，从而处方不当，造成此类投诉越来越多。因此对投诉应依据相关退药管理办法处理，既要考虑医院和药店的利益，也应对患者的特殊要求给予充分尊重，同时也应规范医师的处方行为，从根源上减少此类投诉的发生。

（5）用药后发生严重不良反应　对这类投诉应会同临床医师共同应对，原则应先处理不良反应，减轻对患者的伤害。

（6）价格异议　如因招标或国家药品价格调整而涨价，应认真耐心地向患者解释。确因价格或收费有误的，应查明原因并退还多收费用。

2.患者投诉的处理

（1）选择合适的地点　一般的原则是如果投诉即时发生（即刚刚接受服务后便发生投诉），则应尽快将患者带离现场，以缓和患者的情绪，转移其注意力，不使事件对其他服务对象造成影响。接待患者的地点宜选择办公室、会议室等场所，以有利于谈话和沟通。

（2）选择合适的人员　无论是即时或事后患者的投诉，均不宜由当事人来接待患者。一般的投诉，可由当事人的主管或同事接待。事件比较复杂或患者反映的问题比较严重，则应由店长、经理或科主任亲自接待。特别提示：接待投诉的人须有亲和力，要善于沟通，要有一定经验。

（3）接待时的举止行为要点　接待患者投诉时，接待者的举止行为要点第一是尊重、第二是微笑。

（4）适当的方式和语言　可采用换位思考的方式，要通过适当的语言使患者站在医院、药店或药师的立场上，理解、体谅我们的服务工作，使双方在一个共同的基础上达成谅解。

（5）证据原则（强调有形证据）　应当注意保存有形的证据，如处方、清单、病历、药历或电脑存储的相关信息，以应对患者的投诉。

活动四　药学服务的效果

课堂互动　请同学们通过查阅资料和实际调查，了解目前国内外药学服务所取得的成效。

药学服务的效果体现在提高药物治疗的安全性、有效性、依从性和经济性，即降低和节约药物治疗费用、合理利用医药资源等方面。具体表现如下。

一、改善病情或症状

如疼痛、发热、哮喘、高血压、高血脂、高血糖等。新西兰药师对哮喘患者进行长期治疗监护，药师从选药和剂量、用药依从性、药品不良反应、药物相互作用、呼吸峰流量计使用、定量吸入器使用、哮喘发作情况、吸烟与其他环境因素等多方面对患者进行辅导与跟踪，历时两年对62名患者实施药学服务的结果显示，患者不了解病情、预防性药物（激素）使用不足、缓解性药物（解痉）使用过多、吸入剂使用方法不当、无长期控制哮喘发作的计划等问题，均可由药师帮助患者解决。

二、减少和降低发病率、复发率、并发症、死亡率

比如对高血压的治疗，通过对高危人群如有高血压家族史者以及老年人进行血脂异常和血压异常的筛查与监测，提前进行饮食、运动或药物干预，有利于降低高血压病的发生率。社区药房配备监测设备可开展类似工作。

又如有一患急性上呼吸道感染的病人，高热不退，血白细胞高，有青霉素过敏史，痰培养结果对头孢哌酮、头孢曲松钠抗生素高敏。开始选用头孢哌酮，皮试结果呈阳性。后改用左氧氟沙星等治疗皆效果不佳，药师详细了解了病人情况之后，建议试用与头孢哌酮侧链化学结构差异大的罗氏芬（头孢曲松钠），配成浓度为 500 微克 / 毫升的稀释液进行皮试，结果呈阴性。在医护人员密切监护下缓慢静滴，未发现有过敏反应，用药 3 天后，患者热退。

三、缩短住院时间，减少急诊次数和住院次数

某住院病人使用普罗帕酮（心律平）治疗心律失常，住院治疗期间疗效不佳，心理疑虑大，思想负担重，病情不稳定。临床医师怀疑心律平血药浓度未达到治疗浓度，提出增加心律平剂量。临床药师根据药物性能提出建议指出，由于心律平的使用剂量与血药浓度不成比例增加，先进行血药浓度监测后再进行剂量调整。结果发现心律平血药浓度在有效范围内，无需调整剂量。病人病情不稳定可能与心理因素影响有关，建议给予百忧解每日 1 片治疗。几天后，病人病情稳定，病愈出院。

四、提高治疗依从性，帮助患者按时、按量、按疗程使用药物

病人用药不依从医嘱，已成为当今医学研究的一个新课题。临床上所见的药物治疗不依从性表现在各个方面，比如不按医生指定的时间服药，忘记服药，疗程未到自动停药，该停药时自行延长服药时间，自行减少或加大剂量，未经医生同意自行改用其他药品，不按照医生或药品说明书上要求的用法用药，把药物配伍禁忌当耳旁风，同时服用有配伍禁忌的药物或食物等。药师要让患者了解药物的重要性，药物何时产生疗效，治疗需要多长时间，疗程多长；给患者讲解如何服药、何时服药；一次漏服的可能结果，能否补救，如何补救；如何发现或鉴别不良反应，一旦发生，应采取哪些措施；给患者讲解日常行为和饮食以及吸烟、喝酒对药物和疾病的影响；交代患者把药物放在使用方便的地方，并标明用法用量；及时认真地解答患者提出的问题。

五、指导药品的正确使用方法

有位高血压病患者服用非洛地平缓释片，但服用数周无效。经询问得知，患者因感觉药片难以吞下，嚼碎后服用。药师提示患者不能咀嚼后服用，应用温开水空腹吞服。如果嚼碎或掰开服用，就失去控释制剂缓慢释放药效的意义，还会发生药物倾泻现象，可能给患者带来生命危险。

六、预防药品不良反应的发生率，减少药源性疾病的发生率

随着医师对药品不良反应认识的提高，药师在配合医师做好不良反应的发现、整理和上报工作的同时，还要及时搜寻国内外有关药品不良反应的最新进展和报道，并提供给临床医师。当今，新药上市后不久又招回或撤出市场的事例已经不少，一起又一起的药害事件时刻提醒我们，在治疗过程中，永远都要把安全用药放在首位。

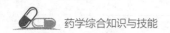

七、节约治疗费用，提高治疗效益/费用比值，减少医药资源的浪费

在药物治疗疾病（如小儿肺炎、精神分裂症、抑郁症、甲癣等）过程中进行成本、效果分析，遴选出疗效好，具有更合理成本 - 效果优势的治疗方案，探索更为安全、有效、经济、适宜的方法，可节约医药资源和治疗费用。

八、帮助提高公众的健康意识，普及康复的方法

鼓励广大药师走进社区，向公众普及合理用药知识，能进一步增强人民群众安全合理用药和健康保健的意识，对提高公众的健康素养具有深远的意义。

总之，药学服务的宗旨是提高患者的生命质量和生活质量，不能单纯针对疾病症状用药，而需综合考虑患者的年龄、职业、既往病史、遗传和基因组学、家族史、经济状况等，既要治疗病症，同时又要从预防疾病发展和避免用药不良后果等多方面来综合选择治疗方案。

学习小结

项目	内容要点
基本要素	以患者为中心，提供"与药物使用有关"的信息和知识
目标	改善患者生命质量
对象	广大公众，包括患者及家属、医护人员和健康人群
具体工作	处方调剂、治疗药物监测、药物利用研究和评价、ADR 监测和报告、药物信息服务、参与健康教育
效果	治疗学方面（改善病情、降低发病率、复发率、并发症或死亡率） 安全性方面（预防 ADR、提高依从性） 经济学方面（提高治疗效益 / 费用比值）
人员素质	教育背景、专业知识、实践经验和能力、职业道德、处方审核能力、交流沟通能力、药历书写能力、投诉应对能力

课堂练习

一、A型题（单选题）

1. 药学服务的最基本要素是（　　）。

A. 投诉应对能力和技巧　　　　B. 广泛的专业知识　　　　C. 信息沟通能力

D. 药历制定、修改　　　　　　E. 与药物有关的服务

2. 患者就诊后症状加重，医师应向药师咨询（　　）。

A. 新药信息　　　　　　　　　B. 合理用药信息　　　　　C. 药品不良反应

D. 禁忌证　　　　　　　　　　E. 适应证

3. 药师在处理投诉时原则上应先处理的投诉类型是（　　）。

A. 药品数量　　　　　　　　　B. 价格异议　　　　　　　C. 退药

D. 用药后发生严重不良反应　　E. 服务态度和质量

4. 在接待患者投诉时，首先要考虑的是（　　）。

A. 选择合适的地点　　　　　　B. 选择合适的人员　　　　C. 适当的语言

D. 适当的方式　　　　　　　　E. 接待时的举止行为

5. 药学服务要直接面向的是（　　）。

A. 门诊患者　　　　　　　　　B. 急诊患者　　　　　　　C. 需要服务的患者

D. 住院患者　　　　　　　　　E. 投诉的患者

二、B型题（配伍选择题）

[1～3]　A. 信息沟通能力　　　　　B. 制定用药方案　　　　　C. 投诉应对能力

　　　　　D. 书写药历　　　　　　E. 广泛的专业知识

1. 开展药学服务的关键是（　　　）。

2. 开展药学服务的更高能力要求是（　　　）。

3. 药师进行规范化药学服务的具体体现是（　　　）。

[4～6]　A. 医师用药咨询的内容　　B. 药师用药咨询的内容　C. 护士用药咨询的内容

　　　　　D. 公众用药咨询的内容　　E. 企业用药咨询的内容

4. 自我保健、疾病预防属于（　　　）。

5. 药品不良反应、禁忌证属于（　　　）。

6. 药物剂量、用法属于（　　　）。

[7，8]　A. 认真聆听　　　　　　B. 关注特殊人群　　　　　C. 注意掌握时间

　　　　　D. 注意语言的表达　　E. 注意非语言的运用

7. 关注婴幼儿、老年人、少数民族与国外来宾等人群属于（　　　）。

8. 以微笑、点头、目光接触、手势与体位等表示关注属于（　　　）。

三、X型题（多选题）

1. 提供药学服务应具备的素质包括（　　　）。

A. 具备较高的交流沟通能力　　　　　　　B. 具备临床医学基础知识

C. 具备开展药学服务工作的实践经验和能力

D. 具有药学与中药学专业的教育背景

E. 具备药学服务相关的药事管理与法规知识以及高尚的职业道德

2. 关于药学服务的主要实施内容，表述正确的是（　　　）。

A. 医、药、护有机结合，共同承担医疗责任

B. 药学服务只是针对患者个人的　　　　　C. 协助医护人员制定和实施药物治疗方案

D. 定期对药物的使用和管理进行科学评估

E. 主要是积极参与疾病的治疗，预防和保健则与药学服务关系不大

3. 关于处方调剂在现代药学服务中的地位，表述错误的是（　　　）。

A. 在药师工作中退居次要内容　　　　　　B. 是药师直接面向患者的工作岗位

C. 提供正确的处方调剂是对药物治疗最基本的保证

D. 是沟通医、药、患最重要的纽带

E. 应从"药学知识技术服务型"向"具体操作经验服务型"转变

4. 关于对药师与患者之间的良好沟通的表述正确的是（　　　）。

A. 是监测药物疗效的基础　　　　　　B. 是建立和保持良好药患关系的基础

C. 可提高公众对药师的认知度　　　　D. 解决患者在药物治疗过程中的问题

E. 药师从中可获得患者的信息、问题

5. 沟通的技巧包括（　　　）。

A. 提供尽可能多的信息　　　　　B. 关注特殊人群　　　　　C. 认真聆听

D. 使用封闭式提问　　　　　　　E. 非语言的运用

6. 关于药历，表述正确的是（　　　）。

A. 是药师进行规范化药学服务的具体体现

B. 是客观记录患者用药史和药师为保证患者用药安全、有效、经济所采取的措施

C. 是开展个体化药物治疗的重要依据

D. 国内外均有其书写内容和格式的格式

E. 是药师以药物治疗为中心，发现、分析和解决药物相关问题的技术档案

7. 2006 年中国药学会医院药学专业委员会发布的国内药历书写原则与推荐格式的具体项目包括（　　　）。

A. 用药记录　　　　　　　B. 用药评价　　　　　　　C. 病历摘要

D. 患者主诉　　　　　　　E. 基本情况

8. 现代药学服务的具体工作包括（　　　）。

A. 治疗药物监测　　　　　B. 处方调剂　　　　　　　C. 参与健康教育

D. 药物利用研究和评价　　E. 药品不良反应监测和报告

9. 药学服务效果的具体表现包括（　　　）。

A. 指导药品的正确使用方法　　　B. 帮助提高公众的健康意识

C. 缩短住院时间　　　　　　　　D. 改善病情或症状

E. 减少急诊次数和住院次数

10. 实施药学服务的背景有（　　　）。

A. 人类疾病谱的变化以及人们对提高生命质量的期望是实施药学服务的前提

B. 社会公众对药学服务的迫切需求是实施药学服务的基础

C. 药学学科的发展为药学服务奠定了重要的理论基础

D. 药品分类管理制度的建立为实施药学服务奠定了重要的制度保障

E. 药师素质的提高与队伍的壮大为实施药学服务提供了重要的技术保障

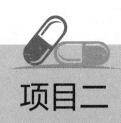

项目二

处方调剂

◎ 熟悉处方的基本知识；
◎ 掌握处方审核的基本原则；
◎ 掌握处方调配的注意事项；
◎ 了解处方调配差错的防范与处理。

◎ 能够熟练进行处方审核；
◎ 能够根据处方准确快速调配药品；
◎ 能够熟练进行核查与发药。

任务一　认知处方

课堂互动　请同学们回想一下，你们见过的医师开具的处方是什么颜色的？处方上都有哪些项目？到医院药房拿药时，如果某个品种的药恰好暂时没货，药师可以更改处方给你换另外一种药吗？

处方，是指由注册的执业医师和执业助理医师（以下简称医师）在诊疗活动中为患者开具的、由取得药学专业技术职务任职资格的药学专业技术人员（以下简称药师）审核、调配、核对，并作为患者用药凭证的医疗文书。处方包括医疗机构病区用药医嘱单。

活动一　处方的性质

一、法律性

处方是重要的法律凭证，处方应正确、清晰，修改时必须重新签名。因开具处方或调配处方所造成的医疗差错或事故，医师和药师分别负有相应的法律责任。医师具有诊断权和开具处方权但无调配权；药师具有审核调配处方权，但无诊断和开具处方权。药师要认真审核处方和详细用药交代，每道程序完成后签名。处方要按规定妥善保存。

023

二、技术性

开具或调配处方者都必须是经过医药院校系统专业学习，并经资格认定的医药卫生技术人员担任。医师对患者作出明确的诊断后，在安全、合理、有效、经济的原则下，开具处方。药学技术人员按医师处方准确快捷地调配，并将药品发给患者应用。

三、经济性

处方是药品消耗及药品经济收入结账的凭证和原始依据，也是患者在治疗疾病，包括门诊、急诊、住院全过程中用药的真实凭证。

活动二　处方的分类

处方按其性质分为法定处方、医师处方和协定处方。

一、法定处方

主要指《中华人民共和国药典》（以下简称《中国药典》）、局颁标准收载的处方，它具有法律约束力。在制备法定制剂或医师开写法定制剂时均应参照此规定。

二、医师处方

是医师为患者诊断、治疗和预防用药所开具的处方。

三、协定处方

是医院药剂科与临床医师根据医院日常医疗用药的需要，共同协商制定的处方。它适于大量配制和储备，便于控制药品的品种和质量，以提高工作效率，减少患者取药等候时间。每个医院的协定处方仅限于在本单位使用。

活动三　处方的格式

处方格式由省、自治区、直辖市卫生行政部门（以下简称省级卫生行政部门）统一制定，处方由医疗机构按照规定的标准和格式印制。

> **知识拓展**
>
> 麻醉药品处方、急诊处方、儿科处方、普通处方的印刷用纸应分别为淡红色、淡黄色、淡绿色和白色，并在处方右上角以文字注明。

处方由以下三部分组成：处方前记、处方正文、处方后记。处方样式参见表2-1。

一、处方前记

包括医疗、预防、保健机构名称，费别，患者姓名，临床诊断等。

二、处方正文

以 Rp（Recipe 的缩写）起头，正文包括药品名称、剂型、规格、数量、用法、用量等。

二维码3
处方的格式

扫一扫

1.标准处方格式

Rp：药品名（剂型） 单位剂量 × 总量

Sig. 单位剂量 用法 每日次数

例：

Rp：青霉素 80万U×6支

Sig.80万U im bid

5% GS 250ml×2瓶

左氧氟沙星针 0.2g×2支

用法：5% GS 250ml ｜

左氧氟沙星针 0.2g｜ivgtt bid

2.简易处方格式

Rp：药品名（剂型） 单位剂量 用法 每日次数 × 天数

例：

Rp：青霉素 80万U im bid×3

5% GS 250ml ×1瓶 ｜

左氧氟沙星针 0.2g×1支 ｜ ivgtt /bid

三、处方后记

包括医师、调配人、核对人、发药人的签名和发药日期等（表2-1）。

■ 表2-1 ××医院处方笺

No.		普
××医院处方笺		

姓名：＿＿＿＿ 性别：□男 □女 年龄：＿＿＿＿岁

联系电话：＿＿＿＿＿＿＿

费别：□医保□非医保 医保/就诊卡号：＿＿＿＿＿＿＿

门诊/住院病历号：＿＿＿＿ 科别/病区-床位号：＿＿＿＿

临床诊断：＿＿＿＿＿＿＿＿＿＿＿＿＿＿＿＿＿＿＿

皮试结果：＿＿＿＿ 开具日期：＿＿＿年＿＿月＿＿ 日

Rp

审核：＿＿＿＿ 调配：＿＿＿＿ 医师：＿＿＿＿

核对、发药：＿＿＿＿＿＿＿＿ 药品金额（元）＿＿＿＿＿＿＿ ＿＿＿＿＿＿＿

注：本处方为白色纸黑字，纸张大小：130mm×193mm。

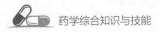

活动四　处方书写

一、处方书写的基本要求

（1）处方记载的患者一般情况、临床诊断应清晰、完整，并与病历记载相一致。

（2）每张处方只限于一名患者的用药。

（3）处方字迹应当清楚，不得涂改。如有修改，必须在修改处签名并注明修改日期。

（4）处方一律用规范的中文或英文名称书写。医疗、预防、保健机构或医师、药师不得自行编制药品缩写名或使用代号。书写药品名称、剂量、规格、用法、用量要准确规范，药品用法可用规范的中文、英文、拉丁文或者缩写体书写。不得使用"遵医嘱""自用"等含糊不清的语句。

（5）年龄必须写实足年龄，新生儿、婴幼儿写日、月龄，必要时注明体重。西药、中成药可以分别开具处方，也可以开具一张处方。中药饮片应单独开具处方。

（6）化学药、中成药处方，每一种药品须另起一行。每张处方不得超过 5 种药品。

（7）中药饮片处方的书写，可按君、臣、佐、使的顺序排列；药物调剂、煎煮的特殊要求注明在药品右上方，并加括号，如布包、先煎、后下等；对饮片的产地、炮制有特殊要求的，应在药名之前写明。

（8）一般应按照药品说明书中的常用剂量使用，特殊情况需超剂量使用时，应注明原因并再次签名。

（9）为便于药学专业技术人员审核处方，医师开具处方时，除特殊情况外必须注明临床诊断。

（10）开具处方后的空白处应画一斜线，以示处方完毕。

（11）处方医师的签名式样和专用签章必须与在药学部门留样备查的式样一致，不得任意改动，否则应重新登记留样备案。

（12）医师开具处方应当使用经药品监督管理部门批准并公布的药品通用名称、新活性化合物的专利药品名称和复方制剂药品名称。医师可以使用由卫健委公布的药品习惯名称开具处方。

（13）药品剂量与数量一律用阿拉伯数字书写。剂量应当使用法定剂量单位：重量以克（g）、毫克（mg）、微克（μg）、纳克（ng）为单位；容量以升（L）、毫升（ml）为单位；有些以国际单位（IU）、单位（μ）计算。片剂、丸剂、胶囊剂、散剂、颗粒剂分别以片、丸、粒、袋、袋为单位；溶液剂以支、瓶为单位；软膏剂及乳膏剂以支、盒为单位；注射剂以支、瓶为单位，应注明含量；饮片以剂为单位。

（14）处方一般不得超过 7 日用量；急诊处方一般不得超过 3 日用量；对于某些慢性病、老年病或特殊情况，处方用量可适当延长，但医师必须注明理由。

（15）麻醉药品、精神药品、医疗用毒性药品、放射性药品的处方用量应当严格执行国家有关规定。开具麻醉药品处方时，应有病历记录。

二、处方中常见的外文缩写及含义

医师在书写处方正文时，如药物的用法（包括剂量、服用时间及次数）和调配方法等内容，经常采用拉丁文缩写或者英文缩写表示。药师应掌握处方中常用的外文缩写，并理解其中文含义。处方中常见的外文缩写及含义见表 2-2。

■ 表2-2 处方中常见的外文缩写及含义

外文缩写	中文含义	外文缩写	中文含义
aa	各、各个	a.c.	餐前（服）
Add.	加至	Ad.	加
a.m.	上午，午前	Aq.	水，水剂
Aq.dest.	蒸馏水	bid	每日2次
Cap.	胶囊（剂）	c.c.	立方厘米、毫升
Co.	复方的、复合的	Dil.	稀释的、稀释
Dos.	剂量	g	克
gtt.	滴、量滴、滴剂	H.	皮下的（尤指皮下注射）
h.s.	临睡时	im	肌内注射
Inj.	注射剂	iv	静注
ivgtt	静滴	kg	千克
Liq.	液、溶液	mg	毫克
Mist.	合剂	μg	微克
NS	生理盐水	ml	毫升
O.S.	左眼	O.D.	右眼
O.U.	双眼	O.L.	左眼
p.c.	餐后	OTC	非处方药
p.m.	下午	pH	酸碱度
p.r.n	必要时	po	口服
qd	每日	s.o.s.	必要时
q4h	每四小时	qh	每时
qn	每晚	qid	每日四次
qs	适量	qod	隔日一次
Sol.	溶液	Sig.	标记（标明用法）
St.	立即	ss.	一半
tid	每日3次	Tab	片剂
ung.	软膏剂	U	单位

任务二　处方审核

活动一　处方的形式审核

课堂互动　将学生3~4人分为一组，组织学生按处方审核实施标准对教师提供的处方进行形式审核，指出处方中存在的问题。

一、审核资质

药学专业技术人员须凭医师处方调剂处方药品，非经医师处方不得调剂。取得药学专业技术资格者方可从事处方调剂工作。

二、审核内容

药学专业技术人员应当认真逐项检查处方前记、正文和后记书写是否清晰、完整，并确认处方的合法性，具体审核内容包括：

（1）处方的前记、正文、后记内容缺项，书写不规范或者字迹难以辨认的；

（2）医师签名、签章不规范或者与签名、签章的留样不一致的；

（3）药师未对处方进行适宜性审核的（处方后记的审核、调配、核对、发药栏目无审核调配药师及核对发药药师签名，或者单人值班调剂未执行双签名规定）；

（4）早产儿、新生儿、婴幼儿处方未写明体重或日、月龄的；

（5）化学药、中成药与中药饮片未分别开具处方的；

（6）未使用药品规范名称开具处方的；

（7）药品的剂量、规格、数量、单位等书写不规范或不清楚的；

（8）用法、用量使用"遵医嘱""自用"等含糊不清字句的；

（9）处方修改未签名并注明修改日期，或药品超剂量使用未注明原因和再次签名的；

（10）开具处方未写临床诊断或临床诊断书写不全的；

（11）单张门急诊处方超过5种药品的；

（12）无特殊情况下，门诊处方超过7日用量，急诊处方超过3日用量，慢性病、老年病或特殊情况下需要适当延长处方用量未注明理由的；

（13）开具麻醉药品、精神药品、医疗用毒性药品、放射性药品等特殊管理药品处方未执行国家有关规定的（包括处方颜色、用量、证明文件等）；

（14）医师未按照抗菌药物临床应用管理规定开具抗菌药物处方的；

（15）中药饮片处方药物未按照"君、臣、佐、使"。

活动二　用药适宜性的审核

课堂互动　将学生3～4人分为一组，组织学生按处方审核实施标准对教师提供的处方进行用药适宜性的审核，并应用所学知识对用药是否安全、合理进行分析、解释。

一、处方用药与临床诊断的相符性

处方用药与临床诊断不相符的典型情况如下。

二维码4　用药适宜性的审核

扫一扫

1.非适应证用药

例如流感的病原体主要是流感病毒A、B、C型及变异型等（也称甲、乙、丙型及变异型），并非细菌。咳嗽可能由于寒冷刺激、花粉过敏、空气污染和气道阻塞所致，也属非细菌感染，但在临床上常被给予抗菌药物。

实例解析

男性患者，6岁，临床诊断：上呼吸道感染。

处方：0.9%氯化钠注射液100毫升，注射用头孢他啶3.0克。用法：静滴，每天1次。

用药分析：上呼吸道感染大多由病毒所致，病程有自限性，而抗菌药对病毒感染是无效的。因此，根本不需使用抗菌药物，只需对症治疗。只有少数患者为细菌性感染或合并细菌感染时，才予以抗菌治疗。即使发生细菌感染，小儿也主要以流感嗜血杆菌、链球菌为主，治疗以氨苄西林、阿莫西林或第一代头孢为首选，而不宜选用第三代头孢。对青霉素过敏者可选用大环内酯类抗生素或克林霉素。

2.超适应证用药

如口服黄连素用于降低血糖；罗非昔布用于预防结肠癌、直肠癌；二甲双胍用于非糖尿病患者的减肥等。如必须超适应证用药，一定要患者知情同意。

3.撒网式用药

表现在两个方面：一是轻度感染，就立即使用抗菌谱广或最新的抗菌药物；二是无依据的选用或不做抗菌药物敏感试验便应用广谱抗菌药物，单凭经验用药，2～3个抗菌药物一起用，或超剂量、超抗菌范围应用。

实例解析

患儿女性，2岁9个月，临床诊断：上呼吸道感染。

处方：复方福尔可定，小儿退热口服液，布洛芬混悬液，注射用赖氨匹林，地塞米松注射液，0.9%氯化钠注射液，注射用头孢呋辛钠，5%葡萄糖注射液，注射用水溶性维生素。

用药分析：上感多数伴有高热症状，退热时针对儿童首先不主张使用激素类药地塞米松注射液，原因是激素类药有掩盖病情的可能，同时对于儿童可产生较大的免疫抑制作用，在使用赖氨匹林后再加地塞米松注射液就是重复用药了。还有，处方中也应注明布洛芬混悬液是高热备用药。再者，上呼吸道感染大多由病毒所致，即使少数患者为细菌性感染，治疗时也应以抗菌谱较广的青霉素类或头孢一代为主。

4.非规范用药

在不了解抗菌药物的药动学参数、血浆半衰期、作用维持时间、不良反应、特殊人群提示的情况下用药，或在用药后不认真观察患者的反应，如血常规、便常规、尿常规、肝肾功能、精神活动和神经系统等的改变。

5.盲目联合用药

联合应用药物而无明确的指征，表现在：①病因未明；②单一抗菌药已能控制的感染；③大处方，盲目而无效果应用肿瘤辅助治疗药；④一药多名；⑤联合应用毒性较大药物，药量未经酌减，增加了不良反应的发生概率。

6.过度治疗用药

表现在：①滥用抗菌药物、糖皮质激素、白蛋白、二磷酸果糖及肿瘤辅助治疗药等；②无治疗指征盲目补钙，过多的钙剂可引起胃肠道不适、便秘、泌尿道结石等反应。

二、药物剂量、用法的正确性

剂量即药物治疗疾病的用量。剂量基本以国际单位制表示。重量常以kg（千克）、g（克）、mg（毫克）、μg（微克）、ng（纳克）5级计量单位表示；容量常以L（升）、ml（毫升）、μl（微升）3级计量单位表示。

部分抗菌药物、性激素、维生素、凝血酶及抗毒素由于效价不恒定，只能靠生物检定与标准品比较的方法来测定，采用特定的IU（国际单位）或U（单位）表示剂量。

处方中药品的用法应注意血浆半衰期的影响。血浆半衰期长的药品一般每日1～2次，血浆半衰期短的药品一般每日3～4次。根据病情和药物作用机制的特点，每种药品服用时应选择适宜的时间。

三、剂型与给药途径的合理性

1.剂型与疗效

（1）同一药物，剂型不同，药物的作用不同　有少数药物由于应用的剂型不同，其药理作用完全不同。如硫酸镁注射吸收后可抑制中枢神经，松弛骨骼肌，同时有镇静及降低颅内压等作用，口服可用来导泻，外用则可消炎止痛；甘油外用有吸湿、保湿作用，使局部组织软化，直肠给药可用于治疗便秘，与抗坏血酸钠配成复方注射剂静脉给药可降低眼压，加等量生理盐水口服即为脱水剂；酒石酸锑钾制成注射剂用于治疗血吸虫病，但少量口服（复方甘草合剂）则可祛痰；甘露醇注射液静脉滴注可用于各种原因引起的脑水肿、颅内高压和青光眼，但作为冲洗剂，则应用于经尿道行前列腺切除术；醋酸氯己定（洗必泰）的水溶液或醇溶液作为外用杀菌药，而制成栓剂用于治疗阴道炎或宫颈糜烂有较好的治疗效果。

（2）同一药物，剂型不同，应用的效果不同　不同剂型可根据疾病不同时期的症状和特点正确选用。如皮肤病，一般急性期局部有红肿、水疱、糜烂时，多选用溶液剂湿敷，可起到消炎作用；有渗液者，先用溶液剂湿敷，后用油剂。皮肤处于亚急性期，红肿减轻，渗液减少，可酌情选用糊剂、粉剂和洗剂，以发挥消炎、止痒、收敛、保护作用。慢性期皮损增厚，呈苔藓样变时，多用软膏和乳膏剂，作用持久，且有润滑护肤作用。

（3）同一药物，剂型不同，其作用的快慢、强度、持续时间不同　如氨茶碱为支气管扩张药，可以做成几种不同的剂型，如注射剂、片剂、栓剂、缓释制剂等。注射剂是速效的，适宜于哮喘发作时应用。栓剂是直肠给药，避免了氨茶碱对胃肠道的刺激，减少了副作用，且吸收较快，维持药效时间较长。片剂的作用时间中等，便于生产。缓释片剂可维持药效 8～12 小时，减少了服药次数，使哮喘患者免于夜间服药。

（4）同一药物，剂型不同，其副作用、毒性不同　吲哚美辛（消炎痛）开始用于临床时为片剂，其每日剂量为 200～300 毫克，消炎镇痛作用虽然好，但副作用也多，如头痛、失眠、呕吐、耳鸣、胃出血等。其主要原因是片剂在保存中逐渐硬化而影响崩解度，所以吸收量很低，生物利用度差，如果加大剂量副作用就更大。如制成栓剂给药，就可以避免药物直接作用于胃肠黏膜引起的一系列胃肠反应，特别是对于长期使用者更为安全。

（5）同一药物，剂型不同、规格不同时，疗效各异　肠溶阿司匹林 0.3 克／片，有解热、镇痛、抗风湿作用，而 0.025 克／片则能抑制血小板聚集，降低血小板黏附率，阻止血栓形成。

（6）同一药物，同一剂型，作用快慢及副作用等也会不同　由于处方组成及制备工艺不同，比如阿司匹林栓剂、红霉素片、四环素片不是同一厂家的产品，或不是同一批号的产品，其微粒大小、原料晶型、赋形剂和辅料的种类和用量、包衣材料以及工艺条件不同，都会导致生物利用度的明显差异，影响药品的疗效。再比如灰黄霉素微粉化可使其体内溶解速率加快，胃肠道吸收量增多，疗效增加一倍。

2.给药途径

同一种药品，给药途径不同，可直接影响药物作用的快慢和强弱，药物作用也会产生变化，如硫酸镁溶液，外敷可消除水肿，口服可导泻（50%）或解除胆管痉挛（33%），注射可降压和抗惊厥；又如尿素静滴可降低颅内压，外用可软化指（趾）甲甲板，抑制真菌生长，用于甲癣的治疗。因此，药师应熟悉各种药品的给药途径，以便根据病情和药物性质做出适当的选择。临床最常见的给药途径为口服、舌下含服、直肠给药、吸入给药、静注（或静滴）及肌内、皮下、皮内、椎管内、关节腔、胸膜、腹腔内注射，还有灌肠、植入、离子透入、阴道给药等给药途径。

药品的服用方法尚与剂型有关，如肠溶衣片（胶囊）、缓控释制剂应整片（粒）吞服。肠溶衣片（胶囊）可使制剂在胃液中 2 小时不会发生崩解或溶解，其目的为满足药物性质及临床需要。如：①减少药品对胃黏膜的刺激性；②提高部分药品在小肠中的吸收速率和利用度；③掩盖药品的不良气味和味道；④提高药物的稳定性，避免部分药品在胃液酸性条件下不稳定，分解失效。若嚼碎后服用，将失去上述作用。而缓控释制剂具有特殊的渗透膜、骨架、渗透泵等结构，若嚼碎后服用，将破坏上述特殊结构，失去控制或延缓药品释放的价值。

四、是否有重复给药现象

其原因主要有以下几点。

1.一药多名

不同厂家、不同剂型的产品有很多商品名，因此会出现同一药品会有不同名称的现象。作为消费者，大多对化学名、通用名看不懂、记不住，更多的是认同商品名。用药时人们极可能会同时服用不同品牌的同一药品，无形中使同一药物的剂量增加了许多倍，容易造成对人体的危害。

2.中成药中含有化学药成分

中成药中添加西药的类型：治疗皮肤病（牛皮癣、白癜风等）的纯中成药里加入大量地塞米松；镇静催眠类中成药里加入安定、利眠宁、舒乐安定等；治疗癫痫的中成药里加入苯巴比妥或苯妥英钠；治疗结核的中成药里加入异烟肼；壮阳的中成药里加入枸橼酸西地那非（"伟哥"成分）、他达那非、芬氟拉明或者甲磺酸酚妥拉明等；减肥的中成药里加入酚酞、西布曲明、泻药等；治疗胃肠溃疡的中成药里加入甲氰咪胍；清热解毒的中成药里加入四环素和病毒灵；治疗糖尿病的中成药里加入盐酸二甲双胍、格列本脲、格列吡嗪等；抗风湿类中成药里加入强的松、醋酸强的松、磷酸地塞米松或添加炎痛喜康、双氯灭痛、消炎痛、布洛芬等其他抗炎镇痛药；治疗哮喘的中成药添加醋酸泼尼松、氨茶碱、磺胺类；降压类中成药里添加氢氯噻嗪、利血平、盐酸可乐定、硝苯地平等。

五、对规定必须做皮试的药物，处方医师是否注明过敏试验及结果的判定

抗生素中β-内酰胺类的青霉素等，氨基糖苷类的链霉素，以及碘造影剂、局麻药、生物制品（酶、抗毒素、类毒素、血清、菌苗、疫苗）等药品在给药后极易引起过敏反应，甚至出现过敏性休克。为安全起见，需根据情况在注射给药前进行皮肤敏感试验，皮试后观察15～20分钟，以确定阳性或阴性反应。

对青霉素、头孢菌素、破伤风抗毒素等易致过敏反应的药品，注意提示患者在用药前（或治疗结束后再次应用时）进行皮肤敏感试验，在明确药品敏感试验结果为阴性后，再调配药品；对尚未进行皮试者、结果阳性或结果未明确者拒绝调配药品，同时注意提示有家族过敏史或既往有药品过敏史者在应用时提高警惕性，于注射后休息、观察30分钟，或采用脱敏方法给药。

头孢菌素类抗生素可引起过敏反应或过敏性休克，同时与青霉素类抗生素存在交叉过敏，但目前对头孢菌素应用前进行皮肤试验的临床意义尚有极大争议，尚无定论。多例报道，头孢菌素可致过敏性休克甚至死亡，为慎重起见建议在应用前做皮肤敏感试验。药物是否需要做药物皮肤敏感试验，请参照药品说明书和官方的药物治疗指南。所有抗毒素、血清、半合成青霉素、青霉素或头孢菌素类、β-内酰胺酶抑制剂的复方制剂均应按说明书要求做皮肤敏感试验；除上述药品外，药师应根据各单位具体要求，对皮试做具体规定。

六、是否有潜在临床意义的药物相互作用和配伍禁忌

药物相互作用是指两种或两种以上的药物合并或先后序贯使用时，所引起的药物作用和效应的变化。药物相互作用是双相的，既可能产生对患者有益的结果，使疗效协同或毒性降低；

也可能产生对患者有害的结果。药物相互作用有发生在体内的药动学、药效学方面的作用；亦有发生在体外的相互作用，如引起理化反应使药品出现混浊、沉淀、变色和活性降低，即为药物的配伍禁忌。

1.药物相互作用对药效学的影响

（1）作用相加或增加疗效

① 作用不同的靶位　如磺胺甲噁唑＋甲氧苄啶；硫酸阿托品＋胆碱酯酶复活剂。

② 保护药品免受破坏　亚胺培南＋西司他丁钠。亚胺培南为新型 β- 内酰胺类抗生素，既有极强的广谱抗菌活性，又有 β- 内酰胺酶抑制作用。西司他丁钠无抗菌作用，但在体内可抑制肾细胞分泌的脱氢肽酶，使亚胺培南免受水解破坏。β- 内酰胺类抗生素 +β- 内酰胺酶抑制剂。β-内酰胺酶是细菌对 β- 内酰胺类抗生素耐药的一个重要原因，β- 内酰胺酶抑制剂单独应用时抗菌活性较弱，但与抗生素联合应用则拓宽了抗菌谱并增强了抗菌活性。

③ 促进机体的利用　如左旋多巴＋苄丝肼／卡比多巴。多巴脱羧酶抑制剂（卡比多巴或苄丝肼）可抑制左旋多巴在外周的脱羧。两者合用可增加药物进入中枢而提高疗效，并减少外周部位的不良反应。铁＋维生素 C，维生素 C 是还原剂，可使三价铁还原成易吸收的二价铁，还会与铁络合成不稳定的抗坏血酸亚铁，并能使铁从其他结合物中释放出来，从而有利于人体对铁的吸收。

④ 延缓或降低抗药性　磷霉素＋其他抗菌药，细菌对磷霉素的耐药性极低，由于磷霉素抑制细菌细胞壁合成，破坏其完整性，有利于其他抗菌药进入细菌体内，通过不同的作用机制而杀灭细菌。

（2）协同作用和减少药品不良反应　如甲氧氯普胺与硫酸镁有协同利胆作用；与中枢抑制药合用使两者的镇静作用均增加；阿托品与吗啡合用，可减轻后者所引起的平滑肌痉挛而加强镇痛作用。普萘洛尔与美西律联用，对室性早搏及室性心动过速有协同作用，但联用时应酌减用量。普萘洛尔与硝酸酯类产生抗心绞痛的协同作用，并抵消或减少各自的不良反应。普萘洛尔与硝苯地平联用，可提高抗高血压疗效，并对劳力型和不稳定型心绞痛有较好疗效。与阿托品合用，可消除普萘洛尔所致的心动过缓；普萘洛尔也可消除阿托品所致的心动过速。

（3）敏感化作用　一种药物可使组织或受体对另一种药物的敏感性增强，即为敏感化现象。如排钾利尿剂可使血浆钾离子浓度降低，从而使心脏对强心苷药敏感化，容易发生心律失常。

（4）拮抗作用　两种药物在同一或不同作用部位或受体上发生拮抗即为拮抗作用，可分为竞争性拮抗作用、非竞争性拮抗作用。前者的拮抗发生在同一部位或受体，如甲苯磺丁脲的降糖作用，可被氢氯噻嗪类药的作用所拮抗；另如吗啡拮抗药纳洛酮、纳曲酮可拮抗阿片类药的作用。非竞争性拮抗发生在不同作用部位或受体，且拮抗现象不被药物的剂量加大所影响。

（5）增加毒性或药品不良反应　肝素钙与阿司匹林、非甾体抗炎药、右旋糖酐、双嘧达莫合用，有增加出血的危险。氢溴酸山莨菪碱与盐酸哌替啶伍用时可增加毒性。甲氧氯普胺与吩噻嗪类抗精神病药合用可加重锥体外系反应。氨基糖苷类抗生素与依他尼酸、呋塞米和万古霉素合用，可增加耳毒性和肾毒性，听力损害可能发生，且停药后仍可发展至耳聋。

2.药物相互作用对药动学的影响

（1）影响吸收　如处方使用抗酸药，其复方制剂组分中有 Ca^{2+}、Mg^{2+}、Al^{3+}、Bi^{3+}，与四环素同服，可形成难溶性的配位化合物（络合物）而不利于吸收，影响疗效；改变胃排空或肠蠕动速度的药物，如阿托品、颠茄、丙胺太林等可延缓胃排空，增加药物的吸收，而甲氧氯普胺（胃复安）、多潘立酮（吗丁啉）、西沙必利等药物可增加肠蠕动，从而减少药物在肠道中的滞留时间，影响药物吸收。如以上药物同时在处方中应用，结果会影响疗效，应建议医师修改处方。

（2）影响分布 阿司匹林、依他尼酸、水合氯醛等均具有较强的血浆蛋白结合力，与口服磺酰脲类降糖药、抗凝血药、抗肿瘤药等合用，可使后三者的游离型药物增加，血浆药物浓度升高。

（3）影响代谢 药物相互作用主要包括酶诱导相互作用和酶抑制相互作用。

药酶的活性可被部分药品所增强或灭活，凡能增强肝药酶活性的药物，称为肝药酶诱导剂或酶促剂，如苯巴比妥、苯妥英钠、利福平等。由肝药酶代谢的药物与肝药酶诱导剂合用时，前者代谢加快，因此剂量应适当增加。凡能抑制或减弱肝药酶活性的药物称药酶抑制剂，如咪唑类抗真菌药、大环内酯类抗生素、异烟肼、西咪替丁等。被肝药酶代谢的药物与肝药酶抑制剂合用时，剂量应酌减。

（4）影响排泄 丙磺舒、阿司匹林、吲哚美辛、保泰松、磺胺类药物可减少青霉素自肾小管的排泄，使青霉素的血药浓度增高，毒性可能增加。

3.药物的体外配伍禁忌

药物配伍禁忌主要表现在静注、静滴及肠外营养液等溶液的配伍，包括药液的混浊、沉淀、变色和活性降低等变化。

如青霉素与苯妥英钠、苯巴比妥钠、戊巴比妥钠、异戊巴比妥钠、硫喷妥钠、阿托品、氨力农、普鲁卡因胺、拉贝洛尔、缩宫素、酚妥拉明、罂粟碱、精氨酸、麦角新碱、鱼精蛋白、促皮质素、氢化可的松、甲泼尼龙琥珀酸钠、苯海拉明、麻黄碱、氨茶碱、维生素 B_1、维生素 B_6、维生素 K_1、维生素 C、异丙嗪、阿糖胞苷、辅酶 A、博来霉素等药品配伍可出现混浊、沉淀、变色和活性降低。与碳酸氢钠、氢化可的松混合可发生透明度不改变而效价降低的潜在性变化。

甘露醇与磺苄西林钠、头孢匹林、拉氧头孢、头孢吡肟、胞磷胆碱、氨力农、硝普钠、维拉帕米、尿激酶、普萘洛尔、氯化钠、复方氯化钠、氯化钾、氯化钙、葡萄糖酸钙、乳酸钠、复方乳酸钠、长春新碱、丝裂霉素、阿霉素、天冬酰胺酶、非格司亭、顺铂等配伍可出现混浊、沉淀、变色和活性降低。

药师在审查处方时应严格审查药品的相互作用和配伍禁忌，对有益的相互作用宜给予支持；对有害的药物相互作用，应对处方医师提出建议或拒绝调配；对目前尚有争议的相互作用，宜提示医师注意，或在监护的条件下用药。

4.化学药与中成药的联合应用

随着中西医结合工作的开展，中医用化学药、西医用中成药，乃至中、化学药联合应用，已为广大患者所接受。

（1）化学药与中成药联合应用的优势

① 作用协同，增强疗效 许多中、化学药联用后，能使疗效提高，有时呈现很显著的协同作用。如金银花能加强青霉素对耐药性金葡菌的杀菌作用。大蒜素与链霉素联用可提高后者效价。

② 降低药品的毒副作用和不良反应 氟尿嘧啶与环磷酰胺是抗肿瘤药，加用海螵蛸粉和白及粉既能保护胃黏膜，又可防止出现严重的消化道反应，用于临床治疗消化道肿瘤有较好疗效。

③ 减少剂量，缩短疗程 珍菊降压片（珍珠层粉、野菊花、槐花、可乐定、氢氯噻嗪）有较好的降压及改善症状的作用，若以常用量一次 1 片，一日 3 次计，可乐定的剂量比单用减少 60%。

④ 减少禁忌证，扩大适应证范围 氯丙嗪肝功能不全者忌用，珍氯片（氯丙嗪、珍珠层粉、三硅酸镁）用于肝功能轻度不全，精神异常的患者，不仅对肝功能无损，且有一定的协同作用。

⑤ 西医和中医治法互相取长补短 在临床中，用中西医结合诊治常见病、多发病、难治病已较普遍。大量事实说明，用中西医结合治疗某些疾病有明显的疗效。

（2）中成药、化学药合用的基本原则　要做到药简力专，取长补短，发挥独特疗效和各自优势。对单味中药或化学药疗效可靠的疾病，一般不应联用，更不应作为中、化学药联用的研究范围。

（3）规避和预防药物配伍禁忌　任何事物均有双重性，中、化学药同服也可能会发生相互作用而引起不良反应，导致严重后果，应利弊权衡，避免盲目同服。

① 中成药益心丹、麝香保心丸、六神丸不宜与化学药普罗帕酮、奎尼丁同服，因可导致心脏骤停。

② 中成药止咳定喘膏、麻杏石甘片、防风通圣丸与化学药复方利血平片、帕吉林不能同服。因前3种中成药均含有麻黄碱，会使动脉收缩，升高血压，影响降压效果。

③ 中成药蛇胆川贝液与吗啡、哌替啶、可待因不能同服。因前者含有苦杏仁苷，与化学药的毒性作用一样，均抑制呼吸，同服易致呼吸衰竭。

④ 中成药虎骨酒、人参酒、舒筋活络酒与苯巴比妥等镇静药不宜同服，因可加强对中枢神经的抑制作用而发生危险。

> ### 知识拓展
>
> #### 最美药师——吴舟
>
> "药无小事，药无老人"，吴舟在多年的工作中，将师傅的教诲牢记在心，并身体力行——药事重于泰山，切不可掉以轻心。
>
> 1999年，吴舟走上中药零售岗位那时起，他便牢记驻店药师的职责，每本工作日志的首页上都写着一句话——"认真认真再认真，细心细心再细心"，以此警示自己勿出差错。在平时工作中，吴舟常会接到一些字迹潦草、难以辨认的处方，对此，他总是慎之又慎，宁肯拒绝也绝不估字猜字，必待确认无误后才交给调剂员调配。为进一步避免差错，他专门收集、整理了一些字迹潦草的中药处方，并登门请教开方医师，以摸清书写规律，提高辨认处方的能力。
>
> 还有两年，吴舟就要退休了，而今的他依然牢记师傅的叮嘱，守护初心——药无小事，药事重于泰山；药无老人，药事学无止境。继续在药香中耕耘自己的工作，并把它送到需要帮助的千家万户，做人民群众喜爱的药师！

活动三　处方分析

选取典型处方，进行处方分析。

例1　Rp：甲氰咪胍 0.2g×100，0.2g，3次/日

硫酸亚铁 0.3g×100，0.6g，3次/日

维生素 C 0.1g×100，0.2g，3次/日

维生素 B_6 10mg×100，20mg，3次/日

处方分析：本处方用于治疗消化性溃疡及缺铁性贫血。硫酸亚铁在酸性环境中吸收较快，配伍维生素 C 可增加硫酸亚铁的吸收。维生素 B_6 可减轻硫酸亚铁的胃肠道反应，而甲氰咪胍是 H_2 受体阻滞剂，可抑制胃酸的分泌，因此，甲氰咪胍与硫酸亚铁同服，可降低硫酸亚铁的疗效。

处理方法：建议将甲氰咪胍换成胶态枸橼酸铋，因胶态枸橼酸铋既不抑制胃酸分泌也不中和胃酸，而是在胃液 pH 条件下，在溃疡的表面形成保护膜，且疗效优于甲氰咪胍。

例 2　Rp：卡托普利 25mg×100，25mg，3 次 / 日

　　　　安体舒通 50mg×60，50mg，3 次 / 日

　　　　双氢氯噻嗪 25mg×60，25mg，3 次 / 日

　　　　地高辛 0.25mg×40，0.25mg，3 次 / 日

处方分析：此处方用于治疗充血性心力衰竭。卡托普利是血管紧张素转换酶抑制剂，有改善心力衰竭患者的心脏功能，又不增加心率和钠水潴留等特点。因此常与地高辛配伍治疗充血性心力衰竭。安体舒通为保钾利尿剂，双氢氯噻嗪为排钾利尿剂，二者配伍可减少不良反应，利尿作用增强，对心力衰竭具有辅助治疗作用。据报道，常规计量（12.5～25mg，3 次 / 日）的卡托普利可使心力衰竭患者的血清地高辛浓度显著升高，甚至达到中毒水平，并可使血清钾升高。安体舒通也可抑制地高辛的清除，降低其排泄，而地高辛的有效治疗浓度较窄（0.5～2.0μg/L）。因此，上述药物联合应用，有引起地高辛中毒危险的可能性，血钾也可能升高。

处理方法：建议去掉安体舒通，并监测地高辛的浓度。

例 3　Rp：速效伤风胶囊 12 粒，2 板，2 粒，3 次 / 日

　　　　土霉素 0.25g，24 片，0.5g，4 次 / 日

处方分析：本处方在基层是治疗上呼吸道感染最常见的。速效伤风胶囊属中西结合药物制剂，内含牛黄、咖啡因、扑尔敏、扑热息痛等中西药物。而土霉素属于四环素类抗生素，它与含有 Ca^{2+}、Mg^{2+}、Al^{3+} 等金属离子的药物并用，可形成难以吸收的配合物。牛黄的主要成分为胆酸、胆红素及钙盐，尚有铜、铁、镁等离子，因此二者配伍影响土霉素的疗效。

处理方法：将土霉素换成阿莫西林或新诺明。

例 4　患者，男，35 岁。临床诊断：① 2 型糖尿病；②高血压。

Rp：消渴丸 6g，po，tid

　　　格列本脲片 2.5mg，po，tid

　　　吡格列酮片 15mg，po，qd

　　　厄贝沙坦胶囊 150mg，po，qd

处方分析：该处方存在的主要问题是由于不了解中药复方制剂的组成而导致重复用药。消渴丸每 10 丸（2.5g）含格列本脲 2.5mg，患者每次服用 6g 消渴丸和 2.5mg 格列本脲，相当于每次服用格列本脲 8.5mg，每天累计总量为 25.5mg。格列本脲每日常用量为 5～10mg，极量不超过 15mg。现患者每日用量为 25.5mg，极易诱发低血糖、癫痫发作、脑血管意外及偏瘫等不良反应，严重时还有致死的危险。《中华人民共和国药典临床用药须知（中药卷）》已明确指出：服用消渴丸时禁止加服磺酰脲类药物。磺酰脲类药物主要的不良反应为低血糖，格列本脲口服吸收好，蛋白结合率高，可达 95%，$t_{1/2}$ 为 10 小时，作用可持续时间为 24 小时，在肝肾功能不全、年老、体弱者，若剂量偏大，则更易引起严重低血糖，甚至死亡。此外，吡格列酮为胰岛素增敏剂，可增加胰岛素受体对胰岛素的敏感性，格列本脲则可促进胰岛素的分泌，两药合用有协同降血糖的效果。因此，大剂量的格列本脲与吡格列酮联用更易导致低血糖的发生。

建议：避免同时应用消渴丸与格列本脲或其他磺酰脲类降糖药物。

例 5　姓名：石××。性别：男。年龄：27 岁。临床诊断：额窦炎。

Rp：尼莫地平 20mg×2 瓶，40mg，tid

　　　天麻素胶囊 50mg×4 盒，50mg，tid

　　　鼻渊胶囊 0.5g×4 盒，1.0g，tid

　　　维生素 B_1 10mg×1 瓶，20mg，tid

处方分析：尼莫地平属于钙通道阻滞剂，适用于蛛网膜下腔出血后的脑血管痉挛和急性脑血管病恢复期，促进血液循环。天麻素可调节大脑皮质兴奋与抑制过程间的平衡失调，具有镇静、安眠和镇痛等中枢抑制作用，可增加脑血流量及缓解脑血管痉挛。鼻渊胶囊具有清热解毒、通鼻窍之功效，用于慢性鼻炎及鼻窦炎。维生素 B_1 用于预防和治疗维生素 B_1 缺乏症的脚气病、神经炎和消化不良等。急性额窦炎是由于链球菌、葡萄球菌、肺炎球菌侵入额窦引起窦内感染的急性炎症，在治疗上应给予抗 G^+ 菌药物。而慢性额窦炎是由于：①急性额窦炎处理或治疗不当，黏膜严重受损，变为慢性炎症；②变态反应性额窦炎，鼻额管黏膜水肿，纤毛输送功能降低，使急性炎症引流受阻；③鼻中隔高位弯曲，中鼻甲肿大，鼻息肉，鼻道窦口复合体引流受阻；④气压性损伤，引起额窦慢性感染与全身因素性疾病，如免疫功能低下、糖尿病、营养不良与维生素缺乏等。慢性额窦炎应以降低黏膜毛细血管通透性药物、抗组胺药物和针对性手术为主要治疗手段，无论是用于治疗急性或慢性额窦炎患者，上述处方用药均不具合理性，仅鼻渊胶囊具有一定的辅助治疗作用。

例 6 姓名：王 ×。性别：女。年龄：24 岁。临床诊断：真菌性阴道炎。

Rp：NS 100ml×6 瓶，ivgtt

　　甲硝唑 100ml×6 瓶，ivgtt

　　环丙沙星 100 ml×6 瓶，ivgtt

处方分析：处方中的甲硝唑属硝基咪唑类抗菌药，可抑制病原体的氧化还原反应，对阿米巴虫、滴虫呈现强大的杀灭作用，它在人体中还原时生成的代谢物，能抑制细菌脱氧核糖核酸的合成过程而干扰细菌的生长繁殖，具有较强的抗厌氧菌作用。环丙沙星属氟喹诺酮类合成抗菌药，通过作用于细菌 DNA 回旋酶 A 亚单位，抑制 DNA 的合成和复制，导致细菌死亡，对 G^+ 菌抗菌活性高，对衣原体、支原体、军团菌作用良好，对结核杆菌有一定作用。处方的临床诊断为真菌性阴道炎，而处方中两种抗菌药均对真菌无抗菌活性。这样的治疗方案既耽误了患者病情，对患者造成一定的药源性损害，增加了患者的经济负担，同时浪费了社会资源，使整个诊疗活动服务质量下降。

例 7 姓名：王 ××。性别：男。年龄：　　。临床诊断：多处软组织损伤。

Rp：中华跌打丸 6g×10 盒，1#tid，po

　　三七片 ×10 瓶，3#tid，po

　　复方酮康唑软膏 7g×10

分析：该处方中前记多处缺项，这样对于病人的基本状况不明了，对用药的合理性判断分析形成一定障碍，更主要的是临床诊断与所开具的药物之间存在矛盾和不当。中华跌打丸的用法用量为口服，一次 1 丸，2 次 / 天，小孩及体虚者减半。药品用法用量应当按照药品说明书规定的常规用法用量使用，特殊情况需要超剂量使用时，应当注明原因并再次签名。该处方医师超剂量用药，如因病情需要，还需在用法处执行特别签名标记。中华跌打丸配方中的乌药、川乌均属毒性中药，说明书中标明 2 次 / 天，如果改为 3 次 / 天，用药时间一旦过长，则容易导致药物蓄积中毒，从而引发药疗事故。酮康唑为浅表抗真菌药物，而临床诊断为软组织损伤，未见真菌感染而使用抗真菌药物，则属于抗菌药物的不合理应用。从总体上来看，该处方用药缺乏合理性。

例 8 姓名：孙 ××。性别：男。年龄：83 岁。临床诊断：胃病。

Rp：阿洛西林 1.0×4 支，续用 /ivgtt

　　芬必得 ×2 盒，1#tid

氨基酸螯合钙 1.0×6 瓶，2g，qd

祛伤消肿酊 20ml×1 瓶，外用

处方分析：芬必得为商品名，其通用名为布洛芬缓释胶囊，规格为 0.3g×20，该处方违反了《处方管理办法》第十七条之规定：芬必得有效成分为布洛芬，对胃有一定刺激性，易诱发胃溃疡，故不宜用于胃痛镇痛。阿洛西林未见对幽门螺杆菌具有良好抗菌作用的报道。

例 9 姓名：杨××。性别：男。年龄：39 岁。临床诊断：外伤。

Rp：NS 500ml×1 瓶

利多卡因 5ml×1 支

处方分析：处方中 NS 与利多卡因均无用法与给药途径。NS 可以用于伤口处理，也可作为输液的稀释剂；利多卡因可用于局部麻醉，也可用于治疗室性心律失常，对开胸手术、洋地黄中毒和急性心肌梗死的室性心律失常有效，在该处方中未体现出是作何种用途，究竟是用于清洁伤口和局部麻醉进行伤口缝合处理，还是静脉用于应急性心律失常的抢救和治疗，这给诊疗活动中的医疗纠纷留下隐患。

例 10 胃炎与尿路感染。

Rp：诺氟沙星胶囊 0.1g×48 片，0.2g/ 次，3 次 / 日

硫糖铝片 0.25×100 片，1g/ 次，3 次 / 日

西咪替丁片 0.2g×100 片，0.4g/ 次，3 次 / 日

处方分析：方中氟喹诺酮类因能与镁、锌、铝、铁、钙等多价阳离子发生反应，降低吸收，影响药效，生物利用度明显降低。而处方中并没有标明诺氟沙星要与硫糖铝分开服用，患者极易混合而服，故应避免联合使用，或服两药的间隔时间至少 2 小时以上。

例 11 脚癣感染。

Rp：琥乙红霉素片 0.125g×24 片，0.25g 次，3 次 / 日

5% 葡萄糖注射液 250ml×3 瓶，250ml/ 次，1 次 / 日

苯唑西林钠 0.5g×9 支，1.5g/ 次，1 次 / 日

处方分析：方中琥乙红霉素属于速效抑菌剂，而苯唑西林钠属于繁殖期杀菌剂，两类药物合用可产生拮抗作用，因前者可迅速阻断细菌细胞的蛋白质合成，使细菌处于静止状态，而导致后者干扰细胞壁合成的作用不能充分发挥，降低其杀菌效能。此类联合使用，既不能使抗生素有效发挥作用，又增加患者的经济负担，故不能联合使用。该处方属药理学配伍禁忌。

例 12 胃溃疡出血。

Rp：庆大霉素注射液 24 万 U

维生素 K_3 24mg

甲氰咪胍注射液 0.2g

氟美松 10mg

5% 葡萄糖注射液 500ml，静脉滴注

处方分析：方中每种药物没有注明用法用量。另外，甲氰咪胍有类似氨基糖苷类抗生素的肌神经阻断作用，而庆大霉素正是氨基糖苷类抗生素，故联合使用可加重引发呼吸抑制，危及患者生命。须避免联合使用，或用雷尼替丁来代替甲氰咪胍。

例 13 肠系膜结核与室上性心动过速。

Rp：异烟肼片 0.1g×12 片，0.1g/ 次，3 次 / 日

苯妥英钠片 0.1g×100 片，0.1g/ 次，3 次 / 日

处方分析：方中异烟肼可抑制肝药酶的活性，阻碍苯妥英钠的代谢而使血药浓度升高，作用增强，故应避免联合使用或适当减少苯妥英钠的剂量。

例14 腹泻。

Rp：盐酸黄连素片 0.1g×20 片，0.3g/次，3 次/日

PPA 0.25g×20 片，0.5g/次，3 次/日

硫酸庆大霉素片 4 万 U×20 片，8 万 U/次，3 次/日

处方分析：方中吡哌酸 PPA 和黄连素抗菌谱相近，可不必三种联用。

例15 腹泻。

Rp：盐酸黄连素片 0.1g×20 片，0.3g/次，3 次/日

PPA 0.25g×20 片，0.25g/次，3 次/日

甲硝唑片 0.2g×20 片，0.2g/次，3 次/日

颠茄合剂 100ml×1 瓶，10ml/次，3 次/日

处方分析：从处方上看，这是一个成人处方，类似例14。一是黄连素和 PPA 不必联用，二是 PPA 用量偏小，成人一次常用量为 0.5g。甲硝唑的抗菌谱除抗滴虫外主要是抗厌氧菌，对胃肠道主要是抗阿米巴原虫、球菌和链球菌，对杆菌无效。在未做粪便培养的情况下，对腹泻患者使用是盲目的。

例16 上呼吸道感染。

Rp：琥乙红霉素片 0.125g×48 片，0.25g/次，3 次/日

乙酰螺旋霉素 0.2g×48 片，0.4g/次，3 次/日

处方分析：该处方属重复联合用药。这两种药均属大环内酯类抗生素，为速效抑菌剂，抗菌谱相似，均用于 G^+ 菌引起的呼吸道感染或软组织感染，两药联用可增加不良反应的发生。

例17 上呼吸道感染。

Rp：注射用青霉素 G 钠 160 万 U×25 支，800 万 U/次，1 次/日

琥乙红霉素片 0.125g×48 片，0.25g/次，3 次/日

二维码5
处方审核

扫一扫

处方分析：该处方用药不合理的原因与例16相同，属药理学配伍禁忌。青霉素为细菌繁殖期杀菌剂，琥乙红霉素为速效抑菌剂，两药联用可产生拮抗作用，是典型的不合理用药。

任务三　处方调配、核查与发药

活动一　处方调配

课堂互动　学生以组为单位（3~4 人为一组）在模拟药房严格按处方调配程序对教师提供的处方进行调配。调配完成后，进行下述活动。

（1）分组讨论，总结处方调配的程序、注意事项、处方调配过程中遇到的问题及解决办法，每组选派 1 位同学进行总结性发言。

（2）在总结讨论结果的基础上，每组选派 1 位同学进行处方调配示范，其他同学认真看，并进行自由点评。

一、四查十对

《处方管理办法》中明确提出，在调剂处方过程中必须做到"四查十对"，四查十对是：查处方，对科别、姓名、年龄；查药品，对药名、剂型、规格、数量；查配伍禁忌，对药品性状、用法用量；查用药合理性，对临床诊断。

药师在审查过程中发现处方中有不利于患者用药处或其他疑问时，应拒绝调配，并联系处方医师进行干预，经医师改正并签字确认后，方可调配。对发生严重药品滥用和用药失误的处方，应当按有关规定报告。

二、处方调配的注意事项

（1）仔细阅读处方，按照药品的顺序逐一调配。

（2）对贵重药品、麻醉药品等分别登记账卡见表2-3。

■ 表2-3 ××医院麻醉药、第一类精神药品登记账卡

日期	枸橼酸芬太尼注射液 2毫升：0.1毫克/支 基数		芬太尼注射液 1毫升：50微克/支 基数		盐酸氯胺酮注射液 2毫升：0.1克/支 基数		盐酸麻黄碱注射液 1毫升：30毫克/支 基数		盐酸吗啡注射液 1毫升：10毫克/支 基数		注射用盐酸瑞芬太尼 1毫克/支 基数		交班人	接班人
	药品数量	处方数量	药品数量	处方数量	药品数量	处方数量	药品数量	处方数量	药品数量	处方数量	药品数量	处方数量		
1														
2														
3														
4														
5														
6														
7														

（3）调配药品时应检查药品的批准文号，并注意药品的有效期，以确保使用安全。

（4）药品调配齐全后，与处方逐一核对药品名称、剂型、规格、数量和用法，准确、规范地书写标签。

（5）对需特殊保存条件的药品应加贴醒目标签，以提示患者注意，如2～10℃冷处保存。

（6）尽量在每种药品上分别贴上用法、用量、储存条件等标签，并正确书写药袋或粘贴标签。特别注意标识以下几点：①药品通用名或商品名、剂型、剂量和数量；②用法用量；③患者姓名；④调剂日期；⑤处方号或其他识别号；⑥药品储存方法和有效期；⑦有关服用注意事项（如餐前、餐后、冷处保存、驾车司机不宜服用、需振荡混合后服用等）；⑧调剂药房的名称、地址和电话。

（7）调配好一张处方的所有药品后再调配下一张处方，以免发生差错。

（8）核对后签名或盖名章。

三、特殊调剂

根据患者个体化用药的需要，药师应在药房中进行特殊剂型或剂量的临时调配，如稀释液体，研碎药片并分包、分装胶囊，制备临时合剂、调配软膏剂等，应在清洁环境中操作，并做记录。

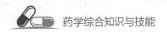

活动二　核查与发药

课堂互动　　学生以组为单位（3～4人为一组）在模拟药房进行核查与发药的演练。发药时要详细交代用法、用量、不良反应和用药注意事项，回答患者（教师或其他组的同学扮演患者）提出的有关问题。

一、核查

处方药品调配完成后由另一药师进行核查。内容包括再次全面认真地审核一遍处方内容，逐个核对处方与调配的药品、规格、剂量、用法、用量是否一致，逐个检查药品的外观质量是否合格（包括形状、色、嗅、味和澄明度），有效期等均应确认无误，检查人员签字。

二、发药

发药是处方调剂工作的最后环节，要使差错不出门，必须把好这一关。

（1）核对患者姓名，最好询问患者所就诊的科室，以确认患者。

（2）逐一核对药品与处方的相符性，检查药品剂型、规格、剂量、数量、包装，并签字。

二维码6　处方调配、核查与发药

扫一扫

（3）发现处方调配有错误时，应将处方和药品退回调配处方者，并及时更正。

（4）发药时向患者交代每种药品的服用方法和特殊注意事项，同一种药品有2盒以上时，需要特别交代。向患者交付处方药品时，应当对患者进行用药指导。

（5）发药时应注意尊重患者隐私。

（6）如患者有咨询问题，应尽量解答，对较复杂的问题可建议到药物咨询窗口。

活动三　新技术在药品调配中的应用

一、单剂量配方系统

又称单元调剂或单剂量配发药品（简称UDDS）。所谓UDDS，就是调剂人员把病人所需服用的各种固体制剂，按一次剂量借助分包机用铝箔或塑料袋热合后单独包装。上面标有药名、剂量等，便于药师、护士及患者自己进行核对，也方便病人服用，防止服错药或重复用药，由于重新包装也提高了制剂的稳定性，保证了药品使用的正确性、安全性和经济性。

二、药品编码

知识拓展

国家药品编码本位码共14位，由药品国别码、药品类别码、药品本体码和校验码依次连接组成，不留空格，其结构如下。

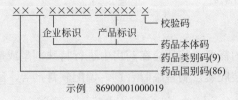

示例　86900001000019

国家药品编码本位码国别码为"86"，代表在我国境内生产、销售的所有药品；国家药品编码本位码类别码为"9"，代表药品；国家药品编码本位码本体码的前5位为药品企业标识，根据《企业法人营业执照》《药品生产许可证》，遵循一照一证的原则，按照流水的方式编制；国家药品编码本位码本体码的后5位为药品产品标识，是指前5位确定的企业所拥有的所有药品产品。药品产品标识根据药品批准文号，依据药品名称、剂型、规格，遵循一物一码的原则，按照流水的方式编制。

国家药品编码适用于药品生产、经营、使用、检验、科研、教学、统计、财务、保险、物价、海关、监督、管理等领域和包括电子政务、电子商务在内的信息化建设与应用中的信息处理和信息交换。药品作为特殊商品，要实现防止伪劣，必须遵循"单品单码"的原则。

活动四　中药调剂的操作技能

课堂互动　学生以组为单位（3～4人为一组）在模拟药房中药柜台严格按处方调配程序对　教师提供的处方进行调配。注意学习戥称的操作方法，准确称量。

一、中药调剂设施

中药的调剂设施主要有饮片斗架、调剂台、计量用具、碎药用具等，另外备有临时特殊加工炮制等工具。每个斗架装药斗数十个，一般按横七竖八或横八竖七排列，每个药斗中又分成2～3个小格；另外，斗架最下层设几个大药斗。依调剂室大小和工作量可设置数个斗架，按一字形或丁字形排列。

药斗内分装饮片的编排方法称为斗谱。斗谱的编排原则通常根据临床用药情况，将饮片分为常用药、一般药、不常用药。将常用药饮片装入靠近操作者的中层药斗中；一般饮片装入靠近常用药的药斗内；不常用药装入远处或上层药斗里。质重的饮片如磁石、自然铜、龙骨等宜装入下层药斗中；质轻体积大的饮片如淡竹叶、通草、灯心草等宜装入最下层的大药斗内。每个药斗内各小格装药编排：通常按饮片的功能编组，如解表药、清热药、活血药等，宜将相仿的药味装入同一药斗或邻近的药斗各格内；也有按入药部位编组，如植物药的根、茎、叶、花、果实、种子；动物药及矿物药等分类装入各药斗里。另外属特殊保管的药物，如毒性药、细料药、易燃易爆药等均应设专柜或铁柜保管。还有鲜药如鲜薄荷、鲜藿香、鲜生地黄、鲜石斛等亦应另加保管，以便于配方。总之，在编排斗谱与装斗时，除依据上述原则外，还应结合本地区的用药习惯，尽量编排出合理的斗谱，以利于调剂操作。

二、中药调剂一般程序

中药调剂的一般程序分审方、计价、调配、复核、包装、发药六个程序。

1.审方

审方系指药房审方人员审查医师为患者开写的处方。合格的处方经审方人签字后即可交计价员计价收费，对于有疑问或不合格的处方，应立即与处方医师联系，问明原因，协商处理，决不能只凭主观臆断或随意处理。审方着重审查以下项目。①患者姓名、年龄、性别、处方日期、医师签字等是否清楚，公费者需查验公费证与号码。②药名书写是否清楚准确，剂量是否超出正常量，对儿童及年老体弱者尤需注意。③毒、麻药品处方是否符合规定，处方中是否有

"十八反""十九畏""妊娠禁忌"等配伍禁忌药存在。④需特殊处理的药物有否"脚注","并开药"（指处方中两三味药物合并开在一起，多半是疗效基本相同，如二冬即指天冬和麦冬，或是常用配伍使用如知柏即指知母和黄柏）是否明确等。⑤处方中药物本调剂室是否备全等。

2.计价

必须准确、迅速，以缩短患者取药时间。

3.调配

调配系指调剂人员根据已由审方人签字，并已交款的医师处方，准确地调配药物的操作。配方时按处方药物顺序逐味称量；需特殊处理的药物如先煎、后下、包煎、另煎等应单独包装，并注明处理方法；若调配中成药处方，则按处方规定的品名、规格、药量调配；调配人员必须精神集中，认真仔细，切勿拿错药品或称错用量；处方应逐张调配，以免混淆；急诊处方应优先调配；保持配方室的工作台、称量器具及用具等整齐清洁等。总之，必须采取积极措施，保证配方质量。调配完毕，自查无误后签名盖章，交核对员核对。

4.复核、包装与发药

为保证患者用药有效安全，防止调配差错与遗漏，对已调配好的药剂在配方自查基础上，再由有经验的中药师，进行一次全面细致核对，重点核对调配的药物和用量与处方是否相符；需特殊处理的药物是否按要求作了特殊处理；配制的药物有无虫蛀和发霉等质量问题；毒性药和有配伍禁忌药及贵重细料药的应用是否得当；调配者有否签字等。经核对无误后复核人员签名盖章，即可装袋发药。包装的药袋上写明患者的全名。中成药还需写明用法与用量。

发药是调剂工作中最后一环，按取药牌发药，发药时要与患者核对姓名、剂数，无误后再向患者耐心地交代煎服法和注意事项，务使患者完全明了，以保证患者用药有效。如：服含人参的药物不宜吃萝卜；服含铁的药物（磁朱丸、脑力清）不宜喝茶、吃柿子；服清热解毒、清热泻火类药物不宜吃辛辣温热的食物；服用驱寒药（附子理中丸）不宜吃寒凉的食物如鳖肉、鸭肉、驴肉、海带、紫菜、苦瓜、绿豆、西瓜等。

三、中药煎药操作常规

（1）煎药人员收到待煎药时应核对处方药味、剂数、数量及质量，查看是否有需要特殊处理的饮片，如发现疑问及时与医师或调剂人员联系，确认无误后方可加水煎煮。

（2）为便于煎出有效成分，在煎煮前先加冷水将饮片浸泡20～30分钟，不宜使用60℃以上的热水浸泡饮片，一般水量以高出药面3～5厘米为宜，第二煎则用水量应当酌减。用于小儿内服的汤剂可适当减少用水量。

（3）群药按一般煎药法煎煮，需特殊煎煮的饮片则按特殊方法处理。在煎煮过程中要经常搅动，并随时观察煎液量，使饮片充分煎煮，若发现煎干或煎煳现象，应另取饮片重新煎煮。

（4）煎煮用火应"先武后文"，解表药多用武火，补虚药多用文火。

（5）煎药时间的长短，常与加水量、火力、药物吸水能力及治疗作用有关。中药煎煮一般分为一煎、二煎。一般药一煎沸后煎20分钟为宜，二煎药沸后煎15分钟为宜；解表药一煎沸后用武火煎15分钟为宜，二煎沸后用武火煎5～10分钟为宜；而滋补药一般沸后煎30分钟，二煎沸后煎20分钟为宜。

（6）每剂药煎好后，应趁热及时滤出煎液，以免因温度降低而影响煎液的滤出及有效成分的含量。滤药时应压榨药渣，使药液尽量滤净。将两次煎液合并混匀后分两次服用。

（7）煎液量：200～300毫升，分2～3次服用。

（8）煎药标准：煎液有原处方中各味中药的特征气味，无烟化，无焦化及其他霉烂异味，残渣无硬心，挤出的残液量不超出残渣总重量的20%。

（9）核对煎药袋内的姓名、取药号、药味、质量及煎煮方法等，复核无误后，即可签字发出。

四、中药材的特殊煎煮方法

有些中药材因性质、成分特殊，煎煮时需要特殊处理，方可产生最佳效果。通常有以下几种。

1.先煎

先煎药一般加水400～500毫升，用武火煮沸15～20分钟后，再加入其他一般药物中，将水加至适量时，继续煎煮。先煎的药物大致有：生石膏、寒水石、磁石、代赭、白石英、紫石英、生龙骨、蛤壳、生石决明、瓦楞子、龟甲、鳖甲、龙齿、鹿角、水牛角等矿物、贝壳、骨、甲、角一类及质地坚硬有效成分不易被煎出的药材。另外，还有乌头、商陆、生南星、生半夏等毒性药材，久煎能缓和毒性。

2.后下

后下药一般以在煎药结束之前5～10分钟放入为宜。后下药大致有薄荷、砂仁、肉豆蔻、沉香、肉桂、广木香等气味芳香，含挥发性成分的药物。另外还有钩藤、大黄、番泻叶、徐长卿等不能久煎的药物也适宜后下。

3.包煎

即把药物装在砂布袋中与其他药物同煎。包煎的药物大致有葶苈子、车前子、蚕沙、旋覆花、滑石粉、六一散、青黛、马勃、生蒲黄等含有黏液质、绒毛和体轻易漂浮的药物。

4.另煎

另煎取汁后倒入药汤中服水。另煎的药材有人参、西洋参、鹿茸、燕窝、银耳等贵重药物。

5.烊化

即将胶类、膏滋类、糖类或无机盐类药物置于其他药煎得的药液（去渣）中加热溶化成液体剂型。烊化的药物有：阿胶、龟甲胶、鹿角胶、枇杷叶膏、芒硝、玄明粉等。

6.兑服

将液体药物兑入其他药物的煎取汁中服用。兑服的药物有：竹沥、姜汁、鲜藕汁等。

7.冲服

对于贵重药物或成分易被破坏的药物宜研粉冲服，如羚羊角粉、犀角粉、水牛角末、珍珠粉、沉香末等。

任务四　处方调配差错的防范与处理

活动一　处方调配差错的防范

> **课堂互动**　学生以组为单位（3～4人为一组）对教师提供的处方进行点评，判断处方差错属于哪种类型。

一、处方差错的表现

处方差错的内容包括：①药品名称出现差错；②药品调剂或剂量差错；③药品与其适应证不符；④剂型或给药途径差错；⑤给药时间差错；⑥疗程差错；⑦药物配伍有禁忌；⑧药品标识差错如贴错瓶签、错写药袋及其他。

二、出现差错的原因

引起处方差错的因素有：①调配处方时精神不集中或业务不熟练；②选择药品错误；③处方辨认不清；④缩写不规范；⑤药品名称相似；⑥药品外观相似；⑦分装；⑧稀释；⑨标签；⑩其他。

三、差错的防范和处理

（1）在调配处方过程中严格遵守有关法律、法规以及医疗单位有关医疗行为的各项规定。

（2）严格执行有关处方调配各项管理及工作制度，熟知工作程序及工作职责。

（3）建立"差错、行为过失或事故"登记（时间、地点、差错或事故内容与性质、原因、后果、处理结果及责任人等），对差错及时处理，严重者及时报告。

（4）建立首问负责制。无论所发生的差错是否与己有关，第一个接到患者询问、投诉的药师必须负责接待患者或其家属，并立即处理或向上级药师报告。根据差错后果的严重程度，分别采取救助措施，如请相关医师帮助救治、到病房或患者家中更换、致歉、随访、取得谅解。若遇到患者自己用药不当、请求帮助，应积极提供救助指导，并提供用药教育。

（5）为减少和预防差错的发生，需遵守下列规则（表 2-4）。

■ 表2-4　处方差错预防规则

项目	操 作 细 则
药品储存	正确摆放药品是一个重要的防范措施。a. 只允许受过训练并经授权的药学人员码放药品。b. 药品的码放应有利于药品调配，可按中、英文的首字母顺序，或药理作用，或剂型分类。c. 相同品种而规格不同的药品分开码放。d. 可加贴醒目的警示标签
调配处方	a. 配方前先读懂处方上所有药品的名称、规格和数量，有疑问时不要凭空猜测，可咨询上级药师或电话联系处方医师。b. 配齐一张处方的药品后再取下一张处方，以免发生混淆。c. 贴服药标签时再次与处方逐一核对。d. 如果核对人发现调配错误，应将药品退回配方人，并提醒配方人注意
发药	a. 确认患者的身份，以确保药品发给相应的患者。b. 对照处方逐一向患者交代每种药的使用方法，可帮助发现并纠正配方及发药差错。c. 对于理解服药标签有困难的患者或老年人，需耐心仔细地说明用法并辅以服药标签

活动二　调配差错的应对原则和报告制度

一、报告制度

所有调配差错必须及时向部门负责人报告，进行登记，明确责任，并由部门负责人向药房主任或药店值班经理报告，及时与患者的家属联系更正错误，并致歉（如发生严重的不良反应或事故，应及时通报医院主管领导并采取相应措施）。部门负责人应调查差错发生的经过、原因、责任人，分析出现差错危害的程度和处理结果。

二、差错处理的步骤

（1）建立本单位的差错处理预案。

（2）当患者或护士反映药品存在调配差错时，必须立即核对相关的处方和药品；如果是发错了药品或发错患者，药师应立即按照本单位的差错预案迅速处理并上报部门负责人。

（3）根据差错后果的严重程度，分别采取救助措施，如请相关的医师帮助救治或治疗，到病房或患者家中更换药品，致歉、随访，取得谅解。

（4）若遇到患者自己用药不当、请求帮助，应积极提供救助指导，并提供用药教育。

三、调配差错的调查

进行彻底的调查并向药房主任或药店经理提交一份"药品调配差错报告"，报告应涵盖以下内容。

（1）差错的事实。

（2）发现差错的经过。

（3）确认差错发生的过程细节。

（4）经调查确认导致差错发生的原因。

（5）事后对患者的安抚与差错处理。

（6）保存处方的复印件。

四、改进措施

（1）对杜绝再次发生类似差错提出建议。

（2）药房主任或药店经理应修订处方调配工作流程，以利于防止或减少类似差错的发生。

（3）药房主任或药店经理应将发生的重大差错向医疗机构、药政管理部门报告，由医疗机构管理部门协同相关科室，共同杜绝重大差错的发生。

（4）填写"药品调配差错报告表"（表2-5）。

■ 表2-5 药品调配差错报告表

差错发生日期：　　年　月　日　发现差错日期：　　年　月　日
差错内容：□药名 □剂量 □剂型 □给药途径 □给药时间 □疗程 □配伍　其他 _____
差错药品是否发给患者：□是 □否　其他 _____
患者是否使用了差错药品：（包括错误的药名、剂量、剂型、给药途径等）□是　□否　其他 _____
差错类别：□A类：客观环境或条件可能引发差错（差错未发生）
□B类：发生差错但未发给患者
□C类：差错发给患者但未造成伤害
□D类：需要监测差错对患者的后果，并根据后果判断是否需要采取措施预防和减少伤害
□E类：差错造成患者暂时性伤害，需要采取预防措施
□F类：差错对患者的伤害可导致或延长患者住院
□G类：差错导致患者永久性伤害
□H类：差错导致患者生命垂危
□I类：差错导致患者死亡
□其他 _____
患者伤害情况：□死亡（直接死因）：　　　死亡时间：　　年　月　日
□抢救（措施）：
□残疾（部位、程度）：
□暂时伤害（部位、程度）：
（恢复过程）：□住院治疗 □门诊随访治疗 □自行恢复 □无明显伤害
引发差错的因素：□选错药 □处方辨认不清 □缩写 □药名相似 □外观相似 □分装 □稀释 □标签 □其他：
发生差错的场所：□门诊药房 □住院药房 □中药房 □南院药房 □科护士站
引起差错的工作人员职位：□初级药师 □中级药师 □副主任药师 □主任药师 □护士 □医师 □其他 _____
其他与差错相关的工作人员：□初级药师 □中级药师 □高级药师 □护士 □医师　其他 _____
发现差错的人员职位：□初级药师 □中级药师 □副主任药师 □主任药师 □护士 □医师 □患者 □其他 _____
差错是如何发现或避免的：
患者年龄：　　　性别：　　□男 □女　　　诊断：
差错相关药品：商品名：　　　　通用名：　　　生产厂家：　　　　剂型：
剂量/浓度：　　　　包装类型：　　　包装容器大小：
是否能够提供药品标签、处方复印件等资料：□是 □否　其他 _____
差错发生的经过：请简述事件经过、后果、相关人员职位、工作环境（如药品条形码、工作人员换班、缺少24小时制药房、药品存放条件等）
对预防类似差错发生的建议：
报告人：　　　联系电话：

学习小结

项　目		内　容　要　点
认知处方	处方的性质	法律性、技术性、经济性
	处方的分类	法定处方、医师处方和协定处方
	处方的格式	前记、正文、后记
	处方的书写	处方书写的要求 处方常见外文的缩写及含义 处方中容易混淆的中文药名
处方审核	形式审核	审核资质 审核内容
	用药适宜性审核	处方用药与病症诊断的相符性 剂量、用法和疗程的正确性 选用剂型与给药途径的合理性 是否有重复用药现象 对规定必须做皮试的药物，处方医师是否注明过敏试验及结果判定 是否有潜在临床意义的药物相互作用和配伍禁忌
	处方分析	合理处方 不合理处方
处方调配、核查与发药	处方调配	四查十对的内容 处方调配注意事项 特殊调剂
	核查与发药	核查的项目 发药注意事项
	新技术在药品调配中的应用	单剂量配方系统 药品编码
	中药调剂的操作技能	熟悉中药调剂设施 中药调剂一般程序 中药煎药操作常规和特殊煎煮方法
处方调配差错的防范与处理	处方调配差错的防范	处方调配差错的内容 处方调配差错出现的原因 处方调配差错的防范与处理
	调配差错的应对原则和报告制度	调配差错的报告制度 调配差错处理的步骤 调配差错的调查 改进措施

课堂练习

一、A型题（单选题）

1. 处方书写要求，药品数量与剂量的书写一律用（　　　）。

A. 英文　　　　　　　　　　B. 中文　　　　　　　　　　C. 拉丁文

D. 阿拉伯数字　　　　　　　E. 罗马数字

2. 一般处方不得超过（　　　）。

A. 3日用量　　　　　　　　B. 4日用量　　　　　　　　C. 5日用量

D. 7日用量　　　　　　　　E. 10日用量。

3.《处方管理办法》中明确要求药学技术人员不仅对处方的前记、正文、后记要逐项检查，同时还要对下述的哪方面进行审查。（　　　）

A. 处方的报销方式　　　　　B. 处方用药的适宜性　　　　C. 处方开具日期。

D. 麻醉药品处方中患者身份证明编码　　　E. 一类精神药品处方中患者身份证明。

4. 普通处方、儿科处方、急诊处方在药房保管的时间为（　　　）。

A. 6 个月　　　　　　B. 1 年　　　　　　　C. 18 个月　　　　　　D. 2 年　　　　　　E. 3 年

5. 仅限于本单位使用的是（　　）。

A. 法定处方　　　　　　　　　B. 医师处方　　　　　　　　　C. 协定处方

D. 电子处方　　　　　　　　　E. 药师处方

二、B型题（配伍选择题）

[1～5]　A. 法定处方　　　B. 处方后记　　　C. 医师处方　　　D. 处方正文　　　E. 处方前记

1.《中国药典》、国家药品监督管理局颁布的处方属（　　）。

2. 医师为患者诊断、治疗和预防用药的处方属（　　）。

3. 患者姓名、性别、年龄，开具日期属（　　）。

4. 药品名称、剂型、规格、数量属（　　）。

5. 医师签名、药品金额及审核属（　　）。

[6～10]　A. Aq.　　　　B. Co.　　　　　C. gtt.　　　　　D. Mist.　　　　E. ung.

6. 滴、滴剂的缩写是（　　）。

7. 合剂的缩写是（　　）。

8. 水、水剂的缩写是（　　）。

9. 软膏剂的缩写是（　　）。

10. 复方的、复合的缩写是（　　）。

[11～15]　A. 磺胺类药＋甲氧苄啶　　　B. 亚胺培南＋西司他丁　　　C. 普萘洛尔＋硝酸甘油

D. 排钾利尿剂＋强心苷　　　E. 肝素钙＋阿司匹林

11. 对细菌叶酸代谢呈双重阻断的是（　　）。

12. 保护药物在肾脏中不受破坏的是（　　）。

13. 既增加抗心绞痛效果，又减少不良反应的是（　　）。

14. 增加敏感化作用的是（　　）。

15. 增加出血危险的是（　　）。

[16～20]　A. 每日二次　　　B. 每日三次　　　C. 每日四次　　　D. 静脉注射　　　E. 静脉滴注

16. 处方中 bid 是指（　　）。

17. 处方中 qid 是指（　　）。

18. 处方中 tid 是指（　　）。

19. 处方中 ivgtt 是指（　　）。

20. 处方中 iv 是指（　　）。

[21～25]　A. 非规范用药　　　　　　B. 过度治疗用药　　　　　　C. 超适应证用药

D. 盲目联合用药　　　　　　E. 非适应证用药

21. 二甲双胍用于非糖尿病患者的减肥属于（　　）。

22. 用药后不认真观察患者的反应属于（　　）。

23. 联合应用毒性较大的药物，药量未酌减，增加了药品不良反应的发生概率属于（　　）。

24. 咳嗽可能由于寒冷刺激、花粉过敏和空气污染等所致，但临床上被给予抗菌药属于（　　）。

25. 无治疗指征盲目补钙，过多钙剂引起的胃肠道不适、便秘、泌尿道结石等反应属于（　　）。

[26～30] A. 白色　　B. 淡红色　　C. 黄色　　D. 绿色　　E. 红色

26. 第一类精神药品处方印刷用纸的颜色为（　　）。

27. 第二类精神药品处方印刷用纸的颜色为（　　）。

28. 儿科处方印刷用纸的颜色为（　　　）。

29. 急诊处方印刷用纸的颜色为（　　　）。

30. 普通处方印刷用纸的颜色为（　　　）。

[31～35]　A. 出现混浊、沉淀、变色和活性降低　　　　B. 不发生任何变化

C. 透明度不改变而效价降低的潜在性变化　　　D. 出现红色沉淀

E. 出现褐色沉淀

31. 青霉素与苯妥英钠药品配伍（　　　）。

32. 青霉素与碳酸氢钠、氢化可的松药品配伍（　　　）。

33. 甘露醇与氯化钠配伍（　　　）。

34. 青霉素与辅酶A配伍（　　　）。

35. 甘露醇与头孢匹林配伍（　　　）。

三、X型题（多选题）

1. 审核处方的内容包括以下哪些方面。（　　　）

A. 处方开具时间　　　　　　　　B. 处方类型　　　　　　　　C. 有效性

D. 医师签字的规范性　　　　　　E. 处方的报销方式

2. 用药适宜性的审核内容包括以下哪几项。（　　　）

A. 药物剂量、用法

B. 剂型与给药途径

C. 是否有重复用药现象

D. 药物相互作用和配伍禁忌

E. 处方用药与临床诊断的相符性

3. 重量常用到的计量单位是（　　　）。

A. kg　　　　　　　B. g　　　　　　　　C. mg　　　　　　　D. ng　　　　　　E. μg

4. 下面对药物的剂型与疗效的关系，描述正确的是（　　　）。

A. 同一药物，剂型不同，药物的作用不同

B. 同一药物，剂型不同，其副作用、毒性不同

C. 同一药物，剂型不同，其作用的快慢、强度、持续时间不同

D. 同一药物，同一剂型，表现不同

E. 同一药物，剂型不同，应用的效果不同

5. 关于处方下列叙述正确的是（　　　）。

A. 处方是执业医师或执业助理医师为患者诊断、预防或治疗疾病而开具的用药指令

B. 处方是药学技术人员调配药品的依据

C. 处方的性质主要表现在法律性、技术性和经济性

D. 处方按其性质分为法定处方、医师处方和协定处方

E. 处方是处方开具者与处方调配者之间的书面依据

6. 下面对化学药与中成药联合应用的优势叙述正确的是（　　　）。

A. 减少剂量，缩短疗程　　　　　　　　B. 降低药品的毒副作用和不良反应

C. 西医和中医治法互相取长补短　　　　D. 减少禁忌证，扩大适应证范围

E. 协同作用增强疗效

7. 中成药、化学药合用的基本原则是（　　　）。

A. 取长补短   B. 药简力专   C. 发挥各自优势

D. 相互无作用   E. 发挥独特疗效

■ 实训指导 处方的审核与调配 ■

一、实训任务

1. 能熟练审核处方的形式及内容，识别不合格处方并正确处理。

2. 能根据正确处方准确、快速调配药品，核查发药。

3. 能按照处方要求指导患者用药。

二、实训学时数

4 学时。

三、实训指导

1. 处方调配的基本操作流程

收方（药师签字）→划价→调配（药师签字）→复核（药师签字）→发药（药师签字）

2. 处方审核

（1）处方的形式审核

①认真逐项检查处方前记、正文和后记书写是否清晰、完整；

②确认处方的合法性。

（2）处方的用药适宜性审核

① 判断处方用药与临床诊断是否相符；

② 判断药品的剂量、用法是否正确；

③ 判断药品剂型与给药途径是否合理；

④ 判断是否有重复给药现象；

⑤ 审查规定必须做皮试的药物，处方医师是否已注明过敏试验及结果判断；

⑥ 审查处方中的药物是否存在临床意义上的配伍禁忌。

3. 处方调配

根据处方逐一调配药品，检查药品批准文号及有效期。

4. 复核

调配完成后，由另一名药师进行复核，要求再次全面认真地审核处方内容，需逐个核对处方与调配的药品及其规格、剂量、用法、用量是否一致，逐个检查药品外观质量、有效期等均正确无误后，检查人员签字。

四、实训准备

学生分组，每组 2～3 张西药处方、相关药品、调剂用具等。

五、操作步骤

1. 收方审核

仔细阅读处方，先审查处方的格式，再对处方正文进行分析，找出不合格处方并进行记录。

2. 处方调配

对合格处方进行调配。

3.复核与发药

按照处方进行复核，将调配好的药品准确无误地发放给患者。

4.用药指导

能根据处方对患者进行用药指导。

六、实训思考

1. 处方审核主要包括哪些内容？

2. 处方分析

患者，男，18 岁，主诉：头痛，伴发作性意识丧失、四肢抽搐 20 天；查体：浅昏迷、双侧 babinski 征（+）；辅助检查 CSF：蛋白增高；脑电图：全导联广泛慢波；病程：予抗病毒、抗癫痫治疗。两天后右手大拇指出现红肿，外科会诊为甲沟炎，予左氧氟沙星治疗，静滴 20 分钟后，出现抽搐发作；临床诊断：病毒性脑炎，继发性癫痫，甲沟炎。

Rp：阿昔洛韦 0.25g+0.9%NaCl 100ml，q8h，ivgtt

鲁米那 0.1g，bid，im

氟比洛芬酯 50mg+0.9%NaCl 100ml，qd，ivgtt

左氧氟沙星 0.3g，qd，ivgtt

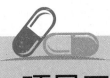

项目三

常见病症的用药指导

◎ 了解常见病症的临床表现与分型；
◎ 熟悉常见病症的治疗原则；
◎ 掌握常见病症的药物治疗方法和非药物治疗方法；
◎ 掌握常用药物的特点和使用注意事项。

◎ 能对常见病症进行准确判断，能帮助患者选药并提供用药指导和预防治疗的合理建议；
◎ 能对慢性疾病的治疗和康复给予用药指导，保证患者的用药安全。

任务一　常见症状的用药指导

活动一　发热的用药指导

课堂互动　　请同学们查阅资料，走访市场，调查目前临床上常用的解热药物有哪些？并绘制表格列出各种药物的通用名、商品名、剂型、成分、适应证、用药注意事项、厂家及售价。

一、发热及发热的原因

1.发热

发热（fever，俗称发烧）是指人体体温升高，超过正常范围。当直肠温度超过37.6℃、口腔温度超过37.3℃、腋下温度超过37.0℃，昼夜体温波动超过1℃时即为发热，超过39℃时即为高热。

体温由人体体温中枢调控，在生命活动中，人体不断地进行氧化代谢，不断地产热；同时体热也通过散热途径（皮肤、血管、汗腺）散发到外界环境中，人体的产热和散热平衡使体温保持相对的恒定。正常人的体温为37℃左右，但各个部位的温度不尽相同，其中内脏温度最高，头部次之，皮肤和四肢末端的温度最低。如直肠温度平均为37.5℃，口腔温度比直肠低0.3~0.5℃，而腋窝下的温度又比口腔低0.3~0.5℃。体温在一日内也会发生一定的波动，如一般在清晨2~6时体温最低，7~9时逐渐上升，下午4~7时最高，继而下降，昼夜温差不会超过1℃。体温在性别、年龄上也略有不同，如女性略高于男性，新生儿略高于儿童，青年人略高于老年人，老年人由于代谢率低而体温相对较低。此外，体温还受到活动、气候、精神、进食等因素的影响，女性还会受到生理周期的影响。

2.发病机制

发热本身不是疾病，而是一种症状。其实，它是人体对致病因子的一种全身性防御反应，也是很多疾病常见症状之一，其机制为感染源、细菌内毒素与其他外源性致热原进入人体后，与粒细胞、单核细胞等相互作用产生内源性致热原，后者作用于下丘脑前部前列腺素合成酶（环氧化酶），促进合成和释放大量的前列腺素，引起人体发热。

引起发热的原因很多，最常见的是感染（如细菌、结核分枝杆菌、病毒和寄生虫感染；或感冒、肺炎、伤寒、麻疹、蜂窝织炎等疾病），也可以是非感染（如组织损伤、炎症、过敏、血液病、结缔组织病、肿瘤、器官移植排斥反应以及其他疾病）。有时女性在经期或排卵期也会发热；另外，服用药物也可能引起发热，一般称为"药物热"。

发热时人体免疫功能明显增强，这有利于清除病原体和促进疾病的痊愈。而且发热也是疾病的一个标志，因此，体温不太高时不必用退热药。但如体温超过 38.5℃时，建议及时使用退热药。否则温度过高，如体温超过 40℃（小儿超过 39℃）则可能引起惊厥、昏迷，甚至严重后遗症。

二、分类及临床表现

课堂互动 ▶ 发热时为什么常伴有痛感？

1.分类

发热主要分为感染性发热和非感染性发热。

2.临床表现

发热的主要表现是体温升高、脉搏加快，常伴有疼痛感。突发热常为 0.5～1 天，持续热为 3～6 天。

（1）伴有头痛、关节痛、咽喉痛、畏寒、乏力、鼻塞或咳嗽，可能伴有感冒。

（2）血常规检查白细胞计数高于正常值，可能有细菌感染；白细胞计数低于正常值，可能有病毒感染。

（3）儿童伴有咳嗽、流涕、眼结膜充血、麻疹黏膜斑及全身斑丘疹，可能是麻疹。儿童或青少年伴有耳垂为中心的腮腺肿大，多为流行性腮腺炎。

（4）发热可有间歇期，表现有间歇发作的寒战、高热，继之大汗，可能是化脓性感染或疟疾。

（5）持续高热，如 24 小时内持续在 39～40℃，居高不下，伴随寒战、胸痛、咳嗽、吐铁锈色痰，可能为肺炎。

（6）起病缓慢，持续发热（稽留热），无寒战、脉缓、玫瑰疹、肝脾肿大，可能为伤寒；如为长期找不出原因的低热，一般为功能性发热，应认真治疗。

三、治疗

1.治疗原则

（1）对一般发热不急于解热。

（2）下列情况应及时解热

① 体温过高（如 40℃以上）使患者明显不适、头痛、意识障碍和惊厥者。

② 恶性肿瘤患者（持续发热加重病体消耗）。

③ 心肌梗死或心肌劳损者（发热加重心肌负荷）。

（3）选用适宜的解热措施

① 针对发热病因传染病的根本治疗方法是消除传染源和传染灶。

② 针对发热机制及现有解热药的药理作用采取措施以达到解热的目的。

③ 针刺解热疗法有一定效果，机制未明。

（4）加强对高热或持久发热病人的护理

① 注意水盐代谢，补足水分，预防脱水。

② 保证充足易消化的营养食物，包括维生素。

③ 监护心血管功能，对心肌劳损者，在退热期或用解热药致大量排汗时，要防止休克的发生。

2.治疗药物

基本上为对症治疗，即服用药物将体温降至正常。

（1）非处方药 《国家非处方药目录》中收录的解热镇痛药的活性成分有对乙酰氨基酚、阿司匹林、布洛芬、贝诺酯等。

① 对乙酰氨基酚（扑热息痛）解热作用强，镇痛作用较弱，但作用缓和而持久，对胃肠道刺激小，正常剂量下对肝脏无损害，较为安全有效，可作为退热药的首选，尤其适宜老年人和儿童服用。成人一次 0.3～0.6 克，每隔 4 小时 1 次，或一日 4 次，一日量不宜超过 2 克；儿童一次 10～15 毫克 / 千克或一日 1.5 毫克 / 平方米，分 4～6 次服用。

> **课堂互动** 请同学们分组调查目前临床常用的含有对乙酰氨基酚的复方制剂有哪些？除了对乙酰氨基酚外，这些复方制剂还含有哪些其他成分？这些成分各起什么作用？

② 阿司匹林服后吸收迅速而完全，解热镇痛作用较强，能降低发热者的体温，对正常体温则几乎无影响。成人一次 0.3～0.6 克，一日 3 次，必要时每 4 小时 1 次；儿童按体表面积 1.5 克 / 平方米，分 4～6 次服用或 5～10 毫克 / 千克；婴幼儿发热可选用阿苯片（每片含阿司匹林 100 毫克、苯巴比妥 10 毫克），3 岁以下儿童一次 1～2 片，3 岁以上儿童酌增剂量。

知识拓展

阿司匹林为历史悠久的解热镇痛药。1999 年 3 月 6 日是阿司匹林正式诞生 100 周年的日子。早在 1853 年 Gerhardt 就用水杨酸与乙酸酐合成了乙酰水杨酸，却未引起人们的重视；1898 年德国化学家 Hoffmann 又进行了乙酰水杨酸的合成，并用其为他父亲治疗风湿性关节炎，疗效很好；1899 年德国拜耳（Bayer）公司的 Dreser 将其介绍到临床。我国于 1958 年开始生产阿司匹林。阿司匹林从使用至今已有 100 多年的历史，成为医药史上三大经典药物之一。随着科学的发展，近些年来还发现它有许多新的药效药理作用：①防治老年中风和老年痴呆；②增强机体免疫力；③抗衰老作用。

此外，阿司匹林还有些其他作用，如能抑制前列腺素的副作用等。

③ 布洛芬具有解热镇痛抗炎作用，其镇痛作用较强，比阿司匹林强 16～32 倍；抗炎作用较弱，退热作用与阿司匹林相似但较持久。其胃肠道的不良反应较轻，易于耐受，为此类药物中对胃肠刺激性最低的。成人一次 0.2～0.4 克，一日 3～4 次；儿童一次 5～10 毫克 / 千克，一日 3 次。

课堂互动 请同学们走访市场调查目前市售解热镇痛药中哪些含有布洛芬？

④ 贝诺酯为对乙酰氨基酚与阿司匹林的酯化物。对胃肠道的刺激性小于阿司匹林。疗效与阿司匹林相似，作用时间较阿司匹林及对乙酰氨基酚长。口服一次 0.5～1.0 克，一日 3～4 次，老年人用药一日不超过 2.5 克。

（2）处方药　5 岁以下儿童高热时应紧急退热，可用 20% 安乃近溶液滴鼻，婴儿每侧鼻孔 1～2 滴，2 岁以上儿童每侧鼻孔 2～3 滴。

四、用药注意事项

（1）解热镇痛药用于退热纯属对症治疗，用药后改变了体温，可能掩盖病情，影响疾病的诊断，应当予以重视。

（2）为避免药物对胃肠道的刺激，多数解热镇痛药（肠溶制剂除外）宜在餐后服药，不宜空腹服药。特别值得注意的是老年人、肝肾功能不全者、血小板减少症患者，以及有出血倾向、上消化道出血或穿孔病史者应慎用或禁用。对有特异体质者，使用后可能发生皮疹、血管性水肿、哮喘等反应，应当慎用。患有胃、十二指肠溃疡者应慎用或禁用。鼻息肉患者禁用阿司匹林。

（3）发热是人体的一种保护性反应，在应用解热镇痛药时，应严格掌握用量，避免滥用，老年人应适当减量，并注意两次用药间隔一定的时间（4～6 小时）。

（4）阿司匹林不可与血管紧张素转换酶抑制剂、血管紧张素 II 受体阻滞剂、抗糖尿病药、抗酸药、抗癫痫药、抗抑郁药、抗痛风药、非甾体抗炎药、利尿药等合用。

（5）阿司匹林、对乙酰氨基酚可通过胎盘屏障，故应考虑到孕妇用本品后可能对胎儿造成的不良影响。布洛芬用于晚期妊娠可使孕期延长，孕妇及哺乳期妇女不宜用。

（6）患者对解热药或其中成分之一有过敏史时，不宜再使用其他同类解热镇痛药，因为此类药物中大多数彼此之间有交叉过敏反应。对乙酰氨基酚虽对阿司匹林过敏者一般不发生过敏反应，少数人改服对乙酰氨基酚后发生轻度支气管痉挛反应。

（7）镇痛药用于解热一般不超过 3 日，如症状未缓解应及时向医师咨询，不得长期服用。如发热持续 3 日不退，或伴随有寒战、胸痛、咳嗽；儿童发热在 39℃ 以上，并且神志不清；伴有严重疼痛、频繁呕吐；长期反复发热或有不明原因的发热时，应去医院就诊。

（8）不宜同时应用两种以上的解热镇痛药，以免引起肝、肾、胃肠道的损伤。

（9）使用解热镇痛药时，不宜饮酒或饮用含有酒精的饮料。

（10）发热时应注意控制饮食，多喝水、果汁，补充能量、蛋白质和电解质；对高热者当用冰袋和凉毛巾冷敷，或用 50% 的酒精擦拭四肢、胸背、头颈部以帮助退热。发热期间应多休息，在夏季要注意调节室温，保持充分的睡眠。

五、案例分析

1.病例描述

媛媛已经发热 3 天了，每天都发热到 39℃。她体温超过 38.5℃ 时，父母给她用了泰诺或美林等退热药。吃药后退热效果挺好，可是吃完药后几个小时，媛媛体温还会回升。父母还给媛媛采用多喝水、温水浴等辅助治疗方法。现在媛媛除了发热，有点流鼻涕，无其他明显症状，也没用其他药物。可是，父母仍然很担心：高热这么长时间，会不会把孩子烧坏了？

2.案例分析及用药

发热是人体遇到病菌侵袭后，对抗病菌的一种保护机制，对人体是非常有利的，从这个意义上讲，这不是一种可怕的征兆。媛媛除了发热，无其他明显症状，使用泰诺或美林等退热药后，另外要通过医生帮助寻找病因，采用针对病因的得当方法，才能使孩子很快恢复健康。

活动二　头痛的用药指导

课堂互动　蔡某，男，31 岁，电脑程序工程师，工作压力大，长期于电脑前工作，初时感觉头部和颈部有酸痛感，后时间一长，头痛愈发严重。

请同学们讨论，患者应如何检查与用药？

一、概述

1. 头痛的概念

头痛是生活中最常见的症状，通常是指局限于头颅上半部，包括眉弓、耳轮上缘和枕外隆突连线以上部位的疼痛，是人体在受到伤害性刺激后发出的一种保护性反应，同时也是很多疾病的前驱症状。

2. 发病机制

引起头痛的病因很多，如感染性发热、脑膜炎、鼻窦炎或副鼻窦炎、感冒；同时头痛亦是某些严重疾病的信号，如高血压、基底动脉供血不足、动脉硬化、脑外伤、脑卒中；此外，近视、散光、屈光不正、青光眼或其他原因引起的眼压升高也常会导致头痛。

（1）血管因素　各种原因引起的颅内外血管的收缩、扩张以及血管受牵引或伸展（颅内占位性病变对血管的牵引、挤压）。

（2）脑膜受刺激或牵拉。

（3）具有痛觉的脑神经（5、9、10 三对脑神经）和颈神经被刺激、挤压或牵拉。

（4）头、颈部肌肉的收缩。

（5）五官和颈椎病变引起。

（6）生化因素及内分泌紊乱。

（7）神经功能紊乱。

知识拓展

头痛可能是哪些疾病的信号？

（1）剧烈的头痛和精神症状可能是内脏出血。

（2）早晨头痛，且由头痛或打喷嚏引起，可能是脑肿瘤。

（3）头痛、头晕、呕吐或口角麻木、失语可能是脑卒中（即中风）、脑肿瘤的前兆。

（4）一眼突然失明，伴头痛、头晕提示在颈动脉发生病变或有损害。

（5）头痛，伴颈僵直、恶心、发热和全身痛，显示可能有脑膜炎。

（6）头痛，伴有恶心且一侧瞳孔改变显示可能有动脉瘤。

需要提示的是：以上所列只是一些可能的情况，仅是提醒患者尽早注意，及时就诊，以免延误病情。但也切不可因此疑神疑鬼，徒增烦恼。

二、分类及临床表现

1. 分类

按国际头痛学会的分类，其功能性头痛分类如下：偏头痛、紧张性头痛、从急性头痛和慢性阵发性半边头痛、非器质性病变的头痛、头颅外伤引起的头痛、血管疾病性头痛、血管性颅内疾病引起的头痛、其他物品的应用和机械引起的头痛、非颅脑感染引起的头痛、代谢性疾病引起的头痛，颅、颈、眼、耳、鼻、副鼻窦、牙齿、口腔、颜面或头颅其他结构疾患引起的头痛或面部痛、颅神经痛、神经干痛、传入性头痛及颈源性头痛等。

2.临床表现

（1）发病情况 急性起病并有发热者常为感染性疾病所致。急剧的头痛，持续不减，并有不同程度的意识障碍而无发热者，提示颅内血管性疾病（如蛛网膜下腔出血）。长期的反复发作头痛或搏动性头痛，多为血管性头痛（如偏头痛）或神经官能症。慢性进行性头痛并有颅内压增高的症状（如呕吐、脉缓、视神经乳头水肿）应注意颅内占位性病变。青壮年慢性头痛，但无颅内压增高，常因焦急、情绪紧张而发生，多为肌收缩性头痛（或称肌紧张性头痛）。

（2）头痛部位 了解头痛部位是单侧、双侧、前额或枕部、局部或弥散、颅内或颅外对病因的诊断有重要价值。如偏头痛及丛集性头痛多在一侧。颅内病变的头痛常为深在性且较弥散，颅内深部病变的头痛部位不一定与病变部位相一致，但疼痛多向病灶同侧放射。高血压引起的头痛多在额部或整个头部。全身性或颅内感染性疾病的头痛，多为全头部痛。蛛网膜下腔出血或脑脊髓膜炎除头痛外尚有颈痛。眼源性头痛为浅在性且局限于眼眶、前额或颞部。鼻源性或牙源性也多为浅表性疼痛。

（3）头痛的程度与性质 头痛的程度一般分轻、中、重三种，但与病情的轻重并无平行关系。三叉神经痛、偏头痛及脑膜刺激的疼痛最为剧烈。脑肿瘤的痛多为中度或轻度。有时神经功能性头痛也颇剧烈。高血压性、血管性及发热性疾病的头痛，往往带搏动性。神经痛多呈电击样痛或刺痛。肌肉收缩性头痛多为重压感、紧箍感或钳夹样感。

（4）头痛出现的时间与持续时间 某些头痛可发生在特定时间，如颅内占位性病变往往清晨加剧，鼻窦炎头痛也常发生于清晨或上午，丛集性头痛常在晚间发生，女性偏头痛常与月经期有关。脑肿瘤的头痛多为持续性，可有长短不等的缓解期。

（5）减轻头痛的因素 咳嗽、打喷嚏、摇头、俯身可使颅内高压性头痛、血管性头痛、颅内感染性头痛及脑肿瘤性头痛加剧。丛集性头痛在直立时可缓解。颈肌急性炎症所致的头痛可因颈部运动而加剧；慢性或职业性的颈肌痉挛所致的头痛，可因活动按摩颈肌而逐渐缓解。

三、治疗

1.治疗原则

头痛的治疗根据不同的头痛类型而异。由一些病因明确的疾病引起的头痛，应先控制病情，以缓解疼痛。

（1）积极处理和治疗原发病。

（2）适当使用止痛剂如索米痛、米格来宁等。

（3）对焦虑烦躁者可酌情加用安定剂或镇静剂，对有抑郁表现者加用抗抑郁剂。

（4）针对发病机制进行治疗，如高颅压者给予脱水利尿剂，低颅压者静推低渗液；扩张性头痛者给予麦角制剂；松弛收缩的肌肉给予按摩、热疗、痛点普鲁卡因封闭等；表浅神经痛可采用封闭治疗、更换脑脊液等。

2.治疗药物

头痛主要是对症治疗。《国家非处方药目录》收载的药物活性成分有对乙酰氨基酚、布洛芬、阿司匹林等。

（1）非处方药　可首选对乙酰氨基酚，成人一次 0.3～0.6 克，每 4 小时 1 次，或一日 4 次；儿童按体重 10～15 毫克 / 千克或体表面积一日 1.5 克 / 平方米，分次服，每 4～6 小时 1 次，或头痛发作时服，成人一日用量不宜超过 2.0 克。布洛芬镇痛作用较强，口服成人一次 0.2～0.4 克，每 4～6 小时一次，一日最大剂量 2.4 克，儿童一次 5～10 毫克 / 千克。也可使用阿司匹林，成人一次 0.3～0.6 克，一日 3 次或疼痛时服；儿童按体表面积 1.5 克 / 平方米，分 4～6 次口服，或按体重一次 5～10 毫克 / 千克。对紧张性头痛，长期精神紧张者，推荐合并应用谷维素、维生素 B_1。

> **知识拓展**
>
> 阿司匹林可减少炎症部位具有痛觉增敏作用的物质——前列腺素的合成，故有明显的镇痛作用。常用制剂有拜阿司匹林片、散利痛、去痛片、解热镇痛片（APC）等。

（2）处方药

① 长期精神比较紧张者，推荐应用地西泮（安定）片。

② 有反复性偏头痛的患者，推荐应用抗偏头痛药，如麦角胺咖啡因片、罗通定片、天麻素、苯噻啶、舒马曲坦、佐米曲坦。

③ 三叉神经痛患者，可首选服用卡马西平，如无效可继服苯妥英钠或氯硝西平等药物。应当在医生的指导下使用，必要时进行 TDM（治疗药物监测）。单药治疗无效者两药合用可能有效。

四、用药注意事项

（1）人体内如缺乏维生素 B_1 可引起头痛。游离的维生素 B_1，对血管性或精神紧张性头痛均有一定的缓解作用，口服一次 10～20 毫克，一日 3 次。

（2）阿司匹林、对乙酰氨基酚、布洛芬对钝痛如牙痛、头痛、神经痛、肌肉痛、关节痛及痛经等有较好的镇痛效果，而对创伤性剧痛和内脏平滑肌痉挛引起的绞痛几乎无效。但由于仅对疼痛的症状有缓解作用，不能解除疼痛的致病原因，也不能防止疾病的发展和预防并发症的发生，故不宜长期服用。

（3）引起头痛的原因很多，首先要明确诱发原因，治疗原发疾病，轻易不宜先用镇痛药，以免延误病情。

（4）解热镇痛药用于头痛一般不超过 5 日，如症状未缓解，或伴有发热、嗜睡、复视、血压或眼压升高、手脚冰凉、神志不清时应去医院诊治。

（5）为避免药物对胃肠道的刺激，宜在餐后服，或与食物同服，不宜空腹服，同时不宜饮酒或饮用含有酒精的饮料，对老年人宜适当减量。

（6）为缓解和预防头痛，宜保证充足的睡眠，多喝水，多吃水果，补充蛋白质和电解质；戒除烟酒，忌食巧克力或辛辣食品，保持乐观情绪，劳逸结合，注意休息，如长期伏案工作，宜常锻炼身体，放松颈部的肌肉。

（7）布洛芬对胃肠道的刺激小，不良反应的总发生率甚低，在各种非甾体抗炎药中属耐受性最好的一种。有心功能不全史的患者应慎用，肾功能不全者应慎用，并作严密监护。

学习小结

项　目	内　容　要　点	项　目	内　容　要　点
发热	发热的原因及发病机制 发热的分类及临床表现 发热的治疗原则及常用治疗药物 用药注意事项及健康提示	头痛	头痛的原因及发病机制 头痛的分类及临床表现 头痛的治疗原则及常用治疗药物 用药注意事项

课堂练习

一、A型题（单选题）

1. 可作为首选退热药，尤其适合老年人和儿童服用的药品是（　　）。

A. 安乃近　　　　　　　　　B. 布洛芬　　　　　　　　　C. 酮洛酸

D. 阿司匹林　　　　　　　　E. 对乙酰氨基酚

2. 特异体质者应当慎用解热镇痛药，其机制是用药后可能发生（　　）。

A. 出血　　　　　　　　　　B. 虚脱　　　　　　　　　　C. 惊厥

D. 过敏反应　　　　　　　　E. 电解质平衡失调

3. 有心功能不全史的患者应当慎用布洛芬解热镇痛，其机制是用药后可能发生（　　）。

A. 过敏反应　　　　　　　　B. 重度肝损伤　　　　　　　C. 急性肾衰竭

D. 尿潴留和水肿　　　　　　E. 电解质平衡失调

4. 以下所列药物中，推荐用于治疗反复性偏头痛的处方药是（　　）。

A. 谷维素　　　　　　　　　B. 地西泮　　　　　　　　　C. 维生素 B_1

D. 阿司匹林　　　　　　　　E. 麦角胺咖啡因片

5. 以下所列药物中，推荐用于治疗三叉神经痛者的首选药物是（　　）。

A. 苯噻啶　　　　　　　　　B. 地西泮　　　　　　　　　C. 卡马西平

D. 舒马曲坦　　　　　　　　E. 麦角胺咖啡因片

二、B型题（配伍选择题）

[1~3]（治疗发热药物的作用机制）

A. 布洛芬　　　　　　　　　B. 贝诺酯　　　　　　　　　C. 阿司匹林

D. 吲哚美辛　　　　　　　　E. 对乙酰氨基酚

1. 解热且具有抑制血小板凝集作用，可能增加出血危险的是（　　）。

2. 对胃肠刺激较小，体内分解为两种解热镇痛药，作用时间长的是（　　）。

3. 具有解热镇痛抗炎作用，镇痛作用较强，对胃肠道刺激性小的是（　　）。

[4~6]　A. 布洛芬　　　　　　　B. 阿司匹林　　　　　　　C. 吲哚美辛

　　　　D. 对乙酰氨基酚　　　E. 20% 安乃近溶液

4. 可用于儿童紧急退热的是（　　）。

5. 一般作为退热首选药，尤其适于老年人和儿童的是（　　）。

6. 引起外周血管扩张、皮肤出汗而增强散热作用的是（　　）。

[7~10]（头痛的原因）

A. 一些疾病的前驱症状　　　B. 很多严重疾病的信号　　　C. 其他疾病的伴随症状

D. 眼睛疾患引起眼压增高所致　　E. 血管收缩与舒张功能发生障碍

7. 青光眼是（　　　）。

8. 鼻窦炎是（　　　）。

9. 脑卒中是（　　　）。

10. 急性感染性发热是（　　　）。

[11～14]（镇痛药物的应用）

A. 可待因　　B. 地西泮片　　C. 苯妥英钠　　D. 对乙酰氨基酚　　E. 麦角胺咖啡因片

11. 严重痛经者可选用（　　　）。

12. 反复性偏头痛者可选用（　　　）。

13. 严重三叉神经痛者可选用（　　　）。

14. 长期精神紧张、紧张性头痛者可选用（　　　）。

三、X型题（多选题）

1. 发热时以下措施正确的是（　　　）。

A. 多饮水　　　　　　　　　　　B. 及时补充电解质和蛋白质

C. 应马上使用解热药物退热　　　D. 高热者当用冰袋和凉毛巾冷敷

E. 在使用解热药物的同时使用抗生素

2. 以下哪种情况需要及时解热。（　　　）

A. 体温过高（超过40℃）使患者产生明显不适、意识障碍和惊厥者

B. 一般发热患者　　　　　　　　C. 恶性肿瘤患者

D. 心肌梗死患者　　　　　　　　E. 心肌劳损患者

任务二　呼吸系统病症的用药指导

活动一　感冒与流感的用药指导

课堂互动　　患者，男，32岁，建筑工人，主诉鼻塞很严重，流清水样鼻涕，恶寒，不发热，喉咙干、痒，但不痛，无咳嗽症状。患者曾在两天前冲凉水澡。次日清晨开始打喷嚏，鼻塞，流鼻涕，咽痒。

假设你是药店药师，请为患者制定用药方案，提出预防治疗的合理建议。

一、概述

感冒和流感在一年四季均可发生，尤以冬、春季较为多见。儿童、老年人、营养不良者、体质虚弱者、妊娠期妇女、疲劳和生活规律紊乱者均为易感人群。根据病原体、传播途径和症状的不同分为上呼吸道感染（上感）和流行性感冒（流感）。

1. 感冒（common cold）（上感）

俗称伤风或急性鼻卡他，由多种病原体（鼻病毒、腺病毒、柯萨奇病毒、冠状病毒、副流感病毒）感染而致，常易合并细菌感染。感冒的传播途径有两种：①直接接触传染；②由感冒者的呼吸道分泌物（鼻黏液、打喷嚏或咳嗽产生的气溶胶）而传染。

2.流感（influenza）

流行性感冒简称流感，常由 A 型、B 型、C 型（或称甲型、乙型、丙型）及变异型流感病毒引起。流感的病源主要是流感患者或隐性感染者，主要通过飞沫传播或由患者打喷嚏、咳嗽、说话时所喷出的飞沫感染，传染性强，传播迅速，极易造成大流行，往往在短时间内使很多人患病，但有时亦可见散发病例。流感潜伏期长者为 4 天，短者仅几小时，一般为 1～2 天。并发症比较多（如肺炎、心肌炎、心肌梗死、哮喘、中耳炎），儿童、老年人和体弱患者易并发肺炎。

二、分类及临床表现

1.感冒

感冒可分为鼻感冒、夏感冒、胃肠型感冒。感冒发病较急，初起时常有卡他症状（非感染的局部症状），后期会出现全身症状。严重时可继发细菌感染，但普通感冒不会造成大的流行，亦少见并发症。其临床表现如下。

（1）全身可有畏寒、疲乏、无力、全身不适，有时有轻度发热或不发热、头痛、四肢痛、背部酸痛、食欲缺乏、腹胀、便秘等；小儿则可能伴有高热、呕吐、腹泻等症状。

（2）病毒进入鼻黏膜细胞，释放出引起发炎的物质，使鼻腔及鼻黏膜充血、流鼻涕、水肿，同时嗅觉减退。

（3）打喷嚏，是鼻中的神经末梢受到黏膜肿胀的刺激而出现的一种反射。

（4）咽部可有轻中度充血、咽喉肿痛、咽干燥感、声音嘶哑和咳嗽等症状。

（5）如血常规检测白细胞计数仍正常或偏低。当并发细菌性感染时，则血白细胞会增多。

2.流感

流感发病急骤，病程短，有接触史，局部和全身症状表现较重，常有发热，体温有时高达 39～40℃。一般持续 2～3 天后渐退。其分型如下。

（1）单纯型　全身酸痛、周身不适、食欲缺乏、乏力、高热、头痛、胃寒等；上呼吸道症状可能有流涕、鼻塞、喷嚏、咽痛、干咳、胸背后痛和声音嘶哑等，典型病程约 1 周。

二维码7　流感病毒的分型

（2）肺炎型　在流行期间多见于小儿及老年体弱者，临床可见持续高热、呼吸困难、咳嗽、发绀及咯血等。肺部可听到湿性啰音。X 射线摄片显示两肺可有散在絮状阴影。

（3）胃肠型　除全身症状外，尚有恶心、呕吐、腹痛、腹泻等胃肠道症状，典型病程 2～4 日，可迅速康复。

（4）神经型　高热不退、头痛、谵妄以致昏迷。儿童可见抽搐及脑膜刺激症状。

三、治疗

（一）治疗原则

感冒有自限性，症状轻者发病期间注意休息，多喝水，注意保暖，提高机体免疫力，多数可自愈。感冒没有特效药，治疗感冒主要是对症治疗，但是重症者要对因治疗，如为病毒感染可使用抗病毒药物治疗，如为细菌感染以抗菌药物治疗。感冒药要结合感冒的症状、进程和感冒药的组成进行选择。

二维码8　感冒的用药指导

（二）治疗药物

常用复方抗感冒药及成分见表 3-1。

■ 表3-1　常用复方抗感冒药及成分表

药品名称	解热镇痛药	收缩血管药	中枢镇咳药	抗组胺药	抗病毒药	其他
泰诺	对乙酰氨基酚	伪麻黄碱	右美沙芬	氯苯那敏		
达诺（日片）	对乙酰氨基酚	伪麻黄碱	右美沙芬			
达诺（夜片）	对乙酰氨基酚	伪麻黄碱		苯海拉明		
泰克胶囊	对乙酰氨基酚				金刚烷胺	
白加黑（日片）	对乙酰氨基酚	伪麻黄碱	右美沙芬			
白加黑（夜片）	对乙酰氨基酚	伪麻黄碱	右美沙芬	苯海拉明		
快克胶囊	对乙酰氨基酚		咖啡因	氯苯那敏	金刚烷胺	人工牛黄
康必得	对乙酰氨基酚		二氧丙嗪		板蓝根	葡萄糖酸锌
感立克片	对乙酰氨基酚		咖啡因		金刚烷胺	人工牛黄
新康泰克		伪麻黄碱		氯苯那敏		
感康片	对乙酰氨基酚		咖啡因		金刚烷胺	人工牛黄
速效伤风胶囊	对乙酰氨基酚		咖啡因	氯苯那敏		人工牛黄
感冒通片	双氯芬酸钠			氯苯那敏		人工牛黄
爱菲乐	布洛芬	伪麻黄碱				
可立克	对乙酰氨基酚		咖啡因	氯苯那敏	金刚烷胺	人工牛黄
感冒清胶囊	对乙酰氨基酚			氯苯那敏		吗啉胍、大青叶
雷蒙欣	对乙酰氨基酚	伪麻黄碱	右美沙芬	氯苯那敏		
海王银得菲	对乙酰氨基酚	伪麻黄碱		氯苯那敏		
诺和片	布洛芬	伪麻黄碱				
特灵（日片）	对乙酰氨基酚	苯福林	那可丁			
特灵（夜片）	对乙酰氨基酚		那可丁	氯苯那敏		
克感敏颗粒	氨基比林、非那酊		咖啡因	氯苯那敏		

1.非处方药

（1）感冒早期　一般为起病的1～2天，大多有程度不同的过敏症状，症状有打喷嚏、鼻塞、鼻流清涕、咽痒、鼻咽部不适、身冷、轻度恶寒或恶风。此期治疗原则重点是抗过敏，故应服用含有抗过敏药物的感冒药为主，如新康泰克（扑尔伪麻片）。卡他症状如鼻腔黏膜血管充血、喷嚏、流泪、流涕、咽痛、声音嘶哑等，可选服含盐酸伪麻黄碱或氯苯那敏的制剂，如美扑伪麻、双扑伪麻、氨酚曲麻等。

（2）发作期　起病后2～4天为发作期，症见发热、恶寒、体温升高；咽痛、头痛，全身关节和肌肉酸痛；轻度咳嗽、咳出白痰。此时过敏症状已有减轻，若继续服用抗过敏类药，效果欠佳。故应根据此期症状对症治疗，对于发热、恶寒、体温升高及咽痛、头痛、全身关节或肌肉酸痛可选用对乙酰氨基酚、阿司匹林、布洛芬等解热镇痛药；对于轻度咳嗽，可选用含有右美沙芬等止咳成分的药物，如伪麻美莎芬、酚麻美敏、美息伪麻等。

（3）感染期　若发作症状不能控制则易发生上呼吸道炎症如咽炎、喉炎、扁桃体炎及支气管炎等呼吸系统疾病。此期除对症治疗外，还应使用抗生素或抗病毒药物治疗。另外，若除感冒症状外，还有恶心、呕吐、食欲缺乏、轻度腹泻者，属胃肠型感冒，可加藿香正气水（或丸、胶囊）。若感冒迁延月余不愈，仍有喷嚏、流涕、鼻塞者，属鼻炎型感冒（已确诊的各型鼻炎不属此例），宜加服治鼻炎的药物，如鼻炎康、鼻舒适片等。若症状不典型或诸症悉具者，应做系统检查，以防他变。流行性感冒一般症状重，并发感染多，严重的可造成死亡。治疗流行性感冒则以清热解毒、抗病毒、抗感染为主。

（4）为对抗病毒，抑制病毒合成核酸和蛋白质，并抑制病毒从细胞中释放，可选服有金刚烷胺的制剂，如复方氨酚烷胺胶囊、复方氨酚烷胺咖敏胶囊。

（5）为缓解鼻塞，局部选用 1% 麻黄碱、萘甲唑啉滴鼻剂、羟甲唑啉滴鼻剂等。使鼻黏膜血管收缩，减少鼻黏膜出血，改善鼻腔通气性。

> **知识拓展**
>
> ### 患流感后是否要服用抗生素？
>
> 引起普通感冒和流感的病原体主要是病毒，患了流感之后，一般不需要服用抗生素，因为：①多数抗生素没有杀灭病毒的作用；②滥用抗生素会出现不良反应以及细菌的耐药性。患流感后，只要加强护理，适当休息，多喝开水，给予易消化的饮食，很快即可恢复健康。但是，如果感冒后继发细菌感染，此时应服用抗生素以杀灭或抑制细菌生长，起到抗感染的作用。

2. 处方药

（1）金刚烷胺或金刚乙胺抑制亚洲 A 型流感病毒活性，抑制病毒核酸脱壳，影响细胞和溶酶体膜，干扰病毒的早期复制，使病毒增殖受到抑制。对无合并症的流感病毒 A 感染早期，成人均一次口服 100 毫克，一日 2 次，连续 3～5 日；儿童一日 3 毫克 / 千克或 5 毫克 / 千克，分 2 次服用。

二维码9 流感的用药指导

扫一扫

（2）病毒神经氨酸酶抑制剂是一类具有全新作用机制的抗流感药。扎那米韦可选择性地抑制流感病毒表面的神经氨酸苷酶，抑制 A、B 型流感病毒的复制。适用于流感症状出现不及 2 天的急性感染或无并发症的流感。用法为口腔吸入给药，一次 10 毫克，分两次吸入，一次 5 毫克，一日 2 次，连续 5 天；也可选用奥司他韦（达菲），该药对 A、B 型流感病毒的神经有抑制作用，使病毒颗粒不能从细胞中释放和聚集。可口服给药，成人每次 75 毫克，儿童每次 2 毫克 / 千克体重，每日 2 次，连续 5 日。但神经氨酸酶抑制剂宜及早用药，在流感症状初始 48 小时内使用较为有效。

四、用药注意事项

（1）首先要明确抗生素对导致感冒和流感的病毒均无作用。但感冒时，病毒在咽喉部繁殖引起咽炎，咽喉部细胞失去抵抗力，细菌会乘机繁殖，并发机会性细菌感染（如化脓性扁桃体炎、咽炎、支气管炎和肺炎），出现高热不退、呼吸急促、咳嗽、咳痰、白细胞增高等症状。此时，往往要服用抗生素（如氨苄西林、头孢氨苄、红霉素、阿奇霉素）。但联合应用抗生素的指征应严格控制，凭执业医师处方或在医师指导下应用。

> **知识拓展**
>
> ### 抗生素的合理应用
>
> 抗生素是微生物的次级代谢产物或合成的类似物，在体外能抑制微生物的生长或存活，对宿主不会产生严重的毒副作用。但是人们对抗生素的滥用，导致了"超级细菌"的出现。2009 年 WHO 开始呼吁各国谨慎使用抗生素，以防止产生耐药性更强的细菌。我国自 2011 年起相继出台了众多"限抗"政策及措施。作为人民健康卫士的药学专业的学生，应该认真学习专业知识，指导人们合理用药，阻止细菌耐药的流行趋势，为人们的健康保驾护航。

（2）对服用含有抗过敏药制剂者，不宜从事驾车、高空作业或操作精密仪器等工作；含有鼻黏膜血管收缩药（盐酸伪麻黄碱）的制剂，对伴有心脏病、高血压病、甲状腺功能亢进、肺气肿、青光眼、前列腺增生者需慎用；含有右美沙芬的制剂对妊娠初期及哺乳期妇女禁用；服用含有解热镇痛药制剂时应禁酒，同时注意对老年人及有肝肾功能不全、血小板减少症、有出血倾向、上消化道出血和（或）穿孔病史者，应慎用或禁用。

（3）感冒具有自限性，病程在1周左右，无严重症状者可不用或少用药。让患者好好休息，多喝白开水，适当补充维生素，避免过度劳累和受凉，注意室内通风，勤晒被褥即可。

（4）感冒药连续服用不得超过7日，服用剂量不能超过推荐的剂量，在连续服用1周后症状仍未缓解或消失，应去医院向医师咨询。

知识拓展

哪些手段可预防流感的传播？

（1）药物预防　可用贯众、板蓝根、金银花各9～15克，水煎服。或用红枣3～5枚，生姜1～2片，煎汤调红糖少许，隔日服一次。或取葱白2～3茎，香豆豉5～10克，生姜1～2片，水煎取汤服用。

（2）食醋熏蒸　食醋3～5毫升/平方米，加水1倍，倒入容器内加热熏蒸。关闭门窗，人在室内停留30～60分钟。

（3）良好的生活习惯　戒烟戒酒，烟酒可降低抗感染能力。

（4）对患者进行隔离　接触者应戴口罩，注意口腔卫生，经常洗手。

（5）提高免疫能力　如补充维生素C，每日0.3～1克，或补充多种维生素或微量元素，有助于缓解感冒症状。干扰素可提高细胞抵御感染的能力，通过鼻腔喷雾或吸入，可预防感冒病毒尤其是鼻病毒的感染。

五、案例分析

1.病例描述

患者，女，36岁，公务员，主诉头痛、发热、咽痛、流黄鼻涕、咳黄痰。患者发病前两天天气突然转冷，但未及时添加衣服，后感到浑身发冷，出现发热、流清鼻涕、鼻塞症状，自己服用了感冒药，但是这两天症状越发严重。

2.病例分析及用药

患者主诉头痛、发热、流黄涕、咳黄痰，应该是普通感冒未控制住合并了细菌感染。针对发热症状可选用解热镇痛药，如对乙酰氨基酚片或阿司匹林片等；针对病因可使用抗病毒口服液和抗生素类药物如青霉素V等。

实训指导　情境模拟之感冒的用药指导

一、实训任务

1. 学生通过模拟情境对话，能通过患者病情及特征进行正确判断。
2. 能运用所学理论知识，对感冒案例进行合理的问病给药。
3. 能对患者进行正确的用药指导及合理的饮食治疗指导。

二、实训学时数

2学时。

三、实训指导

1. 普通感冒与流行性感冒的区别

（1）流行性感冒（简称流感） 是由流感病毒引起的急性呼吸道传染病。病原体为甲、乙、丙 3 种类型流行性感冒病毒，主要通过空气飞沫传播。流感病毒尤其是甲型病毒极易变异，因此每年发生的流感的病毒株，或病毒血清型往往是不同的，一般 3 年一个流行高峰，发病人数多，全身症状严重，影响健康和劳动能力。

流感的最主要特点是流行，可引起区域性、全国性，甚至世界性的大流行，因此流行是临床医师诊断流感的主要根据。

（2）普通感冒（简称感冒，俗称"伤风"） 是急性上呼吸道病毒感染中最常见的病种，虽多发于初冬，但任何季节，如春天、夏天也可发生，不同季节的感冒的致病病毒并非完全一样。其主要病原体有鼻病毒，其次为副流感病毒、腺病毒、埃及病毒、柯萨奇病毒以及呼吸道合胞病毒，常易合并细菌感染。

普通感冒大多为散发性，不引起流行，但冠状病毒感染可引起某些流行。感冒多呈自限性，一般经 5～7 天痊愈。

2. 荐药前需向患者了解的问题

（1）患者年龄、性别？何时开始不舒服的？

正常问讯，了解患者的基本情况，特别注意老年人、儿童、孕妇及哺乳期妇女的用药特殊性。

（2）主要症状有哪些？

如果感冒引起了发热、咳嗽、流涕等，需推荐含有解热镇痛成分、止咳成分、抗组胺药物成分的复方制剂。

（3）患者职业？

注意病人的职业，因为某些感冒止咳祛痰复方制剂中有抗组胺药，有嗜睡副作用，驾驶车船、操纵机器或高空作业者慎用。

（4）是否还患有其他的疾病，如慢性支气管炎、肺气肿、哮喘、高血压、肾功能疾病等？

因为很多同时患有其他疾病的患者需要禁用或者慎用某些复方镇咳药里的成分。

（5）是否有药物过敏史？

不同患者会有不同的情况，如对某种药物过敏（如阿司匹林、阿莫西林等），则改用其他药物。

3. 推荐药品时的注意事项

（1）避免重复用药 感冒药很多都是复方制剂，药师应该清楚其中所含成分的作用功效、用法用量，避免重复用药。

（2）注意建议病人及时就医 感冒药连续服用不得超过 7 日，服用剂量不能超过推荐剂量，若连续服用一周仍未缓解，建议就医。

四、实训准备

1. 模拟药房（内有柜台、药架及多媒体设备）。

2. 每组设计情景。

五、操作步骤

1. 学生分组，分别设计不同情景。

2. 教师通过多媒体，介绍感冒的基础知识，并播放患者到药店购药的视频，指导学生进行模拟训练。

3. 每组推选代表，模拟不同角色（患者和药师）登台进行表演。

六、实训思考

1. 如何区分普通感冒和流行性感冒？

2. 使用感冒药的误区有哪些？

3. 收集汇总常用复方感冒药，分析其中各成分的临床功效。

活动二　咳嗽的用药指导

课堂互动　请同学们调查目前临床上常用的治疗咳嗽的药物有哪些？绘制表格列出各种药物的商品名称、剂型、主要成分、适应证、用药注意事项、厂家及售价。

一、概述

咳嗽在冬、春季多见，是人体的一种保护性呼吸反射动作，同时也是呼吸系统疾病（如感冒、流感、肺炎、肺结核、支气管炎、哮喘、鼻窦炎等）所伴发的症状。通过咳嗽反射能有效清除呼吸道内的分泌物或进入气道的异物，以保持呼吸道的清洁和通畅，因此可以说咳嗽也是一种有益的动作，有时亦见于健康人。但咳嗽也有不利的一面，剧烈咳嗽可导致呼吸道出血，如长期、频繁、剧烈咳嗽可影响工作、休息，加大体能消耗，甚至引起喉痛、嘶哑和呼吸肌痛，则属病理现象，此时应适当应用镇咳药，以缓解咳嗽。

咳嗽的形成和反复发病，常是许多复杂因素综合作用的结果。

（1）吸入物　吸入物分为特异性和非特异性两种。前者如尘螨、花粉、真菌、动物毛屑等；非特异性吸入物如硫酸、二氧化硫等。职业性咳嗽的特异性吸入物如甲苯二异氰酸酯、邻苯二甲酸酐、乙二胺、青霉素、蛋白酶、淀粉酶、蚕丝、动物皮屑或排泄物等，此外，非特异性的尚有甲醛、甲酸等。

（2）感染　咳嗽的形成和发作与反复呼吸道感染有关。在咳嗽患者中，可存在有细菌、病毒、支原体等的特异性IgE，如果吸入相应的抗原则可激发咳嗽。在病毒感染后，可直接损害呼吸道上皮，致使呼吸道反应性增高。有学者认为病毒感染所产生的干扰素、IL-1使嗜碱性粒细胞释放的组胺增多。在乳儿期，呼吸道病毒（尤其是呼吸道合胞病毒）感染后，表现咳嗽症状者也甚多。由于寄生虫如蛔虫、钩虫引起的咳嗽，在农村仍可见到。

（3）食物　由于饮食关系而引起咳嗽发作的现象在咳嗽病人中常可见到，尤其是婴幼儿容易对食物过敏，但随年龄的增长而逐渐减少。引起过敏最常见的食物是鱼类、虾、蟹、蛋类、牛奶等。

（4）气候改变　当气温、湿度、气压和（或）空气中离子等改变时可诱发咳嗽，故在寒冷季节或秋冬气候转变时较多发病。

（5）精神因素　病人情绪激动、紧张不安、怨怒等，都会促使咳嗽发作，一般认为它是通过大脑皮层和迷走神经反射或过度换气所致。

（6）运动　有70%～80%的咳嗽患者在剧烈运动后诱发咳嗽，称为运动诱发性咳嗽，或称运动性咳嗽。临床表现有咳嗽、胸闷、气急、喘鸣，听诊可闻及哮鸣音。有些病人运动后虽无典型的哮喘表现，但运动前后的肺功能测定能发现有支气管痉挛。

（7）咳嗽与药物　有些药物可引起咳嗽发作，如普萘洛尔（心得安）等因阻断 β_2-肾上腺素能受体而引起咳嗽。

二、临床表现与分类

（1）感冒所伴随咳嗽　多为轻咳或干咳，有时可见有少量的薄白痰；流感后咳嗽多为干咳或有少量的薄白痰，并伴有背痛、发热、头痛、咽喉痛。

（2）百日咳　多发生于儿童，为阵发性剧烈痉挛性咳嗽，当痉挛性咳嗽终止时伴有鸡鸣样吸气吼声，病程长达 2～3 个月。

（3）支气管病变所伴随咳嗽　支气管哮喘发作前常有鼻塞、流涕、喷嚏、咳嗽、胸闷等先兆，继之反复性喘息、胸闷、连续性咳嗽、呼气性困难、哮喘并有哮鸣音，继而咳痰，痰液多为白色、黄色或淡黄色；支气管扩张常有慢性咳嗽，有大量脓痰及反复咯血。

（4）肺结核　各型结核可出现低热或高热、消瘦、轻咳、胸痛、盗汗、心率加快、食欲差等症状，少数人有呼吸音减弱，偶可闻及干性或湿性啰音，有黄绿色痰液。

（5）肺炎所伴随咳嗽　起病突然，伴随有高热、寒战、胸痛、吐铁锈色痰。

三、治疗

1.治疗原则

咳嗽是由各种病毒、细菌及其他微生物感染引起的呼吸道感染，整个呼吸道都可遭受各种外来因素侵袭而发生病理变化，这些外来因素，并不单纯是病毒、细菌，还可以是各种微生物，也可以是各种理化因素、环境因素等，或者是由于病毒、细菌和各种因素导致呼吸道黏膜发生的病变，不能随着病毒、细菌和各种微生物的消亡而改善，导致呼吸道黏膜自身功能的损伤，就形成了经久不愈的咳嗽。因此，即使使用很高级的抗生素也难以治疗，必须改善呼吸道黏膜本身的功能，才能根治咳嗽。在治疗咳嗽时，不要长期服用抗生素，要找出病因，在治疗原发病的基础上，选择恰当的止咳祛痰药，注意护理。

2.治疗药物

由于咳嗽的病因或性质不同，表现也不尽相同，应根据症状或咳嗽的分型来选药。

（1）非处方药

① 咳嗽症状　以刺激性干咳或阵咳症状为主者宜选苯丙哌林（咳快好），或枸橼酸喷托维林（咳必清）。

② 咳嗽的频率或程度　剧咳者宜首选苯丙哌林，其为非麻醉性强效镇咳药，奏效迅速；次选右美沙芬；咳嗽较弱者选用喷托维林，其对咳嗽中枢有直接抑制作用，大剂量可使痉挛的支气管松弛，降低呼吸道阻力。

③ 咳嗽发作时间　对白天咳嗽者宜选用苯丙哌林；夜间咳嗽宜选用右美沙芬，其镇咳作用显著，服后 10～30 分钟起效，有效作用时间为 5～6 小时。

④ 感冒所伴随的咳嗽　常选用右美沙芬复方制剂，制剂有美息伪麻、酚麻美敏、美酚伪麻、双酚伪麻、伪麻美沙芬等；对痰量多的咳嗽宜同服祛痰药，如溴己新（必嗽平）或乙酰半胱氨酸（痰易净）。

（2）处方药

① 对频繁、剧烈无痰干咳及刺激性咳嗽，可考虑应用可待因，其能直接抑制延脑的咳嗽中枢，镇咳作用强大而迅速，其强度约为吗啡的 1/4，尤其适用于胸膜炎伴胸痛的咳嗽患者。

② 对呼吸道有大量痰液并阻塞呼吸道，引起气急、窒息者，可及时应用司坦类黏液调节剂，如羧甲司坦或祛痰剂如氨溴索，以降低痰液黏度，使痰液易于排出。

③ 应用镇咳药的同时，宜注意控制感染，对合并气管炎、支气管炎、肺炎和支气管哮喘者，凭医师处方或遵医嘱服用抗菌药物（抗生素、磺胺药、氟喹诺酮类），消除炎症；或采取对抗过敏原（抗组胺药、肾上腺皮质激素）的治疗措施，才能使镇咳药收到良好的效果。

四、用药注意事项

（1）对干性咳嗽可单用镇咳药；对痰液较多的咳嗽应以祛痰为主，不宜单纯使用镇咳药，应与祛痰剂合用，以利于痰液排出和加强镇咳效果。

（2）对痰液特别多的湿性咳嗽如肺脓疡，应慎重给药，以免痰液排出受阻而滞留于呼吸道内或加重感染。

（3）对持续 1 周以上的咳嗽，并伴有发热、皮疹、哮喘及肺气肿症状的持续性咳嗽，应及时去医院就诊。镇咳药连续口服 1 周，症状未缓解或消失应向医师咨询。

（4）对支气管哮喘时的咳嗽，宜适当合用平喘药，可缓解支气管痉挛，并辅助止咳和祛痰。

（5）约有 20% 的咳嗽是由用药（血管紧张素转化酶抑制剂、利尿剂、抗凝血药、抗肿瘤药等）所引起的，此时应用镇咳药无效，应及时更换或停药。

知识拓展

我们习惯上吃药时用水送服，但对镇咳药这种做法却不太适宜。

有些末梢性镇咳药，对气管的黏膜壁有保护作用，服用后可覆盖在黏膜表面，形成一种药物薄膜，保护黏膜不受物理性刺激（如冷空气、炎症），以降低咳嗽的频率。如复方甘草合剂（片）、甘草流浸膏、咳嗽糖浆、川贝清肺糖浆、秋梨润肺膏等，服后宜在黏膜壁保留下来，服用时应尽量让其在咽喉部多停留一会儿，也可于晚间含服，若服用后立刻用水冲服，使药被稀释或被水冲掉，失去应有的保护作用，效果也会因此而减弱。

（6）除用药外还应注意休息，注意保暖，戒除饮酒，忌吸烟，忌食有刺激性或辛辣食物。

（7）注意药物的不良反应。如右美沙芬可引起嗜睡，对驾车、高空作业或操作机器者宜谨慎，对妊娠期妇女、严重高血压者、有精神病史者禁用。苯丙哌林对口腔黏膜有麻醉作用，会产生麻木感觉，须整片吞服，不可嚼碎。喷托维林对青光眼、肺部瘀血的咳嗽患者、心功能不全者、妊娠及哺乳期妇女均应慎用；有报道其可造成儿童呼吸抑制，故 5 岁以下儿童不宜应用。

五、案例分析

1.病例描述

患者，女，4 岁，因发热咳嗽一周入院。既往无重大疾病及肝炎、结核等传染病史。入院查体：神志清，精神不振，呼吸平稳，咽部充血，颈椎无抵抗。T：38.6℃。P：116 次/分钟。R：24 次/分钟。BP：100/60 毫米汞柱。双肺呼吸音粗，未闻及干湿啰音；心率116 次/分钟，律齐，心音有力，各瓣膜听诊区未闻及病理性杂音。血常规示：WBC 13.40×10^9/L，NEUT% 82.2%。胸片示右下肺大片状阴影。入院后完善相关检查：CAT 1：256，MP-Ab（＋）。

2.病例分析及用药

该患者为幼儿，女，入院诊断为右肺肺炎，依获病环境，分属于社区获得性肺炎（CAP）。

CAP 的常见病原体为肺炎链球菌、流感嗜血杆菌、卡他莫拉菌、肺炎克雷伯菌或（和）不典型病原体等。由于我国肺炎链球菌对大环内酯类抗菌药物耐药率高，故不单独使用此药物。对耐药的肺炎链球菌宜选用第二、第三代头孢菌素联合大环内酯类。该患者 CAT 1：256、MP-Ab（+），因此考虑为支原体合并其他细菌感染的肺炎，选用红霉素和头孢曲松钠。另患者发热咳嗽，故需同时应用硫酸沙丁胺醇、氨溴索及氨茶碱片。因为 4 岁幼儿，应注意用药量。

活动三　结核病的用药指导

一、概述

1.结核病

结核病俗称"痨病"，是由结核分枝杆菌侵入体内所致的初发或继发性感染，为一种慢性和缓发的传染病。结核杆菌可能侵入人体全身各种器官而引起病变。其中，80% 发生在肺部，即为肺结核（俗称肺痨），最为常见；其他部位（颈部淋巴、脑膜、肠道、皮肤、骨骼）也可继发感染。

自有人类以来就有结核病，在历史上，它曾经在全世界广泛流行，夺去数亿人的生命，被称为"白色瘟疫"。之后随着医学的进步，结核病已基本得到控制，但近年来，由于耐多种药物结核菌株的出现以及免疫缺陷病毒（HIV）感染并发症的传播，结核病情卷土重来，使结核病发病率急剧上升，成为威胁人类健康的头号传染病。

结核以肺部受累形成肺结核最为常见。人体感染结核病菌后不一定发病，当抵抗力降低或细胞介导的变态反应增高时，才可能引发疾病。其病理特征为渗出、干酪样坏死及其他增殖性组织反应，可形成空洞。除少数起病急剧外，临床上多呈慢性过程。表现为低热、消瘦、乏力等全身症状与咳嗽、咯血等症状。若能及时就诊，合理治疗，大多可获临床痊愈。

2.结核病的感染途径

（1）呼吸道感染是结核的主要感染途径，飞沫感染为最常见的方式。

（2）感染的次要途径是经过消化道进入体内。少量、毒力弱的结核菌多能被人体免疫防御机制所杀灭。当受到大量毒力强的结核菌侵袭而机体免疫力不足时，感染后才能发病。

（3）其他感染途径如经皮肤、泌尿生殖系统等，均较少见。

知识拓展

1882 年 3 月 24 日 koch 首次发现结核分枝杆菌（*Mycobacterium tuberculosis*，简称结核杆菌），为人类治疗结核病带来了希望。结核菌为需氧菌，镜检呈细长、微弯杆菌，两端钝圆，常呈分枝状排列。它生长周期缓慢，分裂繁殖周期为 14～22 小时，不易被抗结核药杀灭而成为日后复发之根源。结核杆菌分为人型、牛型、马型和鼠型四型，其中引起人类结核病的主要是人型结核菌。结核杆菌对外界抵抗能力较强，在阴湿处能生存 5 个月以上，但在阳光下曝晒 2 小时、紫外线照射 10～20 分钟、5%～12% 甲酚皂溶液接触 2～12 小时、70% 乙醇接触 2 分钟或煮沸 1 分钟即可被杀死。

二、分类及临床表现

1.分类

结核病分为五类：原发性肺结核、血行播散型肺结核、浸润型肺结核、慢性纤维空洞型肺结核、结核性胸膜炎。

2.临床表现

肺结核早期或轻度肺结核，可无任何症状或症状轻微而被忽视，若病变处于活动进展阶段时，可出现以下症状。

（1）全身症状　表现为午后低热、乏力、食欲减退、消瘦、盗汗等。若肺部病灶进展播散，常呈不规则高热。妇女可有月经失调或闭经。

（2）呼吸系统症状　通常为干咳或有少量黏液痰，继发感染时，痰呈黏液脓性。约 1/3 患者有不同程度的咯血，痰中带血多，因炎性病灶的毛细血管扩张所致；中等量以上咯血，则与小血管损伤或来自空洞的血管破裂有关；大咯血时可发生失血性休克；偶因血块阻塞大气道引起窒息。此时患者极度烦躁、情绪紧张、挣扎坐起、胸闷气促、发绀，应立即进行抢救。病灶炎症累及壁层及胸膜时，相应胸壁有刺痛，一般多不剧烈，随呼吸及咳嗽而加重。慢性重症肺结核时，呼吸功能减退，常出现渐进性呼吸困难，甚至缺氧发绀。若并发气胸或大量胸腔积液，则呼吸困难症状尤为严重。

> **知识拓展**
>
> ### 结核病诊断工具新突破
>
> 结核病是由结核分枝杆菌引起的以呼吸道传播为主的慢性传染病，通常以肺结核为主。该病患病率高、感染率高、死亡率高、耐药率高，造成的社会危害严重地威胁着人类的健康。全球约有 1/4 人口感染结核杆菌，其中 5%～10% 会在其一生中发展为活动性结核病，世界卫生组织强调筛查结核分枝杆菌潜伏感染是全球"终止结核病"策略的重要举措。
>
> 经过近十年的攻关，2020 年 5 月 10 日，智飞生物自主研发的国家 1 类新药重组结核杆菌融合蛋白（宜卡）正式上市，这是近百年来全球第一款用于结核病诊断、结核杆菌感染诊断的生物制品。宜卡的上市填补了国内结核杆菌感染和结核病诊断的空白。这意味着，在我国科学家的不懈努力下，我国乃至全球结核病诊断技术迎来了重大突破。

三、治疗

1.治疗原则

结核病的治疗以抗结核药物为主，应依据结核病的病理学分型、病情等选择适宜的抗结核药物。抗结核药物的应用原则如下。

（1）早期用药　一旦确诊应立即用药，此时结核杆菌生长旺盛，对药物敏感，同时患者抵抗力强，病灶部位供血丰富，药物易于渗入，达到高浓度，可获良好疗效。

（2）联合用药　根据疾病严重程度、以往用药情况以及结核杆菌对药物的敏感性，选择两种以上药物联合应用，可提高疗效、降低毒性、延缓耐药性，并可交叉消灭耐药菌株，使不致成为优势菌造成治疗失败或复发。

（3）全程规律使用敏感药物　结核病是一种极易复发的慢性传染病，不规则治疗、随意改变药量或过早停药会使已被抑制的细菌再度繁殖和产生耐药菌，这是导致治疗失败的主要原因，所以不过早停药、不随意改变药物和药量、全程规律使用敏感药物是化疗成功的关键。

（4）长期用药　由于结核杆菌可以长期处于静止状态，故需要长期用药。一般分为两个阶段，开始治疗为 3～6 个月，第二阶段为巩固治疗期，为 1～1.5 年。

（5）个体化用药　应用异烟肼的患者应注意个体化。

2. 治疗药物

结核病的治疗包括抗结核化学药物治疗、对症治疗和心理治疗阶段。

（1）抗结核化学药物治疗　应根据结核病的类型及病情采取适当的药物治疗与治疗方法。常用抗结核处方药见表3-2。

扫一扫

二维码10　结核病的药物治疗与用药注意事项

■ 表3-2　常用抗结核处方药

药名与剂型	用　途	用法与用量（每日）	注意事项
异烟肼片（雷米封）（100毫克）	对各型结核杆菌可选择性杀灭，作用最强	成人0.3~0.4克；儿童10~15毫克/千克	可致胃肠道反应、贫血、肝脏损害、周围神经炎。孕妇、有精神病及患有癫痫者慎用
利福平片或胶囊（150毫克、300毫克）	高效、广谱抗生素，对结核杆菌和其他分枝杆菌均有明显的杀菌作用	成人0.45~0.6克；儿童10~20毫克/千克	可致胃肠道反应、白细胞和血小板减少、肝损伤、脱发、皮疹。初孕妇女、肝功能不全者禁用；婴儿慎用
利福喷汀片或胶囊（150毫克、300毫克）	对结核杆菌杀灭作用比利福平强2~10倍	成人每次0.6克，每周一次	可致白细胞和血小板减少、肝损伤、肝氨基转移酶升高、皮疹。孕妇、肝功能不全者禁用
硫酸链霉素注射剂	对结核杆菌有强杀灭作用	成人0.75克。儿童20~30毫克/千克	可致耳聋、听力下降、口麻、四肢麻木、肾脏损害、蛋白尿、神经炎、关节痛、肌肉痛、过敏、紫癜
盐酸乙胺丁醇片	对结核杆菌有较强的杀菌作用，可延缓细菌产生耐药性，与其他抗结核药合用有协同作用	成人0.75~1克；儿童15~25毫克/千克	治疗剂量时毒性较小，大剂量可致球后视神经炎、过敏、肝脏损害、胃肠道反应。幼儿、肾功能不全者禁用；糖尿病患者慎用
对氨基水杨酸钠片	仅对结核杆菌有抑制作用，与异烟肼、链霉素合用可增强作用，延缓细菌产生耐药性	成人6~8克；儿童150~250毫克/千克	胃肠道反应较常见，偶见皮疹、白细胞减少、剥脱性皮炎、药物热、黄疸、蛋白尿。肝、肾功能不全者慎用
丙硫异烟胺片	穿透力强，对渗出及浸润性干酪病变疗效好	成人0.5~0.6克；儿童10~20毫克/千克	胃肠道反应、肝损伤、神经系统症状、脱发、关节痛等。孕妇及12岁以下小儿禁用
吡嗪酰胺片	对细胞内结核杆菌有强的杀菌作用，与其他抗结核药同用可延缓耐药性产生和缩短疗程	成人1.5克；儿童30~40毫克/千克	毒性较大，主要有肝损伤、关节疼痛、高尿酸血症、胃肠道反应等。糖尿病、痛风、严重肝功能减退者慎用；孕妇禁用

① 化疗与短程化疗　通常采取异烟肼、链霉素和对氨基水杨酸钠，疗程12~24个月的给药方案为常规疗法。联合异烟肼、链霉素等2个以上杀菌剂，使疗程缩短至6~9个月，称短程疗法。现多推荐使用短程疗法。

② 用药和间歇用药　一般采取两个阶段治疗，在治疗开始的1~3个月内为强化阶段，其后为巩固阶段。临床上有规律地每周3次治疗，能够达到每天用药同样的效果，此为间歇用药，可降低药物的毒性反应，便于督导，保证全程化疗。

③ 督导用药，医护人员按时督促用药，加强访视宣教，取得患者合作是做好全程管理的主要环节。

④ 化疗方案，视病情轻重、有无痰菌和细菌耐药情况选择。

对于初治病例：对涂阳病例无论培养是否阳性，可以用异烟肼、利福平和吡嗪酰胺组合，此为基础的6个月短程化疗方案，痰菌常较快转阴，疗程短，便于随访管理。

a. 前两个月强化期用链霉素（或乙胺丁醇）、异烟肼、利福平及吡嗪酰胺，一日1次；后4个月继续用异烟肼及利福平，一日1次，以2S（E）HRZ/4HR表示。

b. 亦可在巩固期隔日用药（即每周用药3次），以$2S（E）HRZ/4H_3R_3$（右下角数字为一周用药次数）表示。

c. 亦可全程间歇用药，以$2S_3（E_3）H_3R_3Z_3/4H_3R_3$表示。

d. 强化期用异烟肼、链霉素及对氨基水杨酸钠（或乙胺丁醇），巩固期用2种药10个月，以 2HSP（E）/10HP（E）表示。

e. 强化期 1 个月用异烟肼、链霉素，巩固期 11 个月每周用药 2 次，以 $1HS/11H_2S_2$ 表示。

以上 a、b、c 为短程化疗方案，d、e 为"标准方案"。若条件允许，尽量使用短程化疗方案。

对痰菌涂片、培养阴性的病例，除粟粒性肺结核或有明显新洞患者可采用初治涂阳的方案外，可用以下方案：a. $2SHRZ/2H_2R_2$；b. $3H_2R_2Z_2/2H_2R_2$（全程隔日应用）；c. 1SH/11HP（或 E）。

对于复治病例：复治病例的结核菌常耐药，痰菌阳性，病变迁延反复，故复治病例应注意选择联用敏感药物。可采用以下方案。

a. 2S（E）HRZ/4HR，督促化疗，规律用药。6 个月疗程结束，若痰菌仍未转阴，巩固其可延长 2 个月。若延长期痰菌仍持续阳性，可采用以下复治方案。

b. 初治规则治疗失败患者，可用 $2S_3H_3Z_3E_3/6H_3R_3E_3$。

c. 慢性排菌者可用敏感的一线药与二线药联用。

（2）对症治疗

① 毒性症状　常在有效抗结核治疗后 1～2 周消退，不需特殊处理。症状严重或结核性胸膜炎大量胸水不易吸收，可在使用有效抗结核药的同时加用糖皮质激素。常用泼尼松 15～20 毫克/天，分 3～4 次口服，6～8 周可以停药。

② 咯血　小量咯血时嘱患者安静休息、镇静，必要时可用小剂量镇静药、止咳药。大量咯血时应采取患侧卧位，轻轻将气管内存留的血咯出。可将垂体后叶素 10 单位加于 20～30 毫升氯化钠或葡萄糖注射液中缓慢静脉注射（15～20 分钟）；然后将 10～40 单位加于 5% 葡萄糖注射液 500 毫升中静脉维持滴注。咯血量过多者，可酌情适量输血。大咯血不止者，可经纤支镜确定出血部位，用去甲肾上腺素 2～4 毫克，加入 4℃ 0.9% 氯化钠注射液 10～20 毫升，静脉滴入。

③ 手术治疗　直径大于 3 厘米的结核球与肺癌难以鉴别者，复制的单侧纤维厚壁空洞、长期内科治疗未能使痰菌转阴者，或单侧毁损肺伴支气管扩张、已丧失功能并有反复咯血或继发感染者，可行肺叶或全肺切除。结核性脓胸和（或）支气管胸膜瘘经内科治疗无效且伴同侧活动性肺结核时，可行肺叶 - 胸膜切除术。

（3）心理治疗　结核病属于传染性疾病，易招致他人疏远，使患者产生自卑情绪，因此在治疗的同时，应积极疏导，这对于提高患者的自信心和积极配合治疗大有益处。

四、用药注意事项

（1）结核病的药物治疗应尽早、联合、适量、规律和全程。

（2）采用全程督导服药，提高用药依从性。

（3）提倡联合用药，可交叉杀灭耐药菌株。治疗结核病至少应同时使用 3 种药物。具体取决于疾病的严重程度、既往用药史和结核分枝杆菌对药物的敏感性。

（4）近年 WHO 推荐推广短程疗法，一般初始 2 个月为强化期，应用异烟肼、利福平、链霉素和吡嗪酰胺 4 种强力杀菌药，后 4 个月以利福平和异烟肼巩固；复治病例强化期加用乙胺丁醇，但巩固期长。利福平的抗菌效能强，与其他抗结核药之间无交叉耐药性；与异烟肼联合应用呈互补作用。短程（6～9 个月）疗法适用于单纯性结核病初治病例，一般采用三联甚至四联。常用者为利福平、异烟肼，其他用药有链霉素、乙胺丁醇或吡嗪酰胺。短程疗法的优点是：①近期疗效好，6 个月后痰菌可全部转为阴性；②远期随访其复发率与长程疗法 2 年相仿；③用药量少、毒性反应轻。

（5）长程疗法和间歇疗法。短程应用链霉素、异烟肼和对氨基水杨酸等联合用药后，常不能获痊愈，而长程治疗不良反应多，费用昂贵，患者难以坚持完成全程。可采用短程强化阶段一日用药，而巩固阶段改为间歇疗法。即一周用药 1～2 次，链霉素与对氨基水杨酸毒性较强，剂量不宜加大，但利福平、异烟肼和乙胺丁醇可加大剂量。其疗效与长程疗法相同。

（6）对于酪样肺炎、急性粟粒性肺结核、结核性脑膜炎有高热等严重结核毒性症状，或结核性脑膜炎伴大量胸腔积液者，均应尽早使用抗结核药。亦可在使用有效抗结核药的同时加用糖皮质激素，以减轻炎症及过敏反应，促进渗液吸收，减少纤维组织形成及胸膜粘连。待毒性症状减轻后，递减糖皮质激素用量，直至 6～8 周后停药。糖皮质激素对已形成的胸膜增厚及粘连并无作用，因此结核活动期禁用糖皮质激素。

（7）选药不当、不规则治疗或细菌产生耐药性均会导致初治失败而需复治。对以往未用利福平和乙胺丁醇者，最好以两药与异烟肼联合进行复治，疗程需 18～24 个月。若选用其他二线药，应注意药物的不良反应。

（8）最大限度地防止耐药菌株的产生是治疗成功的关键。

（9）应注意各药的禁忌证、不良反应、药物相互作用，特殊人群的提示，减少药品不良反应事件。尤其应注意在结核病灶未控制前，不宜应用肾上腺皮质激素，以免促使肺结核病灶活化扩散。

五、案例分析

1.病例描述

患者，女，20 岁。反复感冒发热半年余，咳嗽伴胸痛 2 个月余，自行服用感冒药、消炎药和止咳药未见好转，连日上网后咳嗽加剧，并咳出鲜血，于是来院就诊。自诉日渐消瘦、疲乏无力、食欲减退。查体：患者精神萎靡，面红润，体温 38.8℃。肺部：右侧胸廓下陷，肋间隙变窄，呼吸运动受阻，气管向右侧移位，呼吸减弱。余正常。血常规检查：血沉增快，痰结核杆菌培养为阳性。X 线片显示：右侧肺上叶有一 2 厘米 ×4.3 厘米形状不规则的厚壁空洞，壁厚约 1.2 厘米。诊断为慢性纤维空洞型肺结核。治疗方案：①卧床休息，给予高热量、高蛋白饮食；②药物治疗，对氨基水杨酸钠 6 克加入生理盐水 500 毫升，静滴，1 次 / 日；异烟肼 0.1 克，3 次 / 日，口服；头孢唑林钠 2.0 克加入生理盐水 500 毫升，静滴，1 次 / 日；垂体后叶素 5 单位加入 5% 葡萄糖注射液 40 毫升，缓慢静注，2 次 / 日。

2.病例分析及用药

（1）患者的临床表现与慢性纤维空洞型肺结核相符。

（2）药物治疗：该患者处于肺结核活动期，所以采取了抗结核药物联合用药，不仅提高了疗效，还可延缓耐药性的产生。由于肺结核伴咯血，容易引起感染，所以选用头孢菌素类抗生素控制感染。垂体后叶素临时给药主要治疗咯血。

活动四　慢性阻塞性肺病的用药指导

一、概述

慢性阻塞性肺病（chronic obstructive pulmonary disease，COPD）是呼吸系统疾病中的常见病和多发病，患病率和死亡率均高。因肺功能进行性减退，严重影响患者的劳动力和生活质量。

其确切的病因不清楚，与下列导致慢性支气管炎的因素有关。

（1）吸烟　为重要的发病因素，烟草中含有焦油、尼古丁和氢氰酸等化学物质，可损伤气道，引起支气管平滑肌收缩，气流受阻。

（2）职业性粉尘和化学物质　当职业性粉尘和化学物质，如烟雾、过敏原、工业废气及室内空气污染等，浓度过大或接触时间过长，均可能产生与吸烟无关的慢性阻塞性肺病。

（3）空气污染　大气中的有害气体如二氧化硫、二氧化氮、氯气等损伤气道黏膜和其细胞毒作用，为细菌感染增加条件。

（4）感染　感染是慢性阻塞性肺病发生发展的重要因素之一，病毒、细菌和支原体是本病急性加重的重要因素。

（5）蛋白酶 - 抗蛋白酶失衡　蛋白水解酶对组织有损伤、破坏作用；抗蛋白酶对弹性蛋白酶等多种蛋白酶具有抑制功能。两者维持平衡是保证肺组织正常结构免受损伤和破坏的主要因素，二者失衡导致组织结构破坏产生肺气肿。

（6）其他　如机体的内在因素、自主神经功能失调、营养、气温的突变等都有可能参与慢性阻塞性肺病的发生、发展。

二、分类及临床表现

1.分类

慢性阻塞性肺病是一种不可逆的慢性肺部疾病，包括两类：慢性支气管炎及肺气肿。

2.临床表现

本病起病缓慢、病程较长，主要症状如下。

（1）慢性咳嗽　随病程发展可终身不愈。常晨间咳嗽明显，夜间有阵咳或排痰。

（2）咳痰　一般为白色黏液或浆液性泡沫性痰，偶可带血丝，清晨排痰较多。急性发作期痰量增多，可有脓性痰。

（3）气短或呼吸困难　早期在劳动时出现，后逐渐加重，以致在日常活动甚至休息时也感到气短，是慢性阻塞性肺病的标志性症状。

（4）喘息和胸闷　部分患者特别是重度患者或急性加重时出现喘息。

（5）其他　晚期患者有体重下降、食欲减退等。

三、治疗

1.稳定期治疗

（1）教育和劝导患者戒烟　因职业或环境粉尘、刺激性气体所致者，应脱离污染环境。

（2）支气管舒张药　包括短期按需应用以暂时缓解症状及长期规则应用以预防和减轻症状两类。

① β_2- 肾上腺素受体激动剂　主要有沙丁胺醇气雾剂，每次 100～200 微克（1～2 喷），雾化吸入，疗效持续 4～5 小时，每 24 小时不超过 8～12 喷。特布他林气雾剂亦有同样作用。

② 抗胆碱药　是慢性阻塞性肺病常用的制剂，主要品种为异丙托溴铵气雾剂，雾化吸入，起效较沙丁胺醇慢，持续 6～8 小时，每次 40～80 微克（每喷 20 微克），每天 3～4 次。

③ 茶碱类　茶碱缓释或控释片，0.2 克，早、晚各一次；氨茶碱，0.1 克，每日 3 次。

（3）祛痰药　对痰不易咳出者可应用。常用药物有烟酸氨溴索，30 毫克，每日 3 次，或羟甲司坦 0.5 克，每日 3 次。

（4）长期家庭氧疗　对慢性阻塞性肺病合并慢性呼吸衰竭者可提高生存质量和生存率。

2.急性加重期治疗

（1）确定急性加重期的原因及病情严重程度。最多见的急性加重原因是细菌或病毒感染。

（2）根据病情严重程度决定门诊或住院治疗。支气管舒张药：药物同稳定期。有严重喘息症状者可给予大剂量。

（3）雾化吸入治疗，如应用沙丁胺醇 2500 微克或异丙托溴铵 500 微克，或沙丁胺醇 1000 微克加异丙托溴铵 250～500 微克通过小型雾化吸入器给患者吸入治疗以缓解症状。

（4）控制性吸氧　发生低氧血症者可鼻导管吸氧，或通过文丘里面罩吸氧。一般吸入氧气浓度为 28%～30%，应避免吸入氧浓度过高引起二氧化碳潴留。

（5）抗生素　当患者呼吸困难加重，咳嗽伴痰量增加、有脓性痰时，应根据患者所在地常见病原菌类型及药物敏感情况积极选用抗生素治疗。如给予 β- 内酰胺类抗生素 /β- 内酰胺酶抑制剂；第二代头孢菌素、大环内酯类或喹诺酮类。如门诊可用阿莫西林 / 克拉维酸、头孢唑肟 0.25 克每日 3 次、头孢呋辛 0.5 克每日 2 次、左氧氟沙星 0.2 克每日 2 次、莫西沙星或加替沙星 0.4 克每日 1 次；较重者可应用头孢曲松钠 2.0 克加于生理盐水中静脉滴注，每日 1 次。住院患者当根据疾病严重程度和预计的病原菌更积极地给予抗生素，一般多静脉滴注给药。

（6）糖皮质激素　对需住院治疗的急性加重期患者可考虑口服泼尼松龙 30～40 毫克 / 天，也可静脉给予甲泼尼龙，连续 5～7 天。

四、用药注意事项

（1）国内外的许多研究表明，联合使用不同作用机制的支气管扩张剂，优于单用一种支气管扩张剂；吸入长效支气管扩张剂比吸入短效支气管扩张剂效果更好。目前还没有足够的证据证明长期口服化痰药对"慢阻肺"有益。中、重度的患者还应吸入糖皮质激素如布地奈德或氟替卡松。合并慢性呼吸衰竭的患者，需长期家庭氧疗，每天吸氧大于 15 小时，可提高生存率。

（2）许多"慢阻肺"患者会要求医生使用抗生素治疗。其实，细菌感染并非"慢阻肺"发生的直接原因，只有在"慢阻肺"急性加重期或有明确的细菌性感染时，才需要使用抗生素。

（3）注射流感疫苗，可以减少"慢阻肺"急性加重和降低死亡率。65 岁以上的患者，还推荐使用肺炎球菌疫苗。

（4）戒烟，吸烟是导致慢阻肺的主要病因之一，戒烟后咳嗽、咳痰等症状会减轻，也能延缓 FEV（一秒用力呼气容积）逐年减退的速度。

（5）慢阻肺患者常在秋冬季出现急性加重，表现为咳嗽、痰量增多，出现脓痰或呼吸困难加重等。此时必须积极就医，遵医嘱酌情使用抗生素、祛痰剂和支气管扩张剂等，积极治疗并发症。

（6）稳定期仍应坚持治疗，如减轻咳嗽、咳痰或呼吸困难，防止不适加重，减少急性加重的频率和严重程度，维护肺功能。当医生制定了系统治疗方案后，患者应该积极配合医生进行治疗。

（7）积极进行康复治疗　慢阻肺患者除药物治疗外，还需进行康复治疗。

学习小结

项　目	内　容　要　点	项　目	内　容　要　点
感冒与流感	感冒与流感的差异 分类与临床表现 常用药物及注意事项	结核病	结核病的发病机制 分类及临床表现 治疗原则与治疗药物 用药注意事项
咳嗽	引发咳嗽的因素 分类及临床表现 用药与健康提示	慢性阻塞性肺病	发病机制 分类及临床表现 不同时期的药物治疗 用药注意事项与健康提示

课堂练习

一、A型题（单选题）

1. 以下复方抗感冒药的组分中，呈现改善体液局部循环作用的是（　　）。

A. 咖啡因　　　　　　　B. 伪麻黄碱　　　　　　　C. 金刚烷胺

D. 解热镇痛药　　　　　E. 菠萝蛋白酶

2. 下列用于治疗咳嗽的药物中，属于祛痰剂的药物是（　　）。

A. 可待因　　　　　　　B. 氨溴索　　　　　　　　C. 苯丙哌林

D. 右美沙芬　　　　　　E. 喷托维林

3. 对咯血的处理错误的是（　　）。

A. 少量咯血可以对症治疗为主

B. 中等或大量咯血应严格卧床休息

C. 中等或大量咯血可应用垂体后叶素

D. 大咯血不止，可经纤支镜局部滴入去甲肾上腺素

E. 年老体弱、肾功不全者可用强镇咳剂

4. 以下对"抗感染药的序贯治疗"含义的理解中，最正确的是（　　）。

A. 从注射给药转变为口服给药

B. 从联合用药转变为单一种给药

C. 及早从口服给药转变为注射给药

D. 及早从静脉注射给药转变为口服给药

E. 从低限范围剂量转变为高限范围剂量

5. 以下所列措施中，结核病化学治疗成功的关键是（　　）。

A. 采用大剂量　　　　　　　　　B. 采用长程疗法

C. 采用短程疗法　　　　　　　　D. 采用间歇疗法

E. 避免与克服细菌耐药

二、B型题（配伍选择题）

[1～3]　　A. 金刚烷胺或金刚乙胺　　　B. 阿司匹林　　　　　　C. 含右美沙芬的制剂

　　　　　D. 扎那米韦吸入或口服奥司他韦　　　　　E. 萘甲唑啉

1. 感冒伴有咳嗽者可选用（　　）。

2. 对无合并症的流感病毒 A 感染早期可选用（　　）。

3. 在流感症状初始 48 小时内可使用病毒神经氨酸酶抑制（　　）。

[4～6]　　A. 抗病毒作用　　　　　　B. 退热、缓解头痛　　　　　C. 改善体液局部循环

　　　　　D. 使鼻黏膜血管收缩　　　E. 拮抗抗组胺药的嗜睡作用

4. 抗感冒药中咖啡因的作用是（　　）。

5. 抗感冒药中伪麻黄碱的作用是（　　）。

6. 抗感冒药中菠萝蛋白酶的作用是（　　）。

[7～8]（结核病化学治疗方案）

A. 长程疗法　　　　　　B. 短程疗法　　　　　　C. 间歇疗法

D. 复治方案　　　　　　E. 大剂量疗法

7. 强化期 2 个月，四联用药，1 日 1 次；巩固期 4 个月，二联用药，隔日用药属于（　　）。

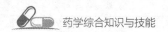

8. 强化期 2 个月，四联用药，1 日 1 次；巩固期 4 个月，二联用药，一周用药 1~2 次属于（　　）。

三、X型题（多选题）

1. 各类肺炎的常见临床表现包括（　　）。

A. 发热　　　　　　　　　B. 畏寒　　　　　　　　　C. 咳嗽

D. 咳痰　　　　　　　　　E. 胸痛

2. 肺炎抗菌药物的合理应用原则是（　　）。

A. 尽早确立病原学诊断，为合理应用抗感染药确立先决条件

B. 熟悉各种抗菌药物的抗菌活性、作用和抗菌谱、药动学特征和不良反应

C. 按患者的生理、病理、免疫功能状态合理用药

D. 尽早应用抗感染药的序贯治疗

E. 避免抗菌药物不良反应

3. 对结核毒性症状的处理正确的是（　　）。

A. 通常不必特殊处理

B. 在有效抗结核 1 周后可消失

C. 严重毒性症状可单独使用糖皮质激素治疗

D. 糖皮质激素对已形成的胸膜粘连有作用

E. 糖皮质激素疗程一般 6~8 周

任务三　循环系统疾病的用药指导

活动一　高血压的用药指导

> **课堂互动**　请同学们调查周围高血压人群的用药情况，并总结降压药物应用时的注意事项。

高血压发病率高、治愈难、反复发作，各种疑难并发症令患者痛苦不堪，这种疾病被联合国卫生组织列为 20 世纪人类十大顽疾之一。由国家卫健委、中国高血压联盟组织国内最新报告显示：在我国，高血压的发病率高于世界平均水平。

一、概述

1.血压

血压（blood pressure，BP）是指血液在血管中流动，对血管壁产生的侧压力。常说的血压是指动脉血压，它包含收缩压和舒张压两个数值。收缩压（SRP）是指心脏在收缩时血液对血管壁的侧压力的最高值；舒张压（DBP）是指心脏在舒张时血液对血管壁的侧压力的最低值。收缩压值的高低取决于心肌收缩力的大小和心脏搏出量的多少；舒张压值的高低取决于动脉壁的弹性和小动脉阻力影响。收缩压和舒张压保持一定的脉压差距（脉压差），即收缩压和舒张压之差。

二维码11　血压的形成原理

扫一扫

> **知识拓展**
>
> **人体的正常心率和脉压差是多少？**
>
> 1. 人体的正常心率
>
> 男性 60~100 次 / 分钟；女性 70~90 次 / 分钟；
>
> 儿童 90 次 / 分钟；新生儿 140 次 / 分钟。
>
> 2. 人体正常的血压（成人）
>
> 收缩压平均为 12.0~18.7 千帕（90~140 毫米汞柱）；
>
> 舒张压 8.0~12.0 千帕（60~90 毫米汞柱）；
>
> 脉压差 4.0~5.3 千帕（30~40 毫米汞柱）；
>
> 左右两侧脉压 1.3~2.7 千帕（10~20 毫米汞柱）；
>
> 下肢较上肢偏高 2.7~5.3 千帕（20~40 毫米汞柱）。

2. 高血压

高血压（hypertension）是心血管病中最常见的疾患，根据世界卫生组织（WHO）和国际高血压联盟（ISH）对高血压做出的规定：年龄在 18 岁以上，在未用抗高血压药的情况下，休息时收缩压高于 18.7 千帕（140 毫米汞柱）或舒张压持续高于 12.0 千帕（90 毫米汞柱）即为高血压。

根据《中国高血压防治指南》（2020 年版），将血压分为正常血压、正常高值、高血压三个水平。如表 3-3 所示。

■ 表3-3 血压水平的定义和分类

级　别	收缩压/毫米汞柱	舒张压/毫米汞柱	级　别	收缩压/毫米汞柱	舒张压/毫米汞柱
正常血压	<120	<80	2 级高血压（中度）	160~179	100~109
正常高值	120~139	80~89	3 级高血压（重度）	≥180	≥110
高血压	≥140	≥90	单纯收缩期高血压	≥140	<90
1 级高血压（轻度）	140~159	90~99			

注：若患者的收缩压与舒张压分属不同的级别时，则以较高的分级为准。单纯收缩期高血压也可按照收缩压水平分为 1、2、3 级。

3. 高血压的发病机制

高血压的发病机制到目前为止尚未有完整统一的认识，但其发病机制主要与以下几个因素有关。

（1）交感神经系统活性亢进　在高血压的形成和维持过程中交感神经系统活性亢进起了极其重要的作用。长期处于应激状态如从事驾驶员、飞行员、医师等职业者高血压患病率明显增高。长期的精神紧张、焦虑、压抑等所致的反复的应激状态以及对应激的反应增强，使大脑皮质下神经中枢功能紊乱，交感神经和副交感神经之间的平衡失调，交感神经兴奋性增加，其末梢释放儿茶酚胺增多，从而引起小动脉和静脉收缩，心排血量增加，还可改变正常的肾脏 - 容量关系，使血压升高。

（2）肾及肾功能异常　肾功能异常可导致水钠潴留及血容量增加，引起血压的升高。肾脏还能分泌升压和降压物质（如肾素、前列腺素等），它们可以调节肾血流分布，抑制钠的再吸收、扩张血管以及降压。当肾脏分泌升压物质增多或降压物质减少，或者两者比例失调时，即可影响血压水平。

（3）肾素 - 血管紧张素 - 醛固酮系统的病变　肾素 - 血管紧张素 - 醛固酮系统（RAAS）是

人体调节血压的重要内分泌系统，由一系列激素及相应的酶组成，具有调节水、电解质平衡以及血容量、血管张力和血压等重要作用。正常情况下，肾素、血管紧张素和醛固酮三者处于动态平衡中，相互反馈和制约。病理情况下，RAAS 可成为高血压发生的重要机制。

（4）细胞膜离子转运异常　研究证明，原发性高血压患者存在着内向的 Na^+、K^+ 协同转运功能低下和钠泵抑制，使细胞内 Na^+ 增多。后者不仅促进动脉管壁对血中某些收缩血管活性物质的敏感性增加；同时增加血管平滑肌细胞膜对 Ca^{2+} 的通透性，使细胞内 Ca^{2+} 增多，加强了血管平滑肌收缩 - 耦联，使血管收缩或痉挛，导致外周阻力增加，血压升高。

（5）高胰岛素血症和胰岛素抵抗　高血压患者常伴有高胰岛素血症和胰岛素抵抗，高胰岛素血症使肾脏水钠重吸收增强，交感神经系统活动亢进，动脉弹性减退，从而导致血压升高。

（6）血管张力增高和管壁增厚　高血压患者由于细胞膜特性改变和离子转运异常，尤其是膜对 Ca^{2+} 通透性增加，膜电位核膜稳定性降低，以及膜对 Na^+ 通透性增加，造成血管平滑肌对血管活性物质（升压物质）敏感性和反应性增高，外周血管阻力增加和血压升高。

（7）受体比例异常　高血压患者与正常者相比，其心脏和血管中 α 受体和 β 受体数目及比例存在差异，此差异也可能是产生高血压的原因之一。

（8）心排血量的改变　早期高血压患者常有心排血量增加，可能与交感神经兴奋、儿茶酚胺类活性物质分泌增多有关。

二、分类及临床表现

1. 分类

（1）根据高血压形成的病因和原理不同，医学界把高血压分为原发性高血压（即高血压病）和继发性高血压（即高血压症）两大类。绝大多数患者高血压原因不明称为原发性高血压，也叫高血压病。继发性高血压比较少见，占高血压总数的 10%～20%，它是指由于某些疾病引起的高血压，高血压仅仅是这种疾病的症状之一。如果原发病能够治好，那么高血压症状也就自然消失。

（2）根据病情进展可将高血压分为缓进型和急进型两种。后者又称为恶性高血压，多见于30 岁左右，发病急骤，病程进展较快，血压显著增高，舒张压常持续在 13.3 千帕（100 毫米汞柱）以上。

2. 临床表现

（1）一般症状　早期高血压患者可出现头晕、耳鸣、心悸、眼花、注意力不集中、记忆力减退、手脚麻木、疲乏无力、易烦躁等症状。大多数人早期并无症状，通过经常测血压才能及时发现是否患有高血压。后期高血压患者其血压常持续在较高水平，并伴有脑、心、肾等器官受损的表现，易导致功能障碍，甚至发生衰竭。

（2）主要并发症

① 高血压心脏病　对心脏的损害则先呈现心脏扩大，后发生左心衰竭，可出现胸闷、气急、咳嗽等症状。高血压也是冠心病的主要危险因素，常合并冠心病，出现心绞痛、心肌梗死等症状。

② 高血压脑病　如高血压引起脑损害后，可引起短暂性脑血管痉挛，使头痛、头晕加重，也可引起一过性失明、半侧肢体活动失灵等症状，严重者可出现脑出血或脑梗死。

③ 慢性肾功能衰竭　当肾脏受损害后，可见夜间尿量多或小便次数增加，严重时发生肾功能衰竭，可有尿少、无尿、食欲缺乏、恶心症状。

④ 其他并发症　高血压可导致血管性疾病如动脉粥样硬化等，还可引起视网膜病变如出现眼底出血等情况。

三、治疗

1.治疗原则

明确诊断，及时治疗，长期治疗，保护心、脑、肾、血管等靶器官，防止并发症，减少心血管病等突发事件的发生，非药物治疗与药物治疗并举，个体化治疗。

2.治疗药物

当前常用于抗高血压的药物主要有以下5类，即利尿药、β受体阻滞剂、钙通道阻滞剂（亦称钙拮抗剂，CCB）、血管紧张素转换酶抑制剂（ACEI）、血管紧张素Ⅱ受体阻滞剂（ARB），其选用参见表3-4。

二维码12 高血压的药物治疗 扫一扫

■ 表3-4 主要抗高血压药物选用的临床参考

类　别	适应证	禁忌证	
		强制性	可能
利尿药（噻嗪类）	充血性心力衰竭、老年高血压、单纯收缩期高血压	痛风	妊娠
利尿药（袢利尿药）	肾功能不全、充血性心力衰竭		
利尿药（醛固酮受体拮抗剂）	充血性心力衰竭、心梗后	肾衰竭、高血钾	
β受体阻滞剂	心绞痛、心梗后、快速心律失常、充血性心力衰竭、妊娠	2～3度房室传导阻滞、哮喘、慢性阻塞性肺病	周围血管病，耐糖量降低，经常运动者
二氢吡啶类钙通道阻滞剂	老年高血压、周围血管病、妊娠、单纯收缩期高血压、心绞痛、颈动脉粥样硬化		快速心律失常，充血性心衰
非二氢吡啶类钙通道阻滞剂（维拉帕米、地尔硫䓬）	心绞痛、颈动脉粥样硬化、室上性心动过速	2～3度房室传导阻滞、充血性心力衰竭	
血管紧张素转换酶抑制剂	充血性心力衰竭、心梗后左室功能不全、非糖尿病肾病，1型糖尿病肾病、蛋白尿	妊娠、高血钾、双侧肾动脉狭窄	
血管紧张素Ⅱ受体阻滞剂	2型糖尿病肾病、蛋白尿、糖尿病微量白蛋白尿、左心室肥厚，ACEI所致咳嗽	妊娠、高血钾、双侧肾动脉狭窄	
α受体阻滞剂	前列腺增生、高脂血症	直立性低血压	充血性心力衰竭

（1）利尿药　利尿药包括噻嗪类、袢利尿药、保钾利尿药三类。噻嗪类利尿药（如氢氯噻嗪）主要用于轻中度高血压，尤其是老年人高血压，合并心力衰竭、糖尿病、肥胖时降压效果明显。其不良反应是低血钾及影响血糖、血脂和血尿酸代谢。小剂量可避免这些不良反应。袢利尿药（如呋塞米）仅用于高血压并发肾功能衰竭时。保钾利尿药（如安体舒通）可引起血钾升高，不宜与ACEI合用。

（2）β受体阻滞剂　β受体阻滞剂分为选择性β$_1$受体阻滞剂（如比索洛尔）、非选择性β受体阻滞剂（如卡维地洛）以及兼有α受体阻滞作用的β受体阻滞剂（如美林洛尔）三类，通过抑制中枢和周围肾素-血管紧张素-醛固酮系统（RAAS）以及血流动力学自动调节起降压作用。其特点是作用强，起效迅速，作用持续时间有差异，适用于不同程度的高血压，尤其是在静息时心率较快（>80次/分钟）的中、青年高血压患者或高血压合并心绞痛时。降压治疗时宜选用选择性β$_1$受体阻滞剂或兼有α受体阻滞作用的β受体阻滞剂。心脏传导阻滞、哮喘、慢性阻塞性肺病与周围血管疾病患者禁用。糖尿病患者应慎用。冠心病患者长期应用后不能突然停药，否则可诱发心绞痛。

（3）钙通道阻滞剂　又称钙拮抗药，可分为二氢吡啶类（如硝苯地平）和非二氢吡啶类（如地尔硫䓬）。根据药物作用持续时间，又有长效、短效之分。该类降压药作用强，起效迅速，对血糖、血脂代谢无影响，长期治疗有抗动脉粥样硬化作用，可用于各种程度的高血压。二氢吡啶类有反射性交感活性增强作用。窦房结病变、心脏传导阻滞和心力衰竭患者禁用非二氢吡啶类钙拮抗药。优先选择使用长效制剂，一般情况下也可使用硝苯地平或尼群地平普通片。

（4）血管紧张素转换酶抑制剂　血管紧张素转换酶抑制剂（如卡托普利）主要抑制周围和组织的血管紧张素转换酶（ACE），使血管紧张素Ⅱ生成减少；同时抑制激肽酶使缓激肽降解减少，从而达到降压效果。降压作用起效缓慢，逐渐加强。低钠或联合使用利尿药使降压作用增强。适用于高血压合并糖尿病、肥胖或合并心脏功能不全、肾脏损害有蛋白尿的患者。主要不良反应是干咳和血管性水肿。妊娠妇女、肾动脉狭窄、高钾血症、肾功能衰竭患者禁用。

（5）血管紧张素Ⅱ受体阻滞剂　血管紧张素Ⅱ受体阻滞剂（如缬沙坦）主要阻滞组织的血管紧张素Ⅱ受体亚型 AT_1，更加充分地阻滞血管紧张素Ⅱ的血管收缩和组织重构作用。降压作用起效缓慢，但平稳而持久。低钠或联合使用利尿药可增强降压作用，不良反应少，不发生干咳。适应证和禁忌证与 ACEI 相同。目前不仅是 ACEI 不良反应的替代药物，也是具有自身特点的降压药物。

除了以上五类降压药外，还有 α 受体阻滞剂、血管扩张药和交感神经抑制药等，不良反应较多，现多在复方制剂中使用。关于降压药物的具体选用方案可参见表 3-5。

■表3-5　基层高血压降压药物选用参考方案

1级高血压（低危） 第一套选用方案	第二套选用方案
（1）尼群地平 10 毫克，每日 2 次	（1）氨氯地平 2.5～5 毫克，每早 1 次
（2）依那普利 10 毫克，每日 1 次	（2）非洛地平缓释片 5 毫克，每早 1 次
（3）硝苯地平 10～20 毫克，每日 2～3 次	（3）贝那普利 10～20 毫克，每日 1～2 次
（4）复方降压片 1～2 片，每日 2～3 次	（4）拉西地平 4 毫克，每日 1 次
（5）珍菊降压片 1～2 片，每日 2～3 次	（5）硝苯地平缓释片 20 毫克，每日 1～2 次
（6）卡托普利 12.5～25 毫克，每日 2～3 次	（6）氯沙坦 50～100 毫克，每日 1 次
（7）降压 0 号 1 片，每日 1 次	（7）缬沙坦 80～160 毫克，每日 1 次
（8）氢氯噻嗪 12.5 毫克，每早 1 次	（8）替米沙坦 40～80 毫克，每日 1 次
（9）吲达帕胺 1.25～2.5 毫克，每日 1 次	（9）比索洛尔 2.5～5 毫克，每日 1 次
（10）美托洛尔 12.5～25 毫克，每日 1～2 次	（10）左旋氨氯地平 2.5 毫克，每早 1 次
（11）复方卡托普利 1～2 片，每日 2 次	（11）硝苯地平控释片 30 毫克，每日 1 次
2级高血压（低危） 第一套选用方案	第二套选用方案
（1）尼群地平 10～20 毫克，每日 2 次	（1）氨氯地平 2.5～5 毫克＋替米沙坦 40 毫克，每早 1 次
（2）依那普利 20 毫克，每日 2 次	（2）非洛地平缓释片 5 毫克＋氢氯噻嗪 12.5 毫克，每日 1 次
（3）氨氯地平 5 毫克，每早 1 次	（3）贝那普利 10 毫克＋氢氯噻嗪 12.5 毫克，每早 1 次
（4）非洛地平缓释片 5～10 毫克，每早 1 次	（4）拉西地平 4 毫克＋美托洛尔 12.5～25 毫克，每日 1 次
（5）左旋氨氯地平 2.5～5 毫克，每早 1 次	（5）氨氯地平 2.5～5 毫克＋复方阿米洛利半片，每早 1 次
（6）降压 0 号 1～2 片，每日 1 次	（6）尼群地平 20 毫克＋卡托普利 25 毫克，每日 1～2 次
（7）贝那普利 20 毫克，每日 1～2 次	（7）氯沙坦 50 毫克＋氢氯噻嗪 12.5 毫克，每早 1 次
（8）硝苯地平缓释片 20 毫克，每日 2 次	（8）缬沙坦 80 毫克＋氢氯噻嗪 12.5 毫克，每早 1 次
（9）替米沙坦 80 毫克，每日 1 次	（9）厄贝沙坦 150 毫克＋氢氯噻嗪 12.5 毫克，每早 1 次
（10）缬沙坦 160 毫克，每早 1 次	（10）左旋氨氯地平 5 毫克＋卡托普利 25 毫克，每日 1 次
（11）氯沙坦 100 毫克，每日 1 次	（11）比索洛尔 2.5 毫克＋氨氯地平 5 毫克，每早 1 次
（12）拉西地平 4～8 毫克，每日 1 次	（12）培哚普利 4 毫克＋吲达帕胺 1.25 毫克，每早 1 次
（13）硝苯地平控释片 30～60 毫克，每日 1 次	（13）缬沙坦 80 毫克＋氨氯地平 5 毫克，每早 1 次
（14）比索洛尔 2.5～5 毫克，每早 1 次	（14）非洛地平缓释片 5 毫克＋依那普利 10 毫克，每日 1 次

续表

3级高血压（高危） 第一套选用方案	第二套选用方案
（1）氨氯地平 5 毫克 + 替米沙坦 80 毫克，每早 1 次	（1）非洛地平缓释片 5～10 毫克 + 美托洛尔 12.5 毫克，每早 1～2 次
（2）贝那普利 10 毫克 + 氨氯地平 5 毫克，每日 1 次	（2）缬沙坦 160 毫克 + 氨氯地平 5 毫克，每日 1 次
（3）非洛地平缓释片 5～10 毫克 + 氢氯噻嗪 12.5 毫克，每日 1 次	（3）氨氯地平 5 毫克 + 培哚普利 4 毫克，每早 1 次
（4）硝苯地平控释片 30 毫克 + 依那普利 10 毫克，每日 1 次	（4）比索洛尔 5 毫克 + 氨氯地平 5 毫克，每日 1 次
（5）氨氯地平 5 毫克 + 复方阿米洛利 1 片，每早 1 次	（5）左旋氨氯地平 5 毫克 + 氢氯噻嗪 12.5 毫克，每早 1 次
（6）拉西地平 4 毫克 + 依那普利 20 毫克，每日 1 次	（6）氯沙坦 100 毫克 + 氨氯地平 5 毫克，每日 1 次

四、用药注意事项

课堂互动 防治高血压的非药物措施有哪些？具体怎样实施？

（1）对于轻度的高血压患者，舒张压少于 12.6～13.3 千帕（95～100 毫米汞柱）者，可先采用非药物治疗治疗 3～6 个月，如限盐、低脂饮食及运动疗法。如血压未能满意控制，才开始应用降压药物治疗。但是对于有冠心病、高血压家族史及已有心、脑、肾器官损害及眼底病变、高脂血症、高尿酸血症、糖耐量异常等要马上应用降压药。

（2）轻中度患者应用降压药首先从一种药物、小剂量开始使用，为达到降压目的可逐渐增加剂量。

（3）注意剂量个体化：对大多数非重症或急症高血压，要寻找其最小有效耐受剂量药物，也不宜降压太快。故开始给小剂量药物，经 1 个月后，如疗效不够而不良反应少或可耐受，可增加剂量；如出现不良反应不能耐受，则改用另一类药物。长期稳定达 1 年以上，可考虑减量。对重症高血压，须及早控制其血压，可以较早递增剂量和合并用药。随访期间血压的测量应在每天的同一时间，随访时除患者主观感受外，还要作必要的化验检查，以了解靶器官状况和有无药品不良反应。

（4）给药方案要科学：药物治疗时初始剂量宜小，如降压疗效不满意，可渐增剂量而获得最佳疗效。血压在上、下午各出现一次高峰。为有效控制血压，一日仅服 1 次的长效抗高血压药如氨氯地平、依那普利、拉西地平、缬沙坦、索他洛尔、复方降压平等，以晨 7 时为最佳服用时间，一般抗高血压药不宜在睡前或夜间服用。

（5）抗高血压药的联合应用：在合并用药时每种药的剂量不大，药物间治疗作用应有协同或至少相加的作用，其不良反应可以相互抵消或至少不重叠或相加。合并使用的药物品种数不宜过多，以避免复杂的药物相互作用。合理的配伍还要考虑到各药作用时间的一致性，配比成分的剂量比。以下类别抗高血压药的组合可供临床药物合用参考：①利尿药和 β 受体阻滞剂；②利尿药和 ACEI 或 ARB；③二氢吡啶类钙通道阻滞剂和 β 受体阻滞剂；④钙通道阻滞剂和 ACEI 或 ARB；⑤钙通道阻滞剂和利尿药；⑥α 受体阻滞剂和 β 受体阻滞剂。必要时也可用其他组合，包括中枢作用药如中枢 α 受体激动剂、咪唑啉受体激动剂，以及 ACEI 与 ARB。

（6）关注高血压并发症，选择既降压又能治疗这些并发症的特定药物

① 脑血管病　研究表明，脑血管病患者基础及治疗后血压水平与脑卒中再发有关，血压水平较高者脑卒中再发率高，降压治疗对既往有脑血管病病史患者有临床益处。吲达帕胺或培哚普利加吲达帕胺长期治疗脑血管病患者是有益的，可减少脑卒中再发危险。

② 冠心病　稳定型心绞痛时首选 β 受体阻滞剂或长效 CCB 或 ACEI；急性冠脉综合征时选

用 β 受体阻滞剂和 ACEI；心梗后患者用 ACEI、β 受体阻滞剂和醛固酮受体拮抗剂。

③ 高血压合并心力衰竭　症状较轻者除控制体重，限制盐量，积极降低血压外，用 ACEI 和 β 受体阻滞剂。除非有其他适应证（如心房颤动伴快速心室率），否则在舒张功能不全时不应使用洋地黄。

症状较重的将 ACEI、β 受体阻滞剂、ARB 和醛固酮受体拮抗剂与袢利尿药合用。洋地黄类药物虽然也可改善症状，减少因心衰而住院概率，但并不改善预后。如果没有禁忌证，都应该积极使用 ACEI 和 β 受体阻滞剂。在不能耐受 ACEI 的患者中可换用 ARB。高血压所致的急性左心衰竭或肺水肿，可以伴有血压显著升高。此时除按急性心力衰竭的常规进行处理外，还应尽快降低血压，可使用静脉血管扩张剂。

④ 高血压合并糖尿病　收缩压处于 130～139 毫米汞柱或者舒张压处于 80～89 毫米汞柱的糖尿病患者，可以进行不超过 3 个月的非药物治疗。血压≥140/90 毫米汞柱的患者，应在非药物治疗的基础上直接加用药物治疗。药物治疗首先考虑使用 ACEI 或 ARB，二者为治疗糖尿病高血压的一线药物。当需要联合用药时，也应当以其中一种为基础。如果患者不能耐受，二者可以互换。ACEI 对 1 型糖尿病防止肾损害有益。利尿药、β 受体阻滞剂、CCB 可作为二级药物，或者联合用药。利尿药和 β 受体阻滞剂宜小剂量使用，以避免对血脂和血糖的不利影响；对于反复发作低血糖的 1 型糖尿病患者，慎用 β 受体阻滞剂，以免其掩盖低血糖症状。除非血压控制不佳或有前列腺肥大，一般不使用 β 受体阻滞剂。老年糖尿病患者降压治疗应循序渐进、逐步达标，血压控制标准可适当放宽。

⑤ 慢性肾病　肾脏疾病（包括糖尿病肾病）应严格控制血压（＜130/80 毫米汞柱），首选 ACEI/ARB，常与 CCB、小剂量利尿药、β 受体阻滞剂联合应用。应逐渐增加用药品种和剂量，避免使血压过急速下降，同时注意观察在血压下降时肾功能的变化。

⑥ 高血压危象　高血压危象包括高血压急症和高血压亚急症。高血压急症包括高血压脑病、颅内出血、急性心肌梗死、急性左室衰竭伴肺水肿、不稳定型心绞痛、主动脉夹层动脉瘤，需立即进行降压治疗以阻止靶器官进一步损害。高血压危象常用降压药有硝普钠、硝酸甘油、尼卡地平、乌拉地尔等。

（7）关注特殊人群降压治疗

① 老年人　应逐步降低血压，建议老年人收缩压目标为 150 毫米汞柱，如能耐受，可进一步降低。

② 妊娠高血压　常用于紧急降压的药物有硝苯地平、拉贝洛尔、肼苯达嗪。常用缓慢降压的药物有氧烯洛尔、阿替洛尔、甲基多巴、伊拉地平。孕期不宜使用的抗高血压药有 ACEI、ARB 和利尿药。在选用药物时还应注意，长期使用 β 受体阻滞剂，有引起胎儿生长迟缓的可能。注意钙通道阻滞剂与硫酸镁潜在的协同作用，可导致低血压，两者不能合用。

③ 儿童　尼卡地平、氨氯地平、依那普利、西拉普利、雷米普利、培哚普利、缬沙坦不宜用于儿童；赖诺普利和福辛普利在新生儿和婴儿，均有少尿和神经异常之虑，在儿童中的安全性缺少研究，不宜应用。

④ 司机、高空作业者和精密仪器操作者　不宜应用尼索地平；ARB 服后可出现头晕、步履蹒跚，影响驾车司机、机械操作者、高空作业者的注意力，应注意服药与工作的间隔时间。另外术前 24 小时最好停药。

⑤ 部分抗高血压药对男性性功能的影响　利血平、氢氯噻嗪、可乐定、甲基多巴、普萘洛尔、依那普利、哌唑嗪、肼屈嗪、胍乙啶、罗布麻可使患者性欲减退并发生阳痿；胍乙啶可抑

制男性射精；甲基多巴长期服用可致男性乳房增大；利血平在停药后仍可出现阳痿、性欲减退，提示男性患者尽量避免服用。

知识拓展

药源性高血压

由于药物的毒副作用或药物间的相互作用，以及用药不当引起的血压升高称为药源性高血压。可引起药源性高血压的药物常见的有以下几类。

（1）非甾体抗炎药　长期或大量服用布洛芬、吲哚美辛等非甾体抗炎药，可引起血压升高或有加重高血压的危险。

（2）口服避孕药　在长期服用口服避孕药的妇女中，发现有些人的血压呈不同程度的升高。这是由于口服避孕药的主要成分——雌激素可提高交感神经系统的兴奋性，增强肾素 - 血管紧张素 - 醛固酮系统的活性。长期大剂量使用时能升高血清甘油三酯和磷脂，引起水钠潴留，促使外周阻力增大，血压升高。

（3）其他　肾上腺素、去甲肾上腺素、哌甲酯、多塞平及中药甘草等。特别值得注意的是，在服用降压药物帕吉林时，如果进食含有酪胺的食物，如干酪、动物肝脏、巧克力、牛奶、红葡萄等，血压不但不降，反而会大大升高，甚至发生高血压危象、脑出血；而突然停用某些降压药物，如普萘洛尔、可乐定、甲基多巴等，也可引起同样严重的后果。

五、案例分析

1.病例描述

患者，女，45 岁，农民。患高血压多年，最高达 220/120 毫米汞柱，无明显症状，断断续续使用一些中草药和利血平、硝苯地平等药，否认有其他病史。近期感觉不适，查体：血压 180/112 毫米汞柱。心电图：左心室高电压，提示心肌肥厚。心脏超声：左心室舒张功能减退。尿常规（-），血脂，血糖均在正常范围内。

2.病例分析

血压达到高血压确诊水平，并有下列一项者可诊断为三期高血压病：①脑出血或高血压脑病；②心力衰竭；③肾功能衰竭；④眼底出血或渗血，视神经乳头水肿或有或无。

患者经检查血压 180/112 毫米汞柱，左心室舒张功能减退，所以可判断为三期高血压病。

3.推荐用药

因该患者为中年女性，3 期高危高血压，合并左心室肥厚，故降压目标应该控制在 120/80 毫米汞柱以下。单用一种降压药已不能达到降压目标，所以需要联合应用两种降压药。因患者除患有高血压外，同时患有左心室肥厚、左心室舒张功能减退，可使用血管紧张素转换酶抑制剂类药物中的代表药卡托普利，并选用氢氯噻嗪，两者合用效果可加倍。用药过程中，关注患者的适应情况，在达到降压效果的同时可适当调整剂量。

活动二　高脂血症的用药指导

人体血浆中所含的脂类物质统称为"血脂"，包括胆固醇（TC）、甘油三酯（TG）和磷脂。通常它们与蛋白质结合，以脂蛋白形式存在。根据脂蛋白的组成和特性（颗粒大小、分子量、水合密度、带电荷），利用电泳和超速离心法将血脂蛋白分为乳糜微粒（CM）、极低密度脂蛋白（VLDL）、低密度脂蛋白（LDL）、中密度脂蛋白（IDL）和高密度脂蛋白（HDL）。其中，极低密度脂蛋白和低密度脂蛋白是促进心血管疾病发生的一个"罪魁祸首"，直接损害是加速全身动脉粥样硬化、冠心病、肾功能衰竭等。

高脂血症是一个无声的杀手，是现代富贵文明病之一。有数据表明，高脂血症的现实发生率是已确诊的心脑血管疾病患者的3～4倍。

一、概述

1.高脂血症

高脂血症是一类较常见的疾病，是指血清总胆固醇升高、低密度脂蛋白胆固醇（LDL-ch）升高、甘油三酯升高，其实质是血清脂蛋白水平升高，故也称为高脂蛋白血症。高脂血症的诊断标准见表3-6。

■ 表3-6　高脂血症的诊断

脂类名称	实　验　值	备　注
TC	5.20毫摩尔/升（200毫升/分升）以下 5.23～5.69毫摩尔/升（201～219毫升/分升） 5.72毫摩尔/升（220毫升/分升）以上	合适范围 边缘升高 升高
LDL-ch	3.12毫摩尔/升（120毫升/分升）以下 3.15～3.61毫摩尔/升（121～139毫升/分升） 3.64毫摩尔/升（140毫升/分升）以上	合适范围 边缘升高 升高
HDL-ch	1.04毫摩尔/升（40毫升/分升）以上 0.91毫摩尔/升（35毫升/分升）以下	合适范围 减低
TG	1.70毫摩尔/升（150毫升/分升）以下 1.70毫摩尔/升（150毫升/分升）以上	合适范围 升高

2.发病因素

高脂血症对人的危害很大，大量研究证明，血脂过高是加速动脉粥样硬化最危险的因素。脂代谢紊乱使脂质侵犯主动脉和中等动脉（脑动脉、冠状动脉、肾动脉等），首先是胆固醇及其他脂类在动脉内膜沉着，继而内膜纤维结缔组织增生，并增厚形成斑块，其后形成粥样物，最后因钙盐沉着及血栓形成导致血管管腔梗死。

高脂血症的发病有一定规律，主要与以下几种因素有关。

（1）年龄　高脂血症者血浆胆固醇增高超过限值是易患心血管病的危险信号，其含量伴随年龄的增长而相应增加，一般在30岁左右可发生心脑血管硬化，病变随年龄的增长而加重，男性在50～55岁、女性在55～60岁发病，男性病变重于女性。在65岁以后，血浆胆固醇含量不再增加或逐渐降低。因此，处于高脂血症高发年龄者，应定期检查血脂变化。

二维码13　高脂血症形成原因

扫一扫

（2）饮食　每日摄入总热量过多，则将过多的能量转化为脂肪储存，此时内源性甘油三酯和低密度脂蛋白增加。

（3）季节　初春至夏末，血浆总胆固醇、甘油三酯呈下降趋势，暑期为最低值；在初秋开始增高，至冬季达峰值。原表现为高脂血症者，其增高幅度更大。

（4）昼夜　肝脏合成胆固醇主要在夜间进行，因此服用胆固醇合成酶抑制药在晚间或睡前服用效果较好。

（5）遗传　遗传可通过多种机制引起高脂血症，某些可能发生在细胞水平上，主要表现为细胞表面脂蛋白受体缺陷以及细胞内某些酶的缺陷（如脂蛋白酯酶的缺陷或缺乏），也可发生在脂蛋白或载脂蛋白的分子上，多由于基因缺陷引起。

（6）其他原因　由于其他中间原发疾病所引起者。这些疾病包括：糖尿病、肝病、甲状腺疾病、肾脏疾病、胰腺疾病、肥胖症、糖原累积病、痛风、阿狄森病、库欣综合征、异常球蛋白血症等。

二、分类及临床表现

1.分类

（1）按发病原因可分为原发性高脂血症和继发性高脂血症。

① 原发性高脂血症主要与先天和遗传有关，是由于单基因缺陷或多基因缺陷，使参与脂蛋白转运和代谢的受体、酶或载脂蛋白异常所致，或由于环境因素（饮食、营养、药物）和通过未知的机制而致。

② 继发性高脂血症多继发于代谢紊乱性疾病（糖尿病、高血压、黏液性水肿、甲状腺功能低下、肥胖、肝肾疾病、肾上腺皮质功能亢进），或与其他因素（年龄、性别、季节、饮酒、吸烟、饮食、体力活动、精神紧张、情绪活动）有关。

（2）根据血清总胆固醇、甘油三酯和低密度脂蛋白胆固醇的测定结果，高脂血症分为以下四种类型：高胆固醇血症、高甘油三酯血症、混合型高脂血症、低高密度脂蛋白血症。

2.临床表现

根据程度不同，高血脂的症状也表现不一，其主要表现可分为以下几个方面。

（1）轻度高血脂通常没有任何不舒服的感觉，但没有症状不等于血脂不高，定期检查血脂至关重要。

（2）一般高血脂的症状多表现为：头晕、神疲乏力、失眠健忘、肢体麻木、胸闷、心悸等，还会与其他疾病的临床症状相混淆，有的患者血脂高但无症状，常常是在体检化验血液时发现高脂血症。另外，高脂血症常常伴随着体重超重与肥胖。

（3）高血脂较重时会出现头晕目眩、头痛、胸闷、气短、心慌、胸痛、乏力、口角㖞斜、不能说话、肢体麻木等症状，最终会导致冠心病、脑卒中等严重疾病，并出现相应表现。

（4）长期血脂高，脂质在血管内皮沉积所引起的动脉粥样硬化，会引起冠心病和周围动脉疾病等，表现为心绞痛、心肌梗死、脑卒中和间歇性跛行（肢体活动后疼痛）。

（5）少数高血脂还可出现角膜弓和高脂血症眼底改变。角膜弓又称老年环，若发生在 40 岁以下，则多伴有高脂血症，以家族性高胆固醇血症多见，但特异性不强。高脂血症眼底改变是由于富含甘油三酯的大颗粒脂蛋白沉积在眼底小动脉上引起光折射所致，常常是严重的高甘油三酯血症并伴有乳糜微粒血症的特征表现。

三、治疗

1.治疗原则

以饮食治疗为基础，根据病情、危险因素、血脂水平决定是否或何时开始药物治疗。高脂血症经过严格饮食控制 3～6 个月后，血脂水平仍明显增高者，特别对于中、老年人和有其他危险因素存在者必须给予药物治疗。药物治疗期间仍应坚持饮食治疗。

2.治疗药物

（1）药物的分类、作用及特点

① 羟甲基戊二酰辅酶 A（HMG-CoA）还原酶抑制剂（他汀类）　主要降低血浆 TC 和 LDL-ch，也在一定程度上降低 TG 和极低密度脂蛋白，轻度升高 HDL-ch 水平。临床常用药有：辛伐

他汀、氟伐他汀、阿托伐他汀。

②苯氧芳酸类（贝特类）　主要降低血浆 TG、VLDL-ch，也可以在一定程度上降低 TC 和 LDL-ch，升高 HDL-ch。临床常用药有：非诺贝特、苯扎贝特。

③烟酸类　属 B 族维生素，其用量超过作为维生素作用的剂量时，有调脂作用。能使血浆 TG、VLDL-ch、TC 和 LDL-ch 降低，HDL-ch 轻度升高。临床常用药有：烟酸、阿昔莫司。

④胆汁酸螯合剂　能降低 TC 和 LDL-ch。临床常用药有：考来烯胺、考来替泊。

⑤多烯脂肪酸类　多烯脂肪酸（PUFAs）种类很多，分为 n-3 型及 n-6 型。其中 n-3PUFAs 二十碳五烯酸（EPA）和二十二碳六烯酸（DHA）等，是海鱼油的主要成分。可降低 TG 和轻度升高 HDL-ch。n-6PUFAs 主要来源于植物油，能降低血浆 TC，对防治心脑血管疾病有一定作用。

⑥其他　如弹性酶、普罗布考、泛硫乙胺等。

（2）具体治疗　血脂调节药的选用可参见表 3-7。

①单纯性高胆固醇血症　可选用胆汁酸螯合剂、HMG-CoA 还原酶抑制剂、弹性酶、普罗布考和烟酸，其中以 HMG-CoA 还原酶抑制剂为最佳选择。

②单纯性高甘油三酯血症　轻度不必进行药物治疗。中度以上可选用鱼油制剂和苯氧芳酸类调脂药物。

③混合型高脂血症　为两种亚型，以胆固醇升高为主或是以甘油三酯升高为主。若以胆固醇升高为主，则首选 HMG-CoA 还原酶抑制剂，如果以甘油三酯升高为主，可先试用苯氧芳酸类。

④严重的高脂血症　单用一种调血脂药可能难以达到理想的调脂效果，这时可考虑采用联合用药。临床上常采用的联合用药方案有：对于严重高胆固醇血症，可用 HMG-CoA 还原酶抑制剂＋胆汁酸螯合剂或＋烟酸或＋苯氧芳酸类；对于重度高甘油三酯血症，可用鱼油＋苯氧芳酸类。

二维码14　高脂血症的药物治疗　扫一扫

■表3-7　血脂调节药的选用参考

高脂血症类型	首　选	次　选	可考虑的用药
高 TC 血症	HMG-CoA 还原酶抑制剂	胆汁酸螯合物	烟酸或苯氧芳酸类（贝特类）
高 TG 血症	苯氧芳酸类（贝特类）	烟酸	多烯脂肪酸类（鱼油）
混合型血脂异常			
以高 TC 为主	HMG-CoA 还原酶抑制剂	烟酸	苯氧芳酸类（贝特类）
以高 TG 为主	苯氧芳酸类（贝特类）	烟酸	
高 TG 和 TC	胆汁酸螯合剂＋苯氧芳酸类	HMG-CoA 还原酶抑制剂	阿托伐他丁
低 HDL-ch 血症	苯氧芳酸类、阿昔莫司	HMG-CoA 还原酶抑制剂	多烯脂肪酸类
阻止脂质浸润沉积	吡卡酯、泛硫乙胺		

四、用药注意事项

（1）定期检查血脂或安全指标，如肝功能（AST、ALT）、血钙、碱性磷酸酶、肌酸磷酸激酶（CPK）水平，如有异常应考虑是否需减量或停药，并应对异常指标跟踪观察。

（2）提倡联合用药，对显著增高的脂血症和家族性杂合型高胆固醇血症者单一用药调节血脂疗效不理想，提倡 2～3 种作用机制不同的药并用，使各药的剂量减少，降脂的幅度大。如影响胆固醇及胆汁酸吸收药＋HMG-CoA 还原酶抑制剂，或三者同时应用。或依替米贝与 HMG-CoA 还原酶抑制剂联合应用。但需注意各药对肝脏代谢酶的相互作用，减少不良反应事件。

（3）联合用药应慎重，在治疗剂量下与对细胞色素 P450 的同工酶 3A4（CYP3A4）有明显抑制的环孢素、伊曲康唑、酮康唑、大环内酯类抗生素、HIV 蛋白酶抑制剂、抗抑郁药等合用能显著增高 HMG-CoA 还原酶抑制剂的血浆水平。尤其不宜与吉非贝齐、烟酸合用，易增加横纹肌溶解。

（4）应用 HMG-CoA 还原酶抑制剂治疗初始剂量宜小，并将肌病的危险性告之患者，关注、及时报告所发生的肌痛、触痛或肌无力。对有急性严重症状提示为肌病者（CPK 水平高于上限 10 倍并出现肌痛症者），或有横纹肌炎继发肾衰的危险因素（如严重急性感染、大手术、创伤、严重的代谢、内分泌紊乱、癫痫）者，应及时停用 HMG-CoA 还原酶抑制剂。另外，应用 HMG-CoA 还原酶抑制剂可致急性胰腺炎，见于治疗 3 个月内，此时应停用。

（5）饮用大量西柚汁、嗜酒者，应避免应用 HMG-CoA 还原酶抑制剂或仅用小剂量，密切随访。

（6）苯氧芳酸类药具有高血浆蛋白结合率，与华法林合用时可使与血浆蛋白结合的华法林游离而产生出血倾向。

（7）提倡晚间服药，肝脏合成脂肪的峰期多在夜间，晚餐或晚餐后服药有助于提高疗效，同时定期检查血脂水平，根据疗效调整用药的剂量或更换品种。

五、案例分析

1.病例描述

患者，男，因血脂偏高、四肢发麻而就诊。医生处方：多烯康片，每次 1.2 克，3 次/日；阿司匹林片，每次 0.1 克，1 次/日；复方丹参片，每次 1 片，3 次/日。患者晚上自己加服卵磷脂、深海鱼油。向药师咨询：这些药物是否能同时服用？

生化检验单：TC 3.1 毫摩尔/升，TG 5.6 毫摩尔/升，血黏度 ++。

2.病例分析及用药

药师向患者建议：调血脂是个漫长的过程，贵在坚持。深海鱼油与多烯康药效、药物结构基本相同，只需服一种即可，可避免产生胃肠道不适或诱发出血。阿司匹林每次 50 毫克，1 次/日，复方丹参片也可减量，同时要注意牙龈或全身其他部位有无出血现象，如有出血要及时停药。

分析：多烯康有抑制血小板聚集、扩张血管和抗血栓形成作用，并可降低血黏度。复方丹参片和小剂量阿司匹林均有抑制血小板聚集作用。深海鱼油与多烯康同为不饱和脂肪酸类药物，药效相似，四药联用作用相加，不良反应也增加，有诱发出血的可能。

学习小结

项 目	内 容 要 点	项 目	内 容 要 点
高血压	高血压的发病机制 分类及临床表现 治疗原则与治疗药物（非处方药和处方药） 用药注意事项与健康提示 特殊人群用药	高脂血症	发病原因与临床表现 治疗原则与常用药物 不同类型高脂血症的具体治疗方案 用药与健康提示

课堂练习

一、A型题（单选题）

1. 高血压临床表现中错误的是（　　）。

A. 初期即有明显症状　　　　　　B. 诊断标准是血压高于 140/90 毫米汞柱

C. 绝大多数原发性高血压属于缓进型　　D. 可出现靶器官损害的临床表现

E. 约半数人测量血压后才偶然发现血压升高

2. 下列哪种药一般不作为降压治疗的起始用药。（　　）

A. 氢氯噻嗪 　　　　　B. 甲基多巴 　　　　　C. 硝苯地平

D. 缬沙坦 　　　　　E. 美托洛尔

3. 下列因素中，原发性高脂血症的主要致病因素是（　　）。

A. 年龄 　　　　　B. 遗传 　　　　　C. 饮食

D. 季节 　　　　　E. 昼夜

4. 下列关于他汀类药物表述不正确的是（　　）。

A. 可与胆酸螯合剂合用

B. 只有同烟酸、吉非贝齐等合用时才可出现横纹肌溶解症

C. 首选用于高胆固醇血症或以高胆固醇为主的混合型高脂血症

D. 宜从小剂量开始

E. 宜晚间服用

5. 下列治疗高脂血症的方案中，最先实施的是（　　）。

A. 药物疗法 　　　　　　　　B. 饮食疗法

C. 调节血脂 　　　　　　　　D. 消除恶化因素

E. 饮食疗法并长期坚持

二、B型题（配伍选择题）

[1～4] A. 男性<55岁，高血压1级，无其他危险因素

B. 高血压1～2级，同时有1～2种危险因素

C. 高血压1～2级，同时有3种或更多危险因素

D. 高血压3级，同时有1种或更多危险因素

E. 血压正常

1. 属于高危的是（　　）。

2. 属于中危的是（　　）。

3. 属于很高危的是（　　）。

4. 属于低危的是（　　）。

[5～7] A. 氢氯噻嗪 　　　　B. 卡托普利 　　　　C. 特拉唑嗪

D. 普萘洛尔 　　　　E. 利血平

以上抗高血压药的不良反应

5. 会出现直立性低血压的是（　　）。

6. 会出现咳嗽的是（　　）。

7. 会出现电解质紊乱的是（　　）。

[8～10]（各类血脂调节药的代表药物）

A. 烟酸类 　　　　　　　　B. 苯氧芳酸类

C. 胆汁酸螯合剂 　　　　　　D. 胆固醇吸收抑制剂

E.HMG-CoA还原酶抑制剂

8. 普伐他汀为（　　）。

9. 依替米贝为（　　）。

10. 吉非贝齐为（　　）。

三、X型题（多选题）

1. 下列高血压药物治疗正确的是（　　　）。

A. 一般不宜在睡前或夜间服用抗高血压药

B. 初始剂量要小，经 1 周后，如疗效不好可加量

C. 随访时了解患者主观感受及测血压即可

D. 血压仅在上午出现 1 次高峰

E. 重症高血压可较早增加剂量和合并用药

2. HMG-CoA 还原酶抑制剂不宜联用（　　　）。

A. 影响胆固醇吸收药　　　　　　B. 环孢素　　　　　　C. 伊曲康唑

D. 红霉素　　　　　　　　　　　E. 烟酸

3. Ⅲ 型高脂血症的主要特点是（　　　）。

A. 呈染色体显性遗传

B. 常呈染色体隐性遗传

C. 易诱发动脉粥样硬化

D. 常伴有肥胖症、糖尿病

E. 手掌纹理、眼睑、肌腱处多发节结性黄色瘤

4. 下列病症中，归属于缺血性脑卒中的是（　　　）。

A. 脑栓塞　　　　　　　　　　　B. 脑出血

C. 脑血栓形成　　　　　　　　　D. 蛛网膜下腔出血

E. 原发性脑实质出血

任务四　消化系统病症的用药指导

活动一　消化不良的用药指导

课堂互动　请同学们走访各大药房，搜集资料，了解目前临床常用的治疗消化不良的药物的名称、主要成分以及适应证。

一、概述

消化不良是一种临床症候群，是由胃动力障碍所引起的疾病，也包括胃蠕动不好的胃轻瘫和食管反流病。其概念比较笼统，是胃部不适的总称，可发生于任何年龄和性别，每个患者的主诉都有不同的内涵。

导致消化不良的原因很多，主要有：

（1）慢性持续性消化不良，主要由慢性胃炎、胃溃疡、十二指肠溃疡、慢性胆囊炎、慢性胰腺炎等引起；

（2）偶然的消化不良，可能与进食过饱、进食油腻食物、饮酒过量有关；

（3）服用药物影响食欲，如阿司匹林、红霉素等；

（4）精神因素也可能会影响消化功能；

（5）胃动力不足，老年人由于年龄增大而胃肠动力降低，食物在胃内停留时间过长，胃内容物排空的速度缓慢，也会发生功能性消化不良；

（6）全身性疾病在胃肠方面的表现，如感染、月经期、儿童缺乏锌元素、发热、食物中毒及慢性肝炎等消化性疾病。

二、分类及临床表现

1.分类

从根源上看，消化不良可以分为两大类。一类是由于胃肠动力减低所致的消化不良，其主要原因有：心理压力过大、幽门螺杆菌感染、慢性炎症、饮食无规律、暴饮暴食等不良饮食习惯。另一类则是由于其他疾病引起的各种消化腺分泌的消化酶不足，或肝脏分泌的胆汁不足，而产生的消化不良。

2.临床表现

（1）进食或食后有腹部不适、腹胀、嗳气、腹部有压迫感和（或）腹痛，可放射到胸部，烧心、恶心，并常常伴有舌苔厚及上腹深压痛。

（2）进食、运动或平卧后上腹正中有烧灼感或反酸，并可延伸至咽喉部。

（3）食欲不振，对油腻食品尤为反感。

（4）经常感觉饱胀或有胃肠胀气感，打嗝、排气增多，有时可出现轻度腹泻。

三、治疗

1.治疗原则

主要是对症治疗，要遵循综合治疗和个体化治疗的原则。建立良好的生活习惯，避免烟、酒及服用非甾体抗炎药，避免个人生活经历中会诱发症状的食物；注意根据患者不同特点进行心理治疗，消除患者对所患疾病的恐惧和疑虑；失眠、焦虑者可于睡前口服适当镇静催眠药。

2.治疗药物

（1）动力药　能增加胃肠平滑肌张力及蠕动，使胃排空速度加快，胃部得以畅通、消化和推进食物，促进食物及肠道气体排泄，从而消除消化不良的各种症状。多潘立酮（吗丁啉）10毫克，一日3次，餐前15～30分钟服用，用于消化不良、腹胀、嗳气、恶心、呕吐。

（2）消化酶类　达吉（复方消化酶胶囊）、泌特（复方阿嗪米特肠溶片）、米曲菌胰酶片（慷彼申）、干酵母、胰酶、乳酶生（表飞鸣）。乳酶生为活肠球菌的干燥制剂，能在肠内分解糖类，生成乳酸，使肠内酸度增加，从而抑制腐败菌的生长繁殖，并防止肠内发酵，减少嗳气，促进消化和止泻。用于消化不良、腹胀及小儿饮食失调所引起的腹泻、绿便等。

（3）抑酸药　雷尼替丁20毫克，每日2次，或奥美拉唑片20毫克，每日早晚餐前半小时口服，用于慢性胃炎、胃溃疡、十二指肠溃疡等导致的消化不良。

四、用药注意事项

课堂互动　微生态制剂应该如何正确服用？

（1）助消化药多为酶或活菌制剂，性质不稳定，不耐热或易于吸湿，应置于冷暗处储存，超过有效期后不得服用。另送服时不宜用热水。

（2）抗菌药可抑制或杀灭助消化药中活菌制剂的活性，使效价降低；吸附剂可吸附药物，降低疗效，如必须合用应间隔 2～3 小时。

（3）酸和碱均可降低助消化药的效价，服用时禁用酸碱性较强的药物和食物。

（4）干酵母和乳酶生的不良反应较少，但不可过量，过量可能发生腹泻；胰酶所致的不良反应偶见腹泻、便秘、恶心及皮疹，其在酸性条件下易被破坏，故需用肠溶衣片，口服时不可嚼碎，应整片吞下，以免药物残留于口腔内，发生严重的口腔溃疡。

（5）胰酶对急性胰腺炎早期患者禁用，对蛋白质及制剂过敏者禁用；其在酸性环境中活力减弱，忌与稀盐酸等酸性药同服。与阿卡波糖、吡格列酮合用，可降低降糖药的药效；与等量碳酸氢钠同服，可增强疗效；与西咪替丁合用，由于后者抑制胃酸的分泌，增加胃肠的 pH 值，防止胰酶失活，增强疗效。胃蛋白酶不宜与抗酸药同服。

（6）多潘立酮对乳腺癌、嗜铬细胞瘤、机械性肠梗阻、胃肠道出血者禁用；对心律失常、接受化疗的肿瘤患者、妊娠期妇女慎用；同时在服用期间排便次数可能增加。

五、案例分析

1.案例一

王某，从事销售工作，经常陪客户吃饭、应酬，喝酒。症状：常常在喝酒后的几天内，觉得胃痛、腹胀，严重的时候甚至恶心、呕吐。

分析：长时间饮酒会带来胃黏膜损伤性炎症，进而引起胃动力障碍，对于这类患者，一方面应当使用抑酸药如雷尼替丁以减轻酒精对于胃黏膜的损伤，促进胃黏膜急性炎症的恢复；另一方面可以服用促动力药如吗丁啉以增加胃蠕动、帮助消化，减轻腹胀、恶心、呕吐的症状。当然，最重要的还是要建立良好的生活习惯，戒烟戒酒。

2.案例二

患者刘某，软件工程师，工作紧张，每天吃饭没有固定的时间，常常是刚吃完了饭就立刻工作，时间长了就出现了腹胀嗳气等消化不良症状，还出现了便秘。

分析：长期精神紧张的人，胃肠得不到充分的血液供应，功能会大大下降，分泌消化液不足，胃肠蠕动减慢。对于这样的病人，可以使用莫沙比利促进胃肠道的蠕动，不仅可以减轻腹胀，还可以治疗便秘。同时可以服用消化酶如胃蛋白酶，以补充机体本身的分泌不足，促进消化。当然，最重要的是改善生活方式，吃饭要定点定时，注意劳逸结合。

实训指导 情境模拟之消化不良的用药指导

一、实训任务

1. 能够通过患者对症状的描述做出准确判断。

2. 通过情境模拟，能根据患者的病情特征，有针对性地推荐出相应的药品，熟知常用药物的用法用量。

3. 能对患者进行正确的用药指导，纠正患者不良饮食习惯。

二、实训学时数

2 学时。

三、实训指导

1. 常见的消化不良的原因

（1）因慢性胃炎、胃溃疡、十二指肠溃疡、慢性胆囊炎、慢性胰腺炎等消化性疾病引起，特点是慢性、持续性消化不良。

（2）因进食过饱、进食油腻食物过多或大量饮酒引起，为偶发性的消化不良。

（3）因胃动力不足（如老年人胃肠动力降低）导致胃排空速度减慢引起消化不良。

（4）因感染、月经期、发热、食物中毒等全身性疾病导致消化不良。

（5）因精神因素（如焦虑、抑郁等）导致消化不良。

（6）因服用药物如阿司匹林、红霉素等引起消化不良。

2.推荐药品时的注意事项

（1）根据患者病情特征判断病因，针对病因及症状正确推荐药物。

（2）注意配伍禁忌　抗菌药不可与活菌制剂联用；吸附剂不可与其他药物同服，如必须合用应间隔 2～3 小时；服药时忌酸碱性较强的药物和食物；胰酶忌与稀盐酸等酸性药同服；急性胰腺炎早期患者及对蛋白质及制剂过敏者禁用胰酶；胰酶忌与阿卡波糖、吡格列酮合用，可降低降糖药的药效；乳腺癌、嗜铬细胞瘤、机械性肠梗阻、胃肠道出血者禁用多潘立酮；胃蛋白酶不宜与抗酸药同服。

（3）建议患者改善生活习惯，吃饭定时定点，忌食辛辣、生冷油腻食物，忌烟忌酒，注意保暖，劳逸结合，保持乐观情绪。

四、实训准备

1. 模拟药房（内有柜台、药架及多媒体设备）。

2. 学生分组，两人一组，分别扮演药店营业员及顾客。

五、操作步骤

1. 角色扮演分组

针对不同病因引起的消化不良，每组设计一个情境，学生进行角色分工，并模拟演练，教师点评指导。

2. 讨论

分组讨论，指出问病及荐药过程中的不足之处。

3. 教师总结后，做 1～2 个病例分析，主要介绍药品选择，在此基础上学生对自己的设计方案进行修改完善。

六、实训思考

1. 治疗消化不良药物在使用时有哪些注意事项？

2. 引起消化不良的原因有哪些？如何有针对性地荐药？

活动二　腹泻的用药指导

课堂互动　　患者，女，25 岁，已婚。在路边餐馆吃饭，半天后，出现腹痛、腹泻、发热、呕吐，稀便无脓血，体温 37～38.5℃，血白细胞计数 21×10^9/ 升。

请同学们判断患者腹泻原因，设计指导患者用药情景并分组进行演练。

一、概述

腹泻（diarrhea）是一种常见症状，是指排便次数明显超过平日习惯的频率，粪质稀薄，水分增加，每日排便超过 3 次，或粪便中脂肪成分增多，或含未消化食物、脓血、黏液。

腹泻的病因复杂，一般按病因可分为 8 种类型。

（1）感染性腹泻　多由细菌（沙门菌属、副溶血弧菌、金葡菌、大肠杆菌、痢疾杆菌、艰难梭菌）、真菌（肠念珠菌）、病毒（轮状病毒、柯萨奇病毒）、寄生虫（阿米巴、血吸虫、梨形鞭毛虫）感染或食物中毒而造成。

（2）炎症性肠炎　由直肠或结肠溃疡、肿瘤或炎症引起。

（3）消化性腹泻　由消化不良、吸收不良或暴饮暴食引起。

（4）激惹性或旅行者腹泻　常由外界的各种刺激所致，如受寒、水土不服，过食海鲜、油腻或辛辣食物刺激等。

（5）激素性腹泻　由变态反应或由肠肿瘤产生过多的激素所致。

（6）菌群失调性腹泻　由于肠道正常细菌的数量或比例失去平衡所致，一般多因长期应用广谱抗生素、肾上腺皮质激素而诱发。

（7）功能性腹泻　由精神因素，如紧张、激动、惊吓或结肠过敏等引起。

（8）肠易激综合征（irritable bowel syndrome，IBS）　类似于腹泻，为伴有腹痛和结肠功能紊乱的常见病，其特征是没有感染或炎症的存在，原因不明，饮食、生活方式、感染和无关的炎症均被认为是潜在的致病因素。

二、分类及临床表现

1.分类

（1）根据病程长短，分为急性腹泻与慢性腹泻两种。

（2）根据病理生理的特点可分为渗出性腹泻、分泌性腹泻、渗透性腹泻、吸收不良性腹泻和胃肠蠕动加速性腹泻。

（3）按解剖部位可分为：胃源性腹泻、肠源性腹泻、内分泌失常性腹泻和功能性腹泻。

2.临床表现

腹泻分为急、慢性两种类型：急性腹泻多见于肠道感染、食物中毒、出血性坏死性肠炎、急性局限性肠炎、肠型紫癜等，可明显分为两大亚型——痢疾样腹泻或水泻，其亚型取决于致病因素的性质。痢疾样腹泻可有黏膜破坏，频频排出有脓血性粪便，并伴腹痛、里急后重；而水泻不含红细胞、脓细胞，不伴腹痛和里急后重。慢性腹泻起病缓慢，见于阿米巴痢疾、结核、血吸虫病、肿瘤等；成批发病且症状相同为食物中毒、流行性腹泻或传染病的流行。小肠炎性腹泻，腹泻后腹痛多不缓解；结肠炎性腹泻于腹泻后腹痛多可缓解。

在粪便的性状上各种腹泻的表现也不尽相同：粪便呈稀薄水样且量多，为小肠性腹泻；脓血便或黏液便见于菌痢；暗红色果酱样便见于阿米巴痢疾；血水或洗肉水样便见于嗜盐菌性食物中毒和急性出血性坏死性肠炎；黄水样便见于沙门菌属或金葡菌性食物中毒；米泔水样便见于霍乱或副霍乱；脂肪泻和白陶土色便见于肠道阻塞、吸收不良综合征；黄绿色混有奶瓣便见于婴儿消化不良；而激惹性腹泻时多为水便，伴有粪便的颗粒，下泻急促，同时腹部有肠鸣音、腹痛剧烈。

三、治疗

1.治疗原则

明确病因，早发现，早治疗，对症治疗，选择合理的治疗方法，不滥用止泻药和抗生素。

2.治疗药物

《国家非处方药目录》收载的止泻药的活性成分和制剂有：药用炭、鞣酸蛋白、盐酸小檗碱（黄连素）、口服补液盐、乳酸菌素、双歧三联活菌制剂、地衣芽孢杆菌活菌制剂、复方嗜酸乳杆菌片、复合乳酸菌胶囊、口服双歧杆菌活菌制剂等。

（1）非处方药

① 感染性腹泻　对痢疾、大肠杆菌感染的轻度急性腹泻应首选黄连素或口服药用炭或鞣酸蛋白，餐前服用；鞣酸蛋白空腹服用。

② 消化性腹泻　因胰腺功能不全引起的消化不良性腹泻，应服用胰酶；对摄食脂肪过多者可服用胰酶和碳酸氢钠；对摄食蛋白质而致消化不良者宜服胃蛋白酶；对同时伴腹胀者可选用乳酶生或二甲硅油。

③ 激惹性腹泻　因化学刺激引起的腹泻，可供选用的有双八面蒙脱石。对激惹性腹泻，应注意腹部保暖，控制饮食（少食生冷、油腻、辛辣食物），同时口服乳酶生或微生态制剂。

④ 肠道菌群失调性腹泻　可补充微生态制剂。复方嗜酸乳杆菌片（乳杆菌）减少腹胀和腹泻。双歧三联活菌胶囊、地衣芽孢杆菌活菌胶囊在肠内补充正常的生理细菌，维持肠道正常菌群的平衡，达到止泻的目的。

（2）处方药

① 感染性腹泻　对细菌感染的急性腹泻应选服庆大霉素、左氧氟沙星、氧氟沙星、环丙沙星。

② 病毒性腹泻　此时应用抗生素或微生态制剂基本无效，可选用抗病毒药，如阿昔洛韦、泛昔洛韦。

③ 腹痛较重或反复呕吐腹泻　腹痛剧烈时可服用山莨菪碱片；或口服颠茄浸膏片。

④ 激惹性腹泻　可选用硝苯地平含服。

⑤ 急慢性功能性腹泻　首选洛哌丁胺或地芬诺酯。

⑥ 肠易激综合征　对以腹泻为主要症状的 IBS，可选用胃肠道钙通道阻滞剂匹维溴铵，止痛而止泻。阿洛司琼可显著降低直肠扩张或受损，缓解腹痛或不适，对女性 IBS 更佳。

四、用药注意事项

（1）由于腹泻是由多种不同病因所致，所以在应用止泻药治疗的同时，实施对因治疗不可忽视。由细菌、病毒感染而引起的腹泻有促进毒素排出的作用，故止泻药应慎用。腹泻消失的快慢，有赖于正确的诊断和正确的治疗。

（2）由于胃肠液中钾离子浓度较高，腹泻常可致钾离子的过量丢失，低血钾可影响心脏功能，故需特别注意补充钾盐。

（3）长期或剧烈腹泻时，体内水、盐的代谢发生紊乱，常见的为脱水症和钠、钾代谢的紊乱，严重者可危及生命。因此，在针对病因治疗的同时，还应及时补充水和电解质，以调整不平衡状态。可口服补液盐（ORS）粉剂或口服补液盐 2 号粉剂，每袋加 500～1000 毫升凉开水溶解后服。

（4）对消化和吸收不良综合征，因胰腺功能不全引起的消化不良性腹泻患者，应用胰酶替代疗法。

（5）应注意腹泻时由于排出大量水分，可导致全身血容量下降，血液黏稠度增加和流动缓慢，使脑血液循环恶化，诱发脑动脉闭塞、脑血流不足、脑梗死。

（6）盐酸小檗碱（黄连素）不宜与鞣酸蛋白合用。鞣酸蛋白大量服用可能会引起便秘，也不宜与铁剂同服。

（7）感染型腹泻通常应用抗生素治疗，为防止因使用抗生素引起菌群失调，一般可以使用微生态制剂帮助恢复菌群的平衡。微生态制剂多为活菌制剂，不宜与抗生素、药用炭、黄连素和鞣酸蛋白同时应用，以避免降低效价。如需合用，至少应间隔 3 小时。

知识拓展

长期或剧烈腹泻时为什么要大量饮水和补充电解质？

腹泻时体内的水、电解质和酸碱度容易失去平衡，若这种失衡超过了人体的代偿能力，将使水、盐的代谢紊乱，常引起脱水症和钠、钾代谢的紊乱，严重者可危及生命。

正常状态下的成年人，在适宜的气候下，每日需水量为每千克体重 30～50 毫升，这样才能将尿量保持在生理范围内。电解质的需要量为钠离子 70～140 毫摩尔 / 日，钾离子 40～80 毫摩尔 / 日。人长期处于此种平衡，因此，在针对腹泻病因治疗的同时，还应及时补充水和电解质，以纠正不平衡状态。

（8）药用炭可影响儿童的营养吸收，3 岁以下儿童如患长期的腹泻或腹胀禁用；另外也不宜与维生素、抗生素、生物碱、乳酶生及各种消化酶同时服用，因能吸附上述药物，影响疗效。严重腹泻时应禁食。

五、案例分析

1. 案例一

患者，男，30 岁，腹痛、腹泻一天。患者前晚与同事在一起聚会，吃了一顿火锅并喝了些酒水。当晚觉得肠胃不适，第二天起床出现腹泻并伴有脐周绞痛、排稀水样便，半天排便 5～6 次，无脓血。现出现口渴症状，体温正常。

分析：根据患者病情首先应使用抗生素如盐酸小檗碱或诺氟沙星。为防止腹泻造成水、电解质的流失，应联合使用止泻药如蒙脱石散。患者出现脱水情况需口服补液盐，多喝水。

2. 案例二

患者，1.5 岁，近两天无明显诱因开始泻肚，每天拉黄色稀便数次，有时发低热，不肯吃东西。到医务室就诊，医生诊断是肠炎，并给孩子口服庆大霉素和黄连素，结果患儿病情无好转，腹泻次数增多。

分析：近年来腹泻治疗中滥用抗菌药物现象较为普遍。而滥用抗菌药物会造成细菌耐药菌株不断增多，同时还可继发肠道菌群失调、霉菌性肠炎等，使腹泻病迁延或加重，事实上 70% 的急性水样便腹泻多为病毒或产毒素细菌引起，可以不用抗菌药物，选用微生态调节剂和黏膜保护剂即可治愈。只有大约 30% 患儿腹泻系由细菌如痢疾杆菌、侵袭性大肠杆菌、沙门菌等引起，需使用敏感抗菌药物。如用药 48 小时后病情无好转，可考虑更换一种抗菌药物。

活动三　便秘的用药指导

课堂互动　患者，男，外企高管，近一年大便无规律，平均六、七天排便一次，且大便干结、量少，排除困难，且常感觉腹胀，排气增多。患者平日工作节奏快，午餐常吃快餐，以肉类为主，很少摄入水果、蔬菜，平日运动少，经常加班、应酬，生活无规律。

假设你是药店药师，请根据患者上述症状设计问病卖药并给予用药指导的情景，分组练习。

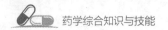

一、概述

便秘是指大便次数减少和（或）粪便干燥难以排解。一般 2 天以上无排便，提示存在便秘。但健康人的排便习惯可以有明显不同。因此，有无便秘必须根据本人平时的排便习惯和排便有无困难作出判断。人体在进食后，需 10～40 小时后排出粪便，大多数活动、健康人在饮食摄入平衡的情况下，不会发生便秘。正常粪便稠度适中，稍加用力即能排出。一般认为，一日排便不多于 3 次或每周不少于 2 次，一次大便的重量为 150～350 克，皆为正常范围，过多则是腹泻，过少则为便秘，决定便秘程度的是大便稠度而不是大便的次数。

发生便秘常见原因有：①不良的饮食习惯，由于进食量不足或食物过于精细，没有足够的食物纤维以致食物残渣太少；②饮水不足及肠蠕动过缓，导致从粪便中持续再吸收水分和电解质，大便干结；③排便动力不足，如年老体弱者、久病卧床者、产妇等，可因膈肌、腹肌、肛门括约肌收缩力减弱、腹压降低而致排便动力不足，使粪便排不干净，粪块残留，发生便秘；④排入直肠粪便重量的压力达不到刺激神经末梢感受器兴奋的正常值（25～50 克粪便重量的压力为正常值），不能形成排便反射；⑤结肠低张力、肠运行不正常；⑥服用碳酸钙、氢氧化铝、阿托品、溴丙胺太林、吗啡、地芬诺酯、胶体果胶铋及长期滥用泻药，使肠壁神经感受细胞应激性降低，不能产生正常蠕动及排便反射，导致顽固性便秘；⑦排便也与条件反射有关，有规律的良好排便习惯，定时产生强烈的排便感；⑧拖延大便时间，忽视定时排便的习惯，或因工作紧张、旅行生活等拖延大便时间使已经到了直肠的粪便返回结肠，从而导致直肠壁神经细胞对粪便进入直肠后产生的压力感受反应变迟钝，形成习惯性便秘。

二、分类及临床表现

1.分类

（1）按病程或起病方式分：急性便秘和慢性便秘。

（2）按有无器质性病变分：器质性便秘和功能性便秘。

（3）按结肠、直肠平滑肌功能状态分：松弛性便秘和痉挛性便秘。

2.临床表现

便秘仅是一个症状，表现为大便干结，并感到排便费力、排出困难和排不干净。有些患者可同时出现下腹部膨胀感、腹痛、恶心、食欲减退、口臭、口苦、全身无力、头晕、头痛等感觉，有时在小腹左侧（即左下腹部乙状结肠部位）可摸到包块（即粪便）及发生痉挛的肠管。

三、治疗

1.治疗原则

明确病因，早发现，早治疗，对症治疗，选择合理的治疗方法，不滥用腹泻药。最终达到不使用泻药即可让患者便秘症状缓解，并能形成规律排便习惯的目的。

2.治疗药物

（1）容积性治疗便秘的药物　（膨胀性）纤维能够加速结肠和全部胃肠道运动，吸附水分，使大便松软易于排出。本类药物安全、温和，适用于慢性便秘。代表药有：麦麸、羟甲基纤维素钠、聚乙二醇等。

（2）接触性治疗便秘的药物　直接刺激结肠的肌间神经丛，刺激黏液和氧化物的分泌。起效快，适用于急性便秘。峻泻、副作用大、某些毒性成分在小肠被吸收，产生全身不良反应，长期使用可以引起肠肌神经丛变性，导致继发性便秘，切忌长期服用。代表药物有：番泻叶、大黄、芦荟、酚酞片（果导片）等。

知识拓展

酚酞片

酚酞片是原来临床治疗顽固性便秘的常用药物，属于接触性泻药，药物毒副作用大，2021 年 1 月 14 日，国家药监局发布关于注销酚酞片和酚酞含片药品注册证书的公告（2021 年第 6 号）：

根据《中华人民共和国药品管理法》第八十三条规定，国家药品监督管理局组织对酚酞片和酚酞含片进行了上市后评价，评价认为酚酞片和酚酞含片存在严重不良反应，在我国使用风险大于获益，决定自即日起停止酚酞片和酚酞含片在我国的生产、销售和使用，注销药品注册证书（药品批准文号）。已上市销售的酚酞片和酚酞含片由生产企业负责召回，召回产品由企业所在地药品监督管理部门监督销毁。

（3）渗透性治疗便秘的药物　改变肠腔渗透性，将水分保持在肠腔中，增加肠道中的液体量，使粪便软化。可造成体内电解质紊乱、胀气，长期服用可产生耐药性，对张立弛缓性（老年性）便秘疗效不佳。代表药物有：硫酸镁、甘露醇、乳果糖等。其中矿物盐起效快，适用于急性便秘；乳果糖适用于慢性便秘。

（4）润滑性治疗便秘的药物　润滑肠壁，渗入直肠软化粪便。安全、温和，适用于慢性便秘。代表药物有：甘油、液状石蜡、蜂蜜等。

课堂互动　常用的开塞露有几种？其所含成分有何差异？

四、用药注意事项

（1）由于便秘形成的原因很多，各种急慢性病均可引起，故应找准病因进行针对性治疗，或增加运动量，改变不良的饮食习惯，多食用蔬菜和水果，尽量少用或不用缓泻药。

（2）缓泻药应用的目的在于消除不适症状，使患者排便通畅，次数正常，易于排出。其作用途径不一，适应证也不同。对长期慢性便秘，不宜长期大量使用刺激性药物，因为其可损伤肠壁神经丛细胞，造成进一步便秘。对结肠低张力所致的便秘，于睡前服用刺激性泻药，以达次日清晨排便的目的，或用开塞露。对结肠痉挛所致的便秘，可用膨胀性或润滑性泻药，增加食物纤维的量。

（3）乳果糖对糖尿病患者要慎用；对有乳酸血症患者禁用。为避免对胃黏膜的刺激性，比沙可啶在服药时不得嚼碎，服药前后 2 小时不要喝牛奶、口服抗酸药或刺激性药。另外，本品有刺激性，避免接触眼睛和皮肤黏膜；对妊娠期妇女慎用；对急腹症患者禁用。硫酸镁宜在清晨空腹服用，并大量饮水，以加速导泻和防止脱水。另在排便反射减弱引起腹胀时，应禁用硫酸镁导泻，以免突然增加肠内容物而不能引起排便。

（4）儿童不宜应用缓泻药，因可造成缓泻药依赖性便秘。

（5）口服缓泻药仅是临时的措施，一旦便秘缓解，就应停用；缓泻药连续使用不宜超过 7 日。

（6）一般缓泻药可在睡前给药。

（7）缓泻药对伴有阑尾炎、肠梗阻、不明原因的腹痛、腹胀者禁用；妊娠期妇女慎用。

五、案例分析

1.病例描述

患者，女，30 岁，公司职员，最近总是感觉排便不尽，且腹胀、厌食。在此之前患者刚找到一份新工作，压力较大，由于离家较远不太适应，饮食规律被打乱，排便规律也被打乱，不能定时排便。无既往病史。

2.病例分析

从上述情况分析该患者得了习惯性便秘。患者由于工作环境发生改变，整天忙于工作使便意消失，使粪便在直肠内停留时间延长，从而引起了便秘。

3.推荐用药

习惯性便秘的治疗关键在于建立科学合理的排便、饮食和生活习惯。药物治疗便秘多半是以泻药为主，泻药虽可通便，但用药之后往往又出现继发性便秘；同时，有些泻药可使身体丢失大量水分和电解质，容易引起机体的水、电解质紊乱。如果要用药的话，可短期使用比沙可啶，一次1～2片，睡前整片吞服，6～10小时后排便。或者使用果导片，每次0.1～0.2克，睡前顿服。

活动四 蛔虫病的用药指导

一、概述

似蚓蛔线虫简称蛔虫，是人体内最常见的寄生虫之一。成虫寄生于小肠，可引起蛔虫病。成人与儿童均可感染，但多见于5～15岁儿童。发病率农村高于城市、温热带高于寒带。此外，犬弓首线虫是犬类常见的肠道寄生虫，其幼虫能在人体内移行，引起内脏幼虫移行症。

蛔虫病是由于误食沾有蛔虫卵的生冷蔬菜、瓜果或其他不洁之物而引起的。蛔虫寄生在小肠内，由于蛔虫具有喜温，恶寒怕热，性动好窜，善于钻孔的特性，故当人体脾胃功能失调或有全身发热性疾患时，蛔虫即易在腹中乱窜而引起多种病症。若蛔虫钻入胆管、阑门，或蛔虫数量较多，在肠中缠结成团，则出现多种病变及症状。

二、临床表现

（1）腹痛 当成虫在小肠寄生时，儿童、体弱者可出现脐周或上腹痛，呈间歇反复发作。

（2）精神症状 儿童常有精神不安、哭闹、失眠、头痛、夜间磨牙、梦惊；严重者会导致发育障碍和智力迟钝。

（3）消化道症状 伴有食欲缺乏、恶心、呕吐、便秘、腹泻。

（4）过敏反应 早期当幼虫在体内移行时，可引起过敏症状，反复出现荨麻疹、哮喘、瘙痒、血管神经性水肿，面部可见白色虫斑，重者可致营养不良、面黄消瘦或面色不均匀。

（5）粪检和血常规 有时可呕吐虫体或便出蛔虫，或在大便中找到蛔虫，在镜检下可发现蛔虫。血常规检查可见嗜酸粒细胞增多。

三、治疗

1.治疗原则

对蛔虫病的防治，应采取综合性措施。包括查治病人和带虫者，处理粪便、管好水源和预防感染几个方面。加强宣传教育，普及卫生知识，注意饮食卫生和个人卫生，做到饭前、便后洗手，不生食未洗净的蔬菜及瓜果，不饮生水，防止食入蛔虫卵，减少感染机会。对病人和带虫者进行驱虫治疗，是控制传染源的重要措施。驱虫治疗既可降低感染率，减少传染源，又可改善儿童的健康状况。驱虫时间宜在感染高峰之后的秋、冬季节，学龄儿童可采用集体服药。由于存在再感染的可能，所以，最好每隔3～4个月驱虫一次。对有并发症的患者，应及时送医院诊治，不要自行用药，以免贻误病情。

知识拓展

如何预防肠道寄生虫？

姜片虫：主要因生食水红菱、荸荠、藕等食物传染所致，因此带皮食物吃前要洗干净，最好用开水烫后去皮食用。

绦虫：不吃未检验和半生不熟的牛肉、猪肉。

蛔虫：主要经口传播，要注意饮食卫生，生吃瓜果需洗干净，饭前便后要洗手、勤剪指甲、不吮吸手指等。

蛲虫：勤洗澡、勤剪指甲、勤换内衣。对已污染的衣裤，应在开水中浸泡或煮沸，然后在太阳下晾晒。

2. 治疗药物

《国家非处方药目录》中收载的抗蠕虫药物活性成分有阿苯达唑、甲苯达唑、枸橼酸哌嗪、噻嘧啶。

（1）非处方药

① 阿苯达唑（肠虫清）对蛔虫、蛲虫、鞭虫、钩虫的成虫及幼虫均有较好疗效，适用于多种线虫的混合感染。但具有致畸和胚胎毒作用，孕妇禁用。成人治疗蛔虫感染，以单剂量 0.4 克顿服，治愈率高达 100%；2～12 岁儿童用量减半，单剂量 0.2 克，12 岁以上儿童用量同成人。

② 甲苯达唑　对蛔虫、蛲虫、鞭虫、钩虫（十二指肠及美洲钩虫）、粪类圆线虫的成虫及幼虫均有较好疗效。成人治疗蛔虫感染，一次 0.2 克顿服；4 岁以下儿童用量减半，一次 100 毫克。4 岁以上儿童用量同成人量。

③ 枸橼酸哌嗪　具有麻痹虫体肌肉的作用，使之不能附着在人体的肠壁上，随粪便排出。成人一次 3～3.5 克；儿童一日 100～160 毫克 / 千克，或 1～3 岁一次 1.0～1.5 克，4～6 岁一次 1.5～2.0 克，7～9 岁一次 2.0～2.5 克，9 岁以上 3 克，睡前顿服，连服 2 日，一般不必同服缓泻药。

④ 噻嘧啶　通过抑制胆碱酯酶，对肠道寄生虫具有神经肌肉阻滞作用，能麻痹虫体使之止动，安全排出体外。作用快而优于哌嗪。口服本品驱虫时无需缓泻药。适用于蛔虫、蛲虫及十二指肠钩虫感染。治疗蛔虫病成人 100 毫克 / 千克顿服（一般为 500 毫克），疗程 1～2 日；儿童 10 毫克 / 千克顿服，连续口服 2 日。

（2）处方药

① 噻苯达唑　为广谱抗线虫药，对粪类圆线虫病、鞭虫病、蛔虫病等均有作用。一次 25 毫克 / 千克，一日 2 次，连续 2 日。

② 伊维菌素　是新型的广谱、高效、低毒抗生素类抗寄生虫药。可破坏神经递质——酪氨酸所介导的中枢神经系统突触传递过程，导致虫体神经系统麻痹而死亡。用于蛔虫病，成人一次 0.05～0.2 毫克 / 千克，空腹或睡前顿服。

四、用药注意事项

（1）空腹服用抗蠕虫药可减少人体对药物的吸收，增加药物与虫体的直接接触，增强疗效，宜在临睡前服用。

（2）要坚持用药，在第一个疗程后应注意观察大便有无虫体。如未根治，则需进行第 2 个疗程的治疗。但两个疗程间应至少间隔 1～2 周。如遗忘漏服，应尽快补服，若已接近下一次服药时间，则无须补服，也不必增加剂量。

（3）少数蛔虫感染较严重的病例在服药后可引起蛔虫游走，造成腹痛或口吐蛔虫，甚至引起窒息，此时应加用噻嘧啶等驱虫药以避免发生上述不良反应，或向医师咨询。

（4）妊娠期及哺乳期妇女不宜应用抗蠕虫药；大多数抗蠕虫药在肝脏分解而经肾脏排泄，但2岁以下的儿童肝、肾脏发育不全，尤其是肝脏内缺乏有关代谢酶，容易损伤肝、肾，因此对2岁以下儿童禁用，尤其噻嘧啶对1岁以下儿童禁用，对肝、肾功能不全者要慎用。

（5）抗蠕虫药对癫痫、急性化脓性或弥漫性皮炎患者禁用；对活动性消化性溃疡患者慎用。

（6）噻嘧啶与枸橼酸哌嗪有拮抗作用，不能合用。

（7）抗蠕虫药不宜长时间应用，否则对人体的糖代谢也会产生影响。

（8）对肠道蛔虫的感染，预防是至关重要的。要养成良好的卫生习惯，餐前、便后要洗手，生吃瓜果要洗净；经常剪指甲，并纠正儿童吸吮手指的习惯。

（9）服用蛔虫药后应多喝水，多吃含植物纤维的食物。因为水和植物纤维能增强肠蠕动，促进排便，及时把被药物杀死的虫体同粪便一同排出。

知识拓展

中药治疗肠道寄生虫病感染

早在远古时期，人们就发现有些中草药可以用于治疗肠道寄生虫感染。《千金方》《神农本草经》《外台秘要》等医学著作中对中草药治疗肠道寄生虫感染均有详细记载。

例如，《千金方》中记载槟榔治疗"槟榔二七枚治，下筛，以水二升半，先煮其皮，取一升半，其滓纳末，顿服"。并提出驱绦虫的注意事项"暖卧虫出，出不尽更合服，取瘥止，宿勿食，旦服之"。

此外，亦有对蛲虫、蛔虫、血吸虫等寄生虫感染治疗方法的相关记载，这是我国古代人民的智慧结晶，相信经过我们一代又一代人的传承以及孜孜不倦的努力，中医药文化会在世界发扬光大，中医药产业也会应该迎来更多的发展机遇和挑战。

活动五　消化性溃疡病的用药指导

课堂互动　患者，男性，42岁，司机，上腹部间断性疼痛3年有余，无明显诱因近3天加重，伴有烧心，清晨空腹饥饿时疼痛明显，饭后可缓解，临床诊断为消化性溃疡。

请同学们分析，针对患者症状，应选择什么药物进行治疗？

一、概述

消化性溃疡病是指发生在胃和十二指肠的慢性溃疡，是最常见的消化系统病，发病率约占人口总数的10%，多发生在胃肠道接触胃酸和胃蛋白酶的部位，其发病机制较为复杂，迄今尚未完全阐明。

目前认为消化性溃疡的产生有两方面的原因。一方面是由于胃和十二指肠黏膜的自我保护能力被破坏。如经常进食粗糙、刺激性食物和服用阿司匹林、泼尼松、乙醇等，以及反流的十二指肠液，都可以损害胃黏膜屏障而使胃和十二指肠的自我保护能力下降。此时具有消化蛋白质作用的胃酸和胃蛋白酶就很容易穿透胃黏膜屏障，消化侵蚀自身的胃或十二指肠黏膜，形成溃疡。另一方面是由于各种原因引起胃酸和胃蛋白酶分泌增加，易形成溃疡，如遗传因素或胃泌素瘤；或过度的精神紧张和不良情绪，可直接引起迷走神经兴奋，增加胃酸分泌，使胃酸和胃蛋白酶增加。

更多的研究认为胃窦部幽门螺杆菌（Hp）感染为导致消化性溃疡的重要病因，大约90%的十二指肠溃疡和80%的胃溃疡由 Hp 感染所致。胃是 Hp 在人体内定植的主要部位，是慢性胃炎和消化性溃疡的重要致病因素，并与胃癌的发生有关。同时，胃炎所导致的 H^+ 反相弥散，幽门括约肌功能不全所造成的十二指肠胃反流，十二指肠内容物的胆盐和溶血卵磷脂均可损伤胃黏膜，诱发胃溃疡。

> **知识拓展**
>
> 幽门螺杆菌（*Helicobacter Pylori*）又称幽门弯曲杆菌（*C.Pylori*），系革兰阴性厌氧菌，1982 年，澳大利亚学者巴里·马歇尔（Barry J. Marshll）和罗宾·沃伦（J.Robin Warren）发现幽门螺杆菌感染胃部会导致胃炎、胃溃疡和十二指肠溃疡，这一成果改变了消化性溃疡以针对胃酸为主的治疗模式，大大提高了胃溃疡患者彻底治愈的机会。时隔 22 年后，两位科学家因此获得了 2005 年诺贝尔医学奖，以表彰他们这一重大发现。目前，科学家们正在深入研究该病菌的致病机制。

二、消化性溃疡的临床表现

1.主要症状

溃疡的典型表现是中上腹部的疼痛或不适感。疼痛往往是一种隐痛，也有痛得比较剧烈的；不适感则涉及症状比较多，可以是嘈杂感、饥饿感等。这些疼痛或不适的发作有一定规律性，被归纳为"三性"：慢性，周期性，节律性。

（1）慢性　以年为单位，也就是说，消化性溃疡的症状可以在几年，十几年甚至几十年的时间内反复发作或持续存在。

（2）周期性　以季为单位，也就是说溃疡症状的发作有一定季节性，譬如秋冬之交或冬春之交。除季节和气候突然影响外，过度疲劳，饮食失调也可引起发作。

（3）节律性　以天为单位，也就是说溃疡症状的发作在一天内有其规律，例如消化性溃疡中的胃溃疡，其症状常常发生在进食后 30～60 分钟，下一餐饭前缓解，其规律可以用"进食－腹痛－缓解"来表示；而十二指肠球部溃疡的症状常常发生在空腹时，进食后缓解，其规律可以用"腹痛－进食－缓解"来表示，或夜晚睡前疼痛，进食或服碱性药物可使疼痛缓解。

2.其他症状

常伴有反酸、嗳气、流涎、恶心、呕吐及其他消化不良等症状；患者可有失眠等神经官能症的表现，疼痛较剧而影响进食者可有消瘦及贫血。缓解期一般无明显体征。胃液分析可见十二指肠球部溃疡酸度增高，胃溃疡酸度可高可低，但多数正常；溃疡病活动阶段，潜血试验多为阳性。X 射线钡餐检查在病变处可见壁龛，黏膜纹向溃疡集中。

3.并发症

并发症有大出血，表现为呕血、柏油样便、面色苍白、出冷汗、头昏、眼花、心悸、脉速、血压下降等，穿孔时，突然上腹部疼痛，继而扩散至满腹，伴有大汗、恶心、呕吐、脉细速、烦躁不安，腹部刺激征阳性，肝浊音界消失，X 射线显示膈下有游离气体，血白细胞增多；幽门梗阻时，规律性上腹部疼痛逐渐消失，伴有饱胀、反复出现发作性呕吐，呕吐物有隔餐或隔夜性食物，上腹部有胃型、逆蠕动波及震水声等；如年纪较大、病期较长，而近期疼痛性质改变，明显消瘦、贫血等，应考虑有癌变的可能性。

老年人由于生理上的原因在表现上有许多特点，大致为：①平时症状较轻微，出血和穿孔往往是首先发现；②溃疡常发生在胃体的上部，其疼痛常放射到背部和胸部剑突上方，出现胸骨后痛，酷似不典型的心绞痛和心肌梗死；③消化道溃疡的穿孔率比青壮年高 2～3 倍，穿孔后出现全腹压痛、反跳痛、腹部肌肉强直；④合并出现幽门梗阻，老年人在进食后，常感上腹部饱胀和不适，呕吐可见到隔餐和隔日的食物。如老年人的胃部疼痛变成持续性的或不规则的，同时伴有消瘦、食欲减退、贫血、大便潜血等，应警惕有癌变的可能。

三、治疗

1.治疗原则

消除症状，促进溃疡愈合；预防复发和避免并发症；整体治疗与局部治疗相结合，要强调治疗的长期性和持续性；选择药物要效果好，价廉，使用方便和个体化；必要时手术治疗。

2.治疗药物

（1）胃肠解痉药　阿托品，一次 0.5 毫克，皮下注射，必要时 4～6 小时给予一次；或口服溴丙胺太林，一次 15～30 毫克，一日 3 次；或曲美布汀，一次 100 毫克，一日 3 次。

（2）降低胃酸的药物，包括抗酸药和抗分泌药两类。

课堂互动　治疗胃酸过多时，为减轻氢氧化铝引起便秘的不良反应，应采取什么措施？

① 抗酸药　作用是中和胃酸，有碳酸氢钠、碳酸钙、氧化镁、氢氧化铝、氢氧化镁、三硅酸镁等，价格便宜。但长期应用含钙、铝的抗酸药可致便秘，镁制剂可致腹泻，常将两种或多种抗酸药制成复合剂，以抵消其副作用。目前应用较多的复方抗酸制剂有胃舒平、胃必治、胃复安等，详见表3-8。

■ 表3-8　常用抗酸药的几种复方制剂

复方制剂	主要成分	用　途
复方铝酸铋片（胃必治）	铝酸铋、重质碳酸镁、碳酸氢钠、甘草浸膏粉、弗朗鼠李皮、茴香粉	消化性溃疡、胃酸过多
胃得乐	碱式硝酸铋、碳酸镁、氢氧化钠、大黄	消化性溃疡、胃炎、胃酸过多
乐得胃	碱式硝酸铋、碳酸镁、氢氧化钠、弗朗鼠李皮	消化性溃疡
胃仙 -U	外层皮：甘草酸钠、葡萄糖醛酸、干燥氢氧化铝凝胶、三硅酸镁、牛胆汁、薄荷脑、叶绿素 内层片：维生素U、淀粉酶	消化性溃疡、胃炎、胃酸过多
复方氢氧化铝片（胃舒平）	氢氧化铝、三硅酸镁、颠茄流浸膏	消化性溃疡、胃酸过多

② 抗分泌药　主要有组胺 H_2 受体拮抗药和质子泵抑制药两类。

a.组胺 H_2 受体拮抗药：组胺 H_2 受体拮抗药选择性竞争 H_2 受体，从而减少细胞内 cAMP 水平，使壁细胞分泌 H^+ 减少，故对治疗消化性溃疡有效。代表药物有西咪替丁、雷尼替丁、法莫替丁。

b.质子泵抑制药：胃酸分泌最后一步是胃壁细胞内质子泵驱动细胞内 H^+ 与小管内 K^+ 交换，质子泵即 H^+，K^+-ATP 酶。质子泵抑制药通过阻碍胃壁细胞 H^+，K^+-ATP 酶发挥抑制胃酸分泌的作用，为目前最强的一类胃酸抑制药，可强烈抑制胃酸分泌，并且维持较长时间，因此对消化性溃疡更为有效，可以更迅速地控制症状和使溃疡愈合。这类药物主要包括奥美拉唑、兰索拉唑、泮托拉唑、雷贝拉唑等，可用于难治性溃疡。

（3）加强胃黏膜保护作用的药物　加强胃黏膜保护作用、促进黏膜的修复是治疗消化性溃疡的重要环节之一。主要药物有枸橼酸铋、硫糖铝、米索前列醇、替普瑞酮等。

> **知识拓展**
>
> 　　硫糖铝须空腹或餐前 0.5～1 小时服用，不宜与牛奶、抗酸药同服，连续用药不宜超过 8 周；铋剂应在餐前 0.5～1 小时或睡前服用，以达最佳疗效，服用后粪便色泽可能发黑，此为正常现象，停药后可消失。

（4）Hp 感染的治疗　对于确诊为幽门螺杆菌感染者应当进行严格的正规治疗，Hp 感染常用的抗菌药物有庆大霉素、阿莫西林、克林霉素、四环素和甲硝唑，单用疗效差。目前的研究表明，三联用药清除幽门螺杆菌彻底、疗程短、副作用少。清除幽门螺杆菌常用的治疗方案有铋剂加二联抗生素或质子泵抑制药等强抑酸药加二联抗生素的治疗。

Hp 对各种杀菌剂的抵抗力强，对 Hp 感染的治疗首先需确定根除治疗的适应证，实施根除治疗时，应选择根除率高的治疗方案，以免引起 Hp 及其他细菌对抗生素的普遍耐药性。Hp 根除推荐的治疗方案有一、二线方案。

① 一线方案

a. PPIs/RBC（标准剂量）+ 阿莫西林（1 克）+ 克拉霉素（0.5 克），一日 2 次，连续 7 日。

b. PPIs/RBC（标准剂量）+ 甲硝唑（0.4 克）+ 克拉霉素（0.5 克），一日 2 次，连续 7 日。

c. PPIs/RBC（标准剂量）+ 阿莫西林（1 克）+ 呋喃唑酮（0.1 克）/ 甲硝唑（0.4 克），一日 2 次，连续 7 日。

d. 铋剂（标准剂量）+ 呋喃唑酮（0.1 克）+ 克拉霉素（0.5 克），一日 2 次，连续 7 日。

e. 铋剂（标准剂量）+ 甲硝唑（0.4 克）+ 四环素（0.75～1 克），一日 2 次，连续 14 日。

f. 铋剂（标准剂量）+ 甲硝唑（0.4 克）+ 阿莫西林（0.5 克），一日 2 次，连续 14 日。

② 二线方案

a. PPIs（标准剂量）+ 铋剂（标准剂量）+ 甲硝唑（0.4 克，一日 3 次）+ 四环素（0.75～1 克），一日 2 次，连续 7～14 日。

b. PPIs（标准剂量）+ 铋剂（标准剂量）+ 呋喃唑酮（0.1 克）+ 四环素（0.75～1 克），一日 2 次，连续 7～14 日。

四、用药注意事项

（1）避免服用溃疡源性药物　所谓溃疡源性药物，即对胃黏膜有损害作用的药物。包括水杨酸盐及非甾体抗炎药，如吲哚美辛；糖皮质激素，如醋酸泼尼松。此类药物能使病情反复发作，应避免使用。如因病情需要必须用上述药物，应尽量采用肠溶剂型或小剂量饭后间断服用，同时进行充分的抗酸治疗和加强黏膜保护，减少对胃的不良反应。

（2）避免不合理配伍用药　例如，抗胆碱药（如阿托品、山莨菪碱等）能松弛胃肠道平滑肌，延长胃排空时间；胃排空药（如甲氧氯普胺、多潘立酮等）能促进胃肠蠕动，改变胃排空速度，故两药不宜同时服用。

（3）组胺 H_2 受体拮抗药对妊娠及哺乳期妇女忌用；对急性胰腺炎者慎用；对有过敏史、肝肾功能不全者和儿童慎用；对严重心脏及呼吸系统疾患、系统性红斑狼疮、器质性脑病者慎用。

H_2 受体拮抗药于餐后口服效果较好。因为餐后胃排空延迟，有更多的缓冲作用。近年来，多提倡睡前服用 H_2 受体拮抗药，主要是抑制夜间胃酸分泌，减少胃酸对溃疡面的刺激，有利于溃疡愈合；同时又保持日间正常的胃酸分泌，使胃内保持无菌环境，不利于 Hp 及念珠菌的生长。

（4）任何药物除治疗作用外，还有一定的副作用。例如，质子泵抑制药（奥美拉唑）是较强的抑酸药，若过量或长期服用，可使患者持续处于低胃酸状态。各种抗酸药中和胃酸的作用相差很大，长期应用最常见的不良发应是腹泻或便秘，所有抗酸药均产生暂时性代偿性盐酸分泌增多，对习惯性便秘者不宜应用。

（5）抗消化性溃疡药物种类繁多，作用机制不同，最佳服药时间也不尽相同。要科学地选择服药时间，以保证最大药效、最小的副作用。溃疡隔离药如枸橼酸铋钾等宜在餐前 30 分钟和睡前服用；需餐时服用的药物为 H_2 受体拮抗药，如雷尼替丁、西咪替丁等。近年来多提倡睡前服用 H_2 受体拮抗药，主要是抑制夜间胃酸分泌，减少胃酸对溃疡面的刺激，有利于溃疡面的愈合。

（6）在选择根治 Hp 药物方案中，注意避免耐药菌株的产生，防范措施如下。①严格掌握根除 Hp 的适应证，选用正规和有效的治疗方案。②联合治疗，避免使用单一抗生素或抗菌药物，提倡在治疗前做药敏试验，避免使用对 Hp 敏感的抗生素。③对根除治疗失败者，再次治疗前先做药物敏感试验，避免使用对 Hp 耐药的抗菌药物。④由于 Hp 的耐药性，PPIs 三联方案必要时可使用 2 周。⑤对一线治疗失败者，改用补救疗法时，尽量避免使用甲硝唑类药物，应改用其他药物，如呋喃唑酮、胃内滞留型庆大霉素缓释片等。⑥间隔治疗。⑦寻求新的非耐药的抗生素。⑧研制 Hp 疫苗。

（7）消化性溃疡通常预后良好　几乎所有的患者通过用药和改变生活方式都可治疗成功，大多数治疗失败者是由于治疗不当、患者不依从或对药品不良反应不耐受、疗程不足、剂量不适当或诊断不正确。当药物治疗停止后，40%～80% 的患者在 1 年内复发。药师应加强对上述治疗失败因素和用药依从性的监控，并应在根治 Hp 4 周后复诊以确定 Hp 是否被根除。

（8）生活指导

① 生活要有规律，避免过劳或睡眠不足，对急性发作者，应卧床休息。

② 克服不良情绪，保持乐观。

③ 宜进少渣、营养丰富、易消化食物，忌食坚硬、油煎类、辛辣、生冷食物，忌油及浓茶，少食多餐；胃胀者少食牛奶及豆制品。

④ 忌烟。长期吸烟会促使胃溃疡发生或加重。

⑤ 注意保暖，避免受寒，因为寒冷常诱发疼痛。

五、案例分析

1.病例描述

患者，男，30 岁。反复上腹疼痛、反酸、嗳气 3 年，加重 1 周。诉 3 年前无明显诱因，入秋以后，常感上腹烧灼样疼痛伴反酸。疼痛发生于上午 10 点以及下午 4 时左右，延续至进餐，饭后疼痛缓解。凌晨 1 点左右，往往由睡眠中痛醒，如能进食少许食物疼痛可暂时缓解。每次发作持续 5～10 天不等，自服法莫替丁症状可缓解。1 周前因过度劳累及饮食不规律疼痛加重，伴有腹胀、反酸，自服"胃药"症状无缓解而就诊。自发病以来体重无下降，既往无特殊服药史，有烟酒嗜好。查体生命体征平稳，脐右上有局限性压痛。

患者所患为何病？治疗方案哪项最合适？

2.病例分析

患者为青年男性，慢性病程，以上腹痛为主诉，其疼痛特点：节律性（餐前 1～3 小时）痛、夜间痛，进食或服抑酸药可缓解，周期性（秋季）发作，具有消化性溃疡典型的疼痛特点。查体上腹轻压痛，故考虑为十二指肠溃疡。但其确诊几乎完全靠胃镜检查。胃镜不仅可以对胃和十二指肠黏膜进行直接观察，而且可以在直视下活检做病理检查，区分良恶性病变。

该患者进行胃镜检查结果显示：①十二指肠球部溃疡（A1 期），幽门螺杆菌 Hp（+++）；②慢性浅表性胃炎。故诊断"十二指肠球部溃疡伴 Hp 感染"明确。

3.治疗方案

（1）质子泵抑制剂（PPI）为中心的三联根除 Hp 治疗　奥美拉唑 20 毫克＋阿莫西林 1.0 克＋甲硝唑 0.4 克，2 次 / 日，共 7 天。

（2）辅以促胃肠动力药多潘立酮 10 毫克，3 次 / 日，缓解患者的腹胀、反酸症状。

4.治疗结果

上述治疗结束后，患者自觉疼痛症状缓解，要求做胃镜复查溃疡是否愈合及 Hp 是否被根除。而医生建议患者继续服奥美拉唑 10 毫克，1 次 / 日，行 4 周持续治疗。停药 4 周后行 ^{13}C-尿素呼气试验，结果证实 Hp 已得到根除。

对于消化性溃疡患者，Hp 目前已经被认为是主要的致病因素；存在 Hp 感染的患者，需进行 Hp 根除治疗已达成共识。

学习小结

项　目	内 容 要 点	项　目	内 容 要 点
消化不良	引发消化不良的原因 分类与临床表现 临床常用治疗药物 用药注意事项及健康提示	蛔虫病	蛔虫病发生的原因 临床表现 临床常用治疗药物 用药注意事项
腹泻	引发腹泻的原因 分类及临床表现 治疗原则 临床常用治疗药物（非处方药与处方药） 药物的合理应用	消化性溃疡病	消化性溃疡病的发病机制 分类与临床表现 治疗原则 不同类型抗溃疡药物的应用 用药注意事项 生活指导
便秘	便秘发生的原因 分类与临床表现 治疗原则及常用药物 用药注意事项及合理应用		

课堂练习

一、A型题（单选题）

1.缓泻药连续使用不宜超过（　　）。

A. 1 天　　　　B. 2 天　　　　C. 3 天　　　　D. 5 天　　　　E. 7 天

2.下列药物中属于胃泌素受体阻滞剂的是（　　）。

A. 丙谷胺　　　B. 哌仑西平　　　C. 奥美拉唑　　　D. 曲美布汀　　　E. 法莫替丁

二、B型题（配伍选择题）

[1～4]（使用抗消化性溃疡药物的注意事项）

A. 铋剂　　　　B. 抗酸药　　　　C. 硫糖铝

D. 雷尼替丁　　E. 质子泵抑制剂

1. 因长期应用而导致腹泻或便秘的药物是（　　　）。

2. 禁用于孕妇、哺乳期妇女及儿童的药物是（　　　）。

3. 为肠溶制剂，不耐酸，服药时不宜嚼碎的药物是（　　　）。

4. 不宜与牛奶、抗酸药同服，连续用药不宜超过 8 周的药物是（　　　）。

[5～7]（治疗消化性溃疡的胃黏膜保护剂）

A. 硫糖铝　　　　　　　B. 丙谷胺　　　　　　　C. 丙胺太林

D. 瑞巴派特　　　　　　E. 米索前列醇

5. 属于传统抗酸剂的是（　　　）。

6. 属于新型胃黏膜保护剂的是（　　　）。

7. 属于前列腺素类似物的是（　　　）。

[8～11]（关于腹泻的处方药治疗）

A. 氧氟沙星　　　　　　　　　B. 阿昔洛韦　　　　　　　　C. 硝苯地平

D. 山莨菪碱片　　　　　　　　E. 洛哌丁胺

8. 病毒性腹泻可使用（　　　）。

9. 激惹性腹泻可使用（　　　）。

10. 急、慢性功能性腹泻首选（　　　）。

11. 腹泻伴腹痛剧烈时可服（　　　）。

[12～14]（关于便秘的非处方药治疗）

A. 比沙可啶　　　　　　　　　B. 甘油栓　　　　　　　　C. 硫酸镁

D. 羧甲基纤维素钠　　　　　　E. 乳果糖

12. 功能性便秘可选（　　　）。

13. 急、慢性便秘或习惯性便秘可选（　　　）。

14. 低张力性便秘可选（　　　）。

三、X型题（多选题）

1. 下列因素中，促成消化性溃疡的外部原因有（　　　）。

A. 吸烟

B. 化学物质的刺激

C. 强烈的精神刺激

D. 胃窦部幽门螺杆菌感染

E. 饮食过冷过热、暴饮暴食及不规则进食等

2. 十二指肠溃疡的主要症状是（　　　）。

A. 长期反复发作，缓解期与发作期交替

B. 在餐后 2～3 小时开始疼痛，持续至下次进餐

C. 夜晚睡前疼痛，进食或服碱性药物可使疼痛缓解

D. 在餐后 0.5～1 小时疼痛，持续 1～2 小时后逐渐消失

E. 平时症状轻微，出血和穿孔往往是首先发现，合并出现幽门梗阻

3. 三联或四联疗法治疗幽门螺杆菌感染的药物方案中可选用的抗生素是（　　　）。

A. 氨苄西林　　　　　　　　　B. 阿莫西林　　　　　　　　C. 克拉霉素

D. 克林霉素　　　　　　　　　E. 头孢唑啉

任务五　血液系统疾病的用药指导

课堂互动　血液是沟通机体各部分以及进行物质交换的场所，请同学们讨论，血液的基本组成有哪些？血液有什么功能？

血液是在中枢神经的调节下由循环系统流经全身各器官的红色黏稠液体，血液在血管内流动而形成血流，具有输送营养、氧气、抗体、激素和排泄废物及调节水分、体温、渗透压、酸碱度等功能。一般成人的血液占体重的8%～9%，总量为5000～6000毫升，血液的pH值为7.35～7.45，相对密度为1.050～1.060。体内任何器官的血流量不足，均可能造成严重的组织损伤甚至危及生命。很多疾病可导致血液组成成分或性质发生特征性变化，因此，血液检查在医学诊断上有重要价值。

活动一　血常规检查

课堂互动　体检后拿到体检报告单，你是否注意看过血常规检查都有哪些指标的结果？你能看懂吗？知道各指标的意义吗？

血常规检查是诊断疾病的重要依据之一，亦是疾病治疗中需要监控的指标。药师在参与设计临床药物治疗方案时，要善于学习和掌握包括血常规在内的常用医学检查的基础数据，并了解其指标的主要临床意义，以便于与医师沟通，观察疾病的病理状态和进程，对药物治疗方案和疾病的监测指标作出判断，提高疗效和减少药品不良反应的发生概率。血液检查的内容通常包括红细胞、白细胞、血红蛋白及血小板等参数的检查。

一、白细胞计数

1.简述

白细胞是无色有核细胞，正常的外周血液中常见有中性粒细胞、嗜酸粒细胞、嗜碱粒细胞、淋巴细胞和单核细胞。

白细胞计数（WBC）参考范围如下。

成人末梢血：$(4.0～10.0)×10^9/$升。成人静脉血：$(3.5～10.0)×10^9/$升。

新生儿：$(15.0～20.0)×10^9/$升。6个月～2岁儿童：$(5.0～12.0)×10^9/$升。

2.临床意义

（1）白细胞减少

① 疾病　主要见于流行性感冒、麻疹、粒细胞缺乏症、再生障碍性贫血、白血病等疾病。

② 用药　应用磺胺药、解热镇痛药、部分抗生素、抗甲状腺制剂、抗肿瘤药等。

③ 特殊感染　如革兰阴性菌感染（伤寒、副伤寒）、结核分枝杆菌感染、病毒感染（风疹、肝炎）、寄生虫感染（疟疾）。

④ 其他　放射线、化学品（苯及其衍生物）等的影响。

（2）白细胞增多

① 生理性　主要见于月经前、妊娠、分娩、哺乳期妇女，剧烈运动、兴奋激动、饮酒、餐后等。新生儿及婴儿明显高于成人。

② 病理性　主要见于各种细菌感染（尤其是金葡菌、肺炎链球菌等化脓菌感染）、慢性白血病、恶性肿瘤、尿毒症、糖尿病酮症酸中毒以及有机磷农药、催眠药等化学药的急性中毒。

影响白细胞计数的因素较多，其总数高于或低于正常值均为异常现象，必要时应结合白细胞分类计数和白细胞形态等指标综合判断。

二、白细胞分类计数

白细胞是一个"大家族"，正常血液中白细胞以细胞质内有无颗粒而分为有粒和无粒两大类，前者粒细胞根据颗粒的嗜好性分为中性、嗜酸、嗜碱三种；后者包括单核细胞、淋巴细胞。每类细胞的形态、功能、性质各异。

白细胞分类计数（DC）参考范围如下。

中性粒细胞：0.50～0.70（50%～70%）。嗜酸粒细胞：0.01～0.05（1%～5%）。

嗜碱粒细胞：0～0.01（0%～1%）。淋巴细胞：0.20～0.40（20%～40%）。

单核细胞：0.03～0.08（3%～8%）。

三、红细胞计数

1.简述

红细胞是血液中数量最多的有形成分，其作为呼吸载体，能在携带和释放氧气至全身各个组织的同时运输二氧化碳，协同调节维持酸碱平衡和免疫黏附作用。免疫黏附作用可增强吞噬性白细胞对病原微生物的吞噬作用，消除抗原抗体复合物的作用，防止复合物在易感区域形成可能有害的沉淀物。

红细胞计数（RBC）参考范围如下。

男性：$(4.0～5.5) \times 10^{12}$/升。女性：$(3.5～5.0) \times 10^{12}$/升。

新生儿：$(6.0～7.0) \times 10^{12}$/升。儿童：$(3.9～5.3) \times 10^{12}$/升。

2.临床意义

（1）红细胞增多

① 相对性增多　连续性呕吐、反复腹泻、排汗过多、休克、多汗、大面积烧伤，由于大量失水，血浆量减少，血液浓缩，使血液中的各种成分浓度相应增多，仅为一种暂时的现象。

② 绝对性增多　a.生理性增多，如机体缺氧和高原生活、胎儿、新生儿、剧烈运动或体力劳动、骨髓释放红细胞速度加快等；b.病理代偿性和继发性增多，常继发于慢性肺心病、肺气肿、高山病和肿瘤（肾癌、肾上腺肿瘤）患者；c.真性红细胞增多，为原因不明的慢性骨髓功能亢进，红细胞计数可达$(7.0～12.0) \times 10^{12}$/升。

（2）红细胞减少

① 造血物质缺乏　由营养不良或吸收不良引起，如慢性胃肠道疾病、酗酒、偏食等，引起铁、叶酸等造血物质不足，或蛋白质、铜、维生素C不足均可致贫血。

② 骨髓造血功能低下　原发性或由药物、放射等多种理化因素所致的再生障碍性贫血、白血病、癌症骨转移等，可抑制正常造血功能。

③ 红细胞破坏或丢失过多　如先天失血或后天获得性溶血性贫血、急慢性失血性贫血、出血等。

④ 继发性贫血　如各种炎症、结缔组织病、内分泌病。

四、血红蛋白

1.简述

血红蛋白常被称为"血色素"，是组成红细胞的主要成分，承担着机体向器官、组织运输氧气和运出二氧化碳的功能。其增减的临床意义基本上与红细胞增减的意义相同，但血红蛋白能更好地反映贫血的程度。血红蛋白是由珠蛋白和亚血红素组成的结合蛋白质，血红蛋白除能与氧结合形成氧合血红蛋白外，尚可与某些物质作用形成多种血红蛋白衍生物，在临床上可用以诊断某些变性血红蛋白症和血液系统疾病。如缺铁性贫血时，血红蛋白量减少程度较之红细胞减少程度明显；巨幼红细胞性贫血时，则红细胞计数减少程度较之血红蛋白量减少程度明显。

血红蛋白（Hb）参考范围如下。

男性：120～160 克 / 升；女性：110～150 克 / 升；新生儿：170～200 克 / 升。

2.临床意义

血红蛋白量减少是诊断贫血的重要指标，但不能确定贫血的类型，需结合其他检测指标综合分析。

（1）血红蛋白量增多

① 疾病　慢性肺源性心脏病、紫绀型先天性心脏病、真性红细胞增多症、高原病和大细胞高色素性贫血等。

② 创伤　大量失水、严重烧伤。

③ 用药　应用对氨基水杨酸钠、伯氨喹、维生素 K、硝酸甘油等。

（2）血红蛋白量减少

① 出血　血红蛋白量减少的程度与红细胞相同，见于大出血、再生障碍性贫血、类风湿关节炎及急、慢性肾炎所致的出血。

② 其他疾病　血红蛋白量减少的程度比红细胞严重，见于缺铁性贫血，由慢性和反复性出血引起，如胃溃疡、胃肠肿瘤、妇女月经过多、痔疮出血等；红细胞减少的程度比血红蛋白严重，见于大细胞高色素性贫血，如缺乏维生素 B_{12}、叶酸的营养不良性贫血及慢性肝病所致的贫血。

五、血小板计数

1.简述

血小板是由骨髓中成熟巨核细胞的胞浆脱落而来，每天产生的量相当于每升血液中增加 $35×10^9$ 个，其寿命仅有 7～14 天。血小板的主要作用有：①对毛细血管的营养和支持作用；②通过黏附、聚集与释放反应，在伤口处形成白色血栓而止血；③产生多种血小板因子，参与血液凝固，形成血栓而进一步止血；④释放血小板收缩蛋白使纤维蛋白网发生退缩，促进血液凝固。血小板在一日内的不同时间可相差 6%～10%。

血小板计数（PLT）参考范围如下。（100～300）$×10^9$/ 升。

2.临床意义

（1）血小板减少

① 血小板生成减少　骨髓造血功能障碍、再生障碍性贫血、各种急性白血病、骨髓转移瘤、骨髓纤维化、多发性骨髓瘤、巨大血管瘤、全身性红斑狼疮、恶性贫血、巨幼细胞性贫血。

② 血小板破坏过多　特发性血小板减少性紫癜、肝硬化、脾功能亢进、体外循环等。

③ 血小板分布异常　脾肿大、各种原因引起的血液稀释。

④ 其他疾病　弥散性血管内凝血（DIC）、阵发性睡眠血红蛋白尿症、某些感染（如伤寒、黑热病、麻疹、出血热多尿期前、传染性单核细胞增多症、粟粒性结核和败血症）、出血性疾病（如血友病、坏血病、阻塞性黄疸、过敏性紫癜）。

⑤ 用药　药物中毒或过敏引起。如甲砜霉素有骨髓抑制作用，可引起血小板减少；抗血小板药噻氯匹定、阿司匹林也可引起血小板减少；应用某些抗肿瘤药、抗生素、磺胺药、细胞毒性药可引起血小板减少。

（2）血小板增多

① 疾病　见于原发性血小板增多症、慢性粒细胞性白血病、真性红细胞增多症、多发性骨髓瘤、骨髓增生病、类白血病反应、霍奇金病、恶性肿瘤早期、溃疡性结肠炎等。

② 创伤　急性失血性贫血、脾摘除术后、骨折、出血后，可见一过性血小板增多。

六、红细胞沉降率

1.简述

红细胞沉降率（ESR）也称血沉，是指红细胞在一定条件下在单位时间内的沉降距离。红细胞的密度大于血浆密度，在地心引力的作用下产生自然向下的沉力。一般说来，除一些生理性因素外，凡体内有感染或坏死组织的情况，血沉就可加快，提示有病变的存在。

参考范围：Westergren法。

男：0～15毫米/小时。女：0～20毫米/小时。

2.临床意义

（1）红细胞沉降率增快　生理性增快见于女性月经期、妊娠3个月以上（至分娩后3周内）。而病理性增快见于以下情况。

① 炎症　风湿病（变态反应性结缔组织炎症）、结核病、急性细菌性感染所致的炎症。

② 组织损伤及坏死　心肌梗死时常于发病后1周可见血沉增快，并持续2～3周，而心绞痛时血沉多正常。较大的手术或创伤可致血沉加速，多于2～3周恢复正常。

③ 恶性肿瘤　迅速增长的恶性肿瘤血沉增快，而良性肿瘤血沉多正常。

④ 各种原因造成的高球蛋白血症　如多发性骨髓瘤、慢性肾炎、肝硬化、系统性红斑狼疮、巨球蛋白血症、亚急性细菌性心内膜炎、贫血、高胆固醇血症。

（2）病理性减慢　主要见于红细胞数量明显增多及纤维蛋白原含量明显降低时，如相对性及真性红细胞增多症及弥散性血管内凝血晚期。

活动二　缺铁性贫血的用药指导

课堂互动　为什么缺铁会导致贫血？

贫血是指血液中的红细胞计数、血红蛋白量或红细胞比容长期低于正常值的病理现象。常见的贫血有缺铁性贫血、巨幼红细胞性贫血、再生障碍性贫血。缺铁和铁利用障碍性贫血是临床上最常见的贫血。

各种原因导致的长期铁不足均可导致缺铁性贫血。常见病因有以下几种情况：①慢性失血，铁丢失过多，如钩虫病、痔疮、溃疡病、多次流产、月经量过多等；②长期营养摄入不足；③需铁量增加而铁摄入不足，如妇女妊娠期或哺乳期、儿童生长发育期等；④铁元素吸收不良，如萎缩性胃炎、胃功能紊乱、胃大部切除术后、胃酸缺乏、慢性腹泻等；⑤偏食；⑥长期应用非铁制品的烹饪用具。

一、临床表现

（1）神经症状　精神行为异常，如烦躁、易怒、注意力不集中、倦怠、乏力、头昏、眼花、耳鸣、头痛、胸痛、失眠、记忆力减退、心悸。

（2）心脏与肝、脾　气促、心尖区收缩期杂音、心脏扩大，肝、脾、淋巴结肿大，月经失调等。

（3）消化系统　一般可有食欲缺乏、消化不良、异食癖、恶心、呕吐、腹胀、腹泻；严重者可有萎缩性舌炎、吞咽困难、咽部异物感、口角炎等。

（4）皮肤　皮肤干燥、皱缩；指（趾）甲缺乏光泽、脆薄易裂，重者指（趾）甲变平，甚至凹下呈勺状（匙状甲）；毛发干枯、脱落。

长期缺铁还可导致体力、耐力下降；易感染；儿童生长发育迟缓、智力低下。

知识拓展

铁及铁代谢

人体内铁分两部分：其一为功能状态铁，包括血红蛋白铁（占体内铁67%）、肌红蛋白铁（占体内铁15%）、转铁蛋白铁（3～4毫克）、乳铁蛋白、酶和辅因子结合的铁；其二为储存铁（男性1000毫克，女性300～400毫克），包括铁蛋白和含铁血黄素；铁总量在正常成年男性为50～55毫克/千克、女性为35～40毫克/千克。正常人每天造血需20～25毫克铁，主要来自衰老破坏的红细胞。

正常人维持体内铁平衡需每天从食物摄铁1～1.5毫克，孕妇、哺乳妇女2～4毫克。动物食品铁吸收率高（可达20%），植物食品铁吸收率低（1%～7%）。铁吸收部位主要在十二指肠及空肠上段。食物铁的状态（三价、二价铁）、胃肠功能（酸碱度等）、体内铁储量、骨髓造血状态及某些药物（如维生素C）均会影响铁吸收。

吸收入血的二价铁一部分氧化成三价铁与去铁蛋白结合成铁蛋白而储存，另一部分与转铁蛋白结合后转运到组织或通过幼红细胞膜转铁蛋白受体胞饮入细胞内，再与转铁蛋白分离并还原成二价铁，参与形成血红蛋白。

二、缺铁性贫血与恶性贫血的区别

缺铁性贫血有别于恶性贫血，前者是由于缺铁，使血红蛋白合成减少，但红细胞不低；而后者是缺乏叶酸和维生素 B_{12} 等造血因子，使幼稚红细胞在发育中脱氧核糖核酸（DNA）合成出现障碍，细胞的分裂受阻，形成畸形的巨幼红细胞，并伴有神经症状（神经炎、神经萎缩）。治疗方面，缺铁性贫血常补充铁剂治疗；营养不良、婴儿期、妊娠期的恶性贫血用叶酸、维生素 B_{12}，药物引起的恶性贫血用亚叶酸钙。

三、药物治疗及常用铁剂的作用特点

铁剂常以与酸成盐形式存在。《国家非处方药物目录》收载的有硫酸亚铁、乳酸亚铁、葡萄糖酸亚铁、富马酸亚铁、右旋糖酐铁和琥珀酸亚铁等。常用铁制剂见表3-9。

■ 表3-9 各种铁制剂的含铁量与计量

药品名称	含铁量	计 量
琥珀酸亚铁	35.5%	预防量一日 100 毫克，妊娠妇女一日 200 毫克，儿童一日 30～60 毫克；治疗量一日 0.2～0.4 克，儿童 0.1～0.2 克
富马酸亚铁	32.9%	成人一次 0.2～0.4 克，儿童一次 0.05～0.2 克，一日 3 次，连续 2～3 周
右旋糖酐铁	27%～30%	成人一次 25 毫克，一日 3 次
硫酸亚铁	20%	预防量一日 0.3 克；治疗量一次 0.3 克，儿童一次 50～100 毫克，一日 3 次
乳酸亚铁	19%	一次 0.4～0.6 克，一日 3 次
葡萄糖酸亚铁	12%	成人一次 0.4～0.6 克，儿童一次 1.0 克，一日 3 次
蛋白琥珀酸亚铁	5%	成人一日 10～30 毫升，儿童 1.5 毫升／千克，分 2 次餐前服用

口服铁剂必须还原成 Fe^{2+} 后才可能以被动转运方式主要从十二指肠吸收，铁缺乏时也能在胃和小肠下部吸收。其吸收受许多因素影响，酸性环境可促进铁的吸收，维生素 C、胃酸、果糖、半胱氨酸等还原性物质可促使 Fe^{3+} 还原成 Fe^{2+}，使铁易于被吸收，而鞣酸、磷酸盐、抗酸剂等减少铁的吸收。此外，体内储铁量亦影响铁的吸收，当体内铁储存量多时，血浆铁的运转率降低，铁的吸收减少。正常人对铁剂的吸收率为 10%～20%，缺铁时可达 20%～60%。

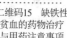

二维码15 缺铁性贫血的药物治疗与用药注意事项

扫一扫

四、用药注意事项

（1）理想的铁剂应为吸收好、不良反应小、疗效好的口服制剂。口服铁剂选用 Fe^{2+}，Fe^{2+} 的溶解度大，易于被人体吸收，Fe^{3+} 在体内的吸收仅相当于 Fe^{2+} 的 1/3，且刺激性较大，Fe^{3+} 只有转化为 Fe^{2+} 后才能被吸收。对胃酸缺乏者，宜与稀盐酸并用，有利于铁剂的解离。

（2）选择适宜的剂量，初始治疗应用小剂量，数日后再增加剂量，以铁剂的吸收率为 30% 计算，一日口服 180 毫克元素铁较好，也可避免严重的不良反应。

（3）注意铁剂与药物、食物的配伍禁忌。四环素、考来烯胺等阴离子药可在肠道与铁结合或络合，影响后者的吸收；胰酶含不耐热因子，试验证实此因子可抑制铁剂的吸收；碳酸氢钠可与亚铁生成难以溶解的碳酸铁，阻碍铁剂的吸收；牛奶、蛋类、钙剂、磷酸盐、草酸盐等可抑制铁剂的吸收；茶和咖啡中的鞣质与铁形成不被吸收的盐，促使铁在体内的储存降低而发生贫血；但肉类、果糖、氨基酸、脂肪可促进铁剂的吸收；维生素 C 作为还原剂可促进铁转变为 Fe^{2+}，或与铁形成配合物，从而促进吸收，口服铁剂应同时并用维生素 C。

（4）注意进餐的影响，习惯上主张铁剂在餐后即刻服用较好，餐后口服铁剂固然可减少胃肠刺激，但食物中的磷酸盐、草酸盐等影响使铁剂吸收减少。

（5）铁制剂对血色素病或含铁血黄素沉着症及不伴缺铁的其他贫血（地中海贫血）、肝肾功能严重损害，尤其伴有未经治疗的尿道感染者不宜应用。

（6）铁制剂对酒精中毒、肝炎、急性感染、肠炎、结肠炎、溃疡性结肠炎、胰腺炎、消化性溃疡者慎用。铁制剂均有收敛性，服后常有恶心、腹痛、腹泻、便秘，多与剂量及品种有关；其中以硫酸亚铁的不良反应最为明显，可选择其缓释制剂。

（7）预防铁负荷过重，铁剂在胃肠道的吸收有黏膜自限现象，即铁的吸收与体内储存量有关，正常人的吸收率为10%，贫血者为30%。误服或一次摄入量过大或用铁制品来煎煮酸性食物，会腐蚀胃黏膜和使血循环游离铁过量，出现细胞缺氧、酸中毒、高铁血红蛋白血症、休克和心功能不全，应及时清洗胃肠和对症治疗。

（8）除补铁外，合理膳食同样重要，宜多食含铁丰富的食物如猪肝、黄豆、蔬菜、水果、大枣、蜂蜜、芝麻、黑木耳等。提倡使用铁锅烹饪或煮粥。

五、案例分析

一女性患者，以胃大部切除术后远期并发症入院，胃大部切除后，胃酸降低，含铁食物不经过十二指肠，致铁吸收不良导致患者贫血。患者入院后口服铁剂无效而改用静脉输注铁剂（蔗糖铁），用药一周后患者血常规检查结果显示血红蛋白（Hb）值并未升高，医生咨询临床药师是否需换用其他静脉输注的铁剂。

临床药师进行分析：补充铁剂后2周以上或4周才会出现Hb的上升，并且有资料显示经过3周的治疗，Hb可以上升2.0克/分升，平均红细胞体积（MCV）也随Hb的上升而上升，网织红细胞可以在铁剂治疗后上升。故临床药师建议主治医生应先观察网织红细胞是否有上升，并且在使用3周后观察Hb是否上升再考虑换用其他铁剂。

学习小结

项　目	内　容　要　点	项　目	内　容　要　点
血常规检查 　1.白细胞计数 　2.白细胞分类计数 　3.红细胞计数 　4.血红蛋白 　5.血小板计数 　6.红细胞沉降率	正常值参考范围 检查结果的临床意义	缺铁性贫血	缺铁性贫血的病因 缺铁性贫血的临床表现 缺铁性贫血与恶性贫血的区别 药物治疗与常用铁剂的特点 用药与健康提示

课堂练习

一、A型题（单选题）

1.血红蛋白的正常值参考范围是（　　　）。

A.男性80～160克/升，女性70～150克/升

B.男性90～160克/升，女性80～150克/升

C.男性100～160克/升，女性90～150克/升

D.男性110～160克/升，女性100～150克/升

E.男性120～160克/升，女性110～150克/升

2.白细胞中占比例最高的是（　　　）。

A.单核细胞　　　　　　　　　　B.淋巴细胞

C.嗜碱粒细胞　　　　　　　　　D.嗜酸粒细胞

E.中性粒细胞

3.严重烧伤会导致（　　　）。

A.红细胞减少　　　　　　　　　B.血红细胞量增多

C. 血小板增多　　　　　　　　　　　D. 白细胞减少

E. 红细胞沉降率增快

二、B型题（配伍选择题）

[1，2]　A. 红细胞沉降率增快　　　　　B. 红细胞沉降率正常

C. 红细胞沉降率减慢　　　　　D. 白细胞沉降率增快

E. 白细胞沉降率减慢

1. 迅速增长的恶性肿瘤患者（　　　）。

2. 良性肿瘤的患者（　　　）。

[3，4]　A. DNA 合成障碍　　　　　　B. 球蛋白合成障碍

C. 血红素合成障碍　　　　　D. 铁利用障碍

E. 多功能干细胞受损

3. 再生障碍性贫血（　　　）。

4. 缺铁性贫血（　　　）。

三、X型题（多选题）

1. 恶性贫血主要是缺乏（　　　）造成的。

A. 铁　　　　　　　　B. 叶酸　　　　　　　C. 维生素 B_{12}

D. 锌　　　　　　　　E. 维生素 B_2

2. 下列关于铁剂的吸收叙述正确的是（　　　）。

A. 铁在人体主要以 Fe^{3+} 形式吸收

B. 碱性环境可促进铁的吸收

C. 抗酸药可增加铁的吸收

D. 维生素 C 可促进铁的吸收

E. 体内铁储存量多时，血浆铁的转运率降低，铁吸收减少

3. 血常规的检查内容包括（　　　）。

A. 红细胞　　　　　　B. 白细胞　　　　　　C. 血红蛋白

D. 血小板　　　　　　E. 淋巴细胞

4. 引起血小板减少的原因有（　　　）。

A. 急性白血病　　　　B. 肝硬化　　　　　　C. 骨髓造血功能障碍

D. 麻疹　　　　　　　E. 伤寒

5. 造成缺铁性贫血的原因有（　　　）。

A. 长期营养摄入不足、偏食　　　　　B. 需铁量增加或铁元素吸收不良

C. 慢性失血　　　　　　　　　　　　D. 服用叶酸拮抗药

E. 长期应用非铁制的烹饪用具

6. 缺铁性贫血的临床表现包括（　　　）。

A. 血象中可见畸形巨幼红细胞

B. 红细胞和血红蛋白减少

C. 气促、心脏扩大、肝脾淋巴肿大、月经失调

D. 神经炎、神经萎缩等神经症状

E. 食物缺乏、消化不良、黏膜或甲床苍白、毛发干燥、脱落

任务六　内分泌与代谢系统疾病的用药指导

课堂互动　人体主要的激素有哪些？有何生理功能？

内分泌系统是机体的重要调节系统，它与神经系统相辅相成，共同调节机体的生长发育和各种代谢，维持内环境的稳定。内分泌系统通过内分泌腺和散居的内分泌细胞分泌的激素调节机体各种功能活动，各种原因导致的内分泌失调导致代谢性疾病，包括代谢障碍和代谢旺盛等原因，常见的有糖尿病、低血糖、痛风、坏血病、骨质疏松症等。

活动一　糖尿病的用药指导

课堂互动　Ⅰ型糖尿病和Ⅱ型糖尿病有何区别？

糖尿病是由于体内胰岛素分泌绝对或相对不足，以及外周组织对胰岛素不敏感而引起的以糖代谢紊乱为主的全身性疾病。患者除出现糖代谢紊乱外，还伴有脂肪、蛋白质、水及电解质等多种代谢紊乱，临床上以高血糖为主要特点，典型病例可出现多饮、多食、多尿、体重减少的"三多一少"症状，发展下去可发生眼、肾、脑、心脏等重要器官及神经、皮肤等组织的并发症。目前糖尿病已成为世界上所有国家的主要社会公共卫生问题，它与肥胖、高血压、高血脂共同构成影响人类健康的四大危险因素。

一、临床基础

1.糖尿病的分型

（1）Ⅰ型糖尿病　胰岛素依赖型，由胰岛β细胞损伤，胰岛素绝对缺乏所致。

（2）Ⅱ型糖尿病　非胰岛素依赖型，往往由高胰岛素血症，胰岛素抵抗所致，占糖尿病患者总数的95%。

（3）妊娠期糖尿病　妊娠期间发现的糖尿病或糖耐量减退。

（4）其他特殊类型糖尿病　感染性糖尿病、药物及化学制剂引起的糖尿病胰腺疾病、内分泌疾病伴发的糖尿病等。

2.临床表现与主要并发症

（1）Ⅰ型糖尿病症状特点　①主要发病原因是胰岛β细胞破坏；②起病急，病情重，血中可测到不同种类的针对胰岛素的自身抗体，多有典型"三多一少"症状；③血中胰岛素和C肽（胰岛素代谢产物）水平很低；④血糖显著升高，经常反复出现酮症酸中毒；⑤任何年龄均可发病，但30岁前为常见，多发生在儿童或青少年；⑥患者胰岛功能基本丧失，需要终生应用胰岛素替代治疗和维持生命，曾被称为胰岛素依赖型糖尿病。

（2）Ⅱ型糖尿病症状特点　①一般有家族遗传病史；②起病缓慢，病情发展相对平稳，无症状的时间可达数年至数十年；③多数人肥胖、食欲好、精神体力与正常人并无差别，偶有疲乏无力，个别人可出现低血糖；④多在检查身体时被发现；⑤随着病程延长，血糖逐渐升高，可出现糖尿病慢性并发症。

（3）糖尿病主要并发症　①靶器官损伤：糖尿病性心肌病、糖尿病合并高血压、糖尿病肾病、糖尿病眼病、糖尿病足病。②微血管和大血管病变：糖尿病微血管病变（视网膜病变、肾病、神经病变）和大血管病变（冠心病、高血压、周围血管病变、糖尿病足病、脑血管疾病）。

③糖尿病急性并发症：酮症酸中毒、乳酸性酸中毒、低血糖、高渗性非酮症糖尿病昏迷。④糖尿病合并感染：发生概率高，血糖控制不好或受外伤时更易发生，感染可见全身各个系统；老年人更易发生，且病情严重，病死率高；感染和糖尿病相互影响，互为因果。

二、糖尿病的诊断标准

（1）糖尿病的诊断标准　空腹血糖≥7.0毫摩尔/升（全血≥6.1毫摩尔/升）；或2小时血糖浓度≥11.1毫摩尔/升；或糖尿病症状加任意时间血糖≥11.1毫摩尔/升。

（2）糖尿病的实验室检查　①尿糖测定：初筛。②空腹血糖。③餐后2小时血糖。④葡萄糖耐量实验：检查人体血糖调节功能。⑤糖化血红蛋白：了解过去3～4周血糖水平。⑥血浆胰岛素测定：主要用于糖尿病的诊断和分型。⑦血清C肽测定：反映胰岛β细胞分泌胰岛素的能力。

（3）糖尿病的理想控制指标　空腹血糖（FPG）≤6.1毫摩尔/升；餐后血糖（PPG）≤8.0毫摩尔/升。老年DM患者一般要求空腹血糖（FPG）≤7.0毫摩尔/升，餐后血糖（PPG）≤10.0毫摩尔/升；糖化血红蛋白＜6%。

三、药物治疗与合理用药

1.口服降糖药的种类

（1）磺酰脲类胰岛素促泌剂　甲苯磺丁脲、格列苯脲、格列齐特、格列喹酮、格列吡嗪。

（2）非磺酰脲类胰岛素促泌剂　瑞格列奈、那格列奈。

（3）胰岛素增敏剂　罗格列酮、吡格列酮。

2.胰岛素制剂的种类与特点

课堂互动　请同学们查阅相关资料，结合已学知识，分析讨论：应用胰岛素与胰岛素类似物需监护哪些问题？如何应用诺和锐笔？

胰岛素是分子量56千道尔顿的酸性蛋白质，含51个氨基酸。药用胰岛素一般多从猪、牛胰腺中提取。目前，通过重组DNA技术获得人胰岛素的半合成胰岛素，过敏反应降低。胰岛素与胰岛素类似物的制剂种类与特点见表3-10。

■ 表3-10　胰岛素与胰岛素类似物的制剂种类与特点

类别	其他名称	起效时间/小时	给药时间
短效	普通胰岛素	0.5～1	餐前15～30分钟
	正规胰岛素	0.2～0.3	酮症昏迷，即刻
中效	低精蛋白锌胰岛素	1～2	皮下注射，餐前30～60分钟
	慢胰岛素	2～4	皮下注射，餐前30～60分钟
慢效	精蛋白锌胰岛素	4～6	早餐前30～60分钟
	特慢胰岛素	4～6	早餐前30～60分钟，1日1次

3.治疗糖尿病药物的选用

（1）根据分型选药　①Ⅰ型糖尿病：胰岛素、阿卡波糖（抑制碳水化合物分解为葡萄糖）、双胍类（抑制肠壁细胞对葡萄糖的吸收）。②Ⅱ型肥胖型糖尿病，经饮食和运动治疗未达标，伴脂质代谢紊乱者首选二甲双胍。③Ⅱ型非肥胖型糖尿病，β细胞储备功能良好，无胰岛素血症者首选磺脲类降糖药（刺激胰岛素分泌），血糖不稳定时可与二甲双胍合用。

（2）根据血糖升高的时段选药　①单纯餐后血糖升高：首选 α- 糖苷酶

二维码16　糖尿病的药物治疗与合理用药

扫一扫

抑制剂。②餐后血糖升高为主，伴餐前血糖轻度升高：首选胰岛素增敏剂。③空腹、餐前血糖高，不管是否有餐后血糖高：磺脲类降糖药、双胍类、胰岛素增敏剂。

（3）根据并发症选药　①急性病症：胰岛素。②青年初发且有酮症倾向、空腹血糖＞11.1毫摩尔/升：尽早用胰岛素。③对确诊为冠状动脉疾病的Ⅱ型糖尿病患者，应用他汀类降脂药物。④糖尿病合并肾病患者：首选格列喹酮＋胰岛素增敏剂，格列喹酮是唯一几乎不从肾脏排泄的降糖药。

（4）根据特殊人群用药　①妊娠和哺乳期：胰岛素。②老年：选用方便，降糖效果温和者，如瑞格列奈（诺和龙）。③儿童：Ⅰ型糖尿病用胰岛素，Ⅱ型糖尿病用二甲双胍。④依从性差者：经常出差，进餐不规律的患者，选择每日服用1次的药物，如格列苯脲。

4.治疗糖尿病药的合理应用

（1）糖尿病综合治疗方案　①饮食控制；②运动治疗；③血糖监测；④药物治疗；⑤糖尿病健康教育。

（2）糖尿病治疗理念　首先应保护和逆转胰岛β细胞功能，尽早采用药物治疗，尽早联合治疗，尽早胰岛素治疗，提高胰岛素浓度和改善胰岛素抵抗并举，注意减肥和降低血脂。

（3）采用"精细降糖"策略　当患者血糖水平控制在接近正常时，为避免低血糖发生需采用"精细降糖"策略：采用更严格的饮食和运动计划；更密切地监测血糖；选择作用方式接近人体控制血糖生理模式的药物。

（4）糖尿病患者随访　在糖尿病治疗的随访中，一方面为了控制血糖并达标而在各点测定血糖，并定期测定糖化血红蛋白，制定降糖药的治疗方案（单独或联合用药、剂量调整）；另一方面为了尽早查出并发症或相关问题，要进行包括体重、体重指数、血压、足背动脉搏动、血脂谱、眼底、肝肾功能、尿常规、尿蛋白排泄率、心电图等的检测。

（5）低血糖的防治　降糖药可诱发低血糖和休克，严重者可导致休克或死亡。出现低血糖，应立即进食含糖高的食物或静滴葡萄糖注射液。磺脲类降糖药易导致低血糖发生，应用磺脲类降糖药时，为避免发生低血糖应注意：①Ⅰ型糖尿病患者不可单独使用；②急性重症感染、手术、创伤及严重并发症时禁用；③老年人要密切监测，儿童、妊娠妇女不推荐应用；④对磺胺类过敏禁用。

（6）选择适宜服药时间　①餐前立即：伏格列波糖。②餐前0.5小时：胰岛素促泌剂（磺脲类降糖药，非磺脲类降糖药）。③餐中：二甲双胍，阿卡波糖。④餐后0.5～1小时：胰岛素增敏剂（罗格列酮）。

（7）注射胰岛素时应注意的事项　①一般注射后15～30分钟就餐较为适宜，但不同情况下注射时间可调整；②注射时血糖偏高，选择腹部注射，注射稍深一些；反之，选择上臂或臀部，注射浅一些；③宜每次变换注射部位（防止皮下脂肪萎缩）；④对动物胰岛素过敏者可更换人胰岛素；⑤不应冷冻（未开启应冷藏，使用中的室温下最长可保存4周）。

知识拓展

营养与糖尿病

针对糖尿病发病的营养代谢改变，营养学家、医学家建议糖尿病患者首先根据体重、血糖水平等，遵照医嘱调整一日三餐的饮食结构。养成科学合理的饮食习惯，预防和控制糖尿病发生与发展。目前已不再有单一的糖尿病膳食，而是根据中国糖尿病膳食指南的原则协助营养师和患者一起来设计最有利的膳食及最个体化的饮食计划，以取得最佳治疗效果。整个过程强调尊重患者的饮食习惯以及对糖尿病患者实行自我营养治疗和管理的重要性。

其营养治疗总原则因人而异，但总原则是合理的饮食结构，合理的餐次分配和持之以恒。合理地控制饮食有利于控制糖尿病的病情发展，尤其是轻型患者（空腹血糖≤11.1毫摩尔/升）单纯采用营养治疗即可达到控制血糖的目的。合理控制总能量摄入是糖尿病营养治疗的首要原则。能量摄入以维持或略低于理想体重为宜。肥胖者体内脂肪细胞增多、增大导致对胰岛素的敏感性下降，因此应减少能量摄入，使体重逐渐下降至理想体重±5%的范围以配合治疗。体重是评价能量摄入量是否合适的基本指标，根据体重的变化及时调整能量供给量。在合理控制总能量的基础上，适当提高碳水化合物摄入量，有助于提高胰岛素的敏感性，刺激葡萄糖的利用，减少肝脏葡萄糖的产生和改善葡萄糖耐量。碳水化合物摄入不足时，体内需动员脂肪和蛋白质分解供能，易引起酮血症。碳水化合物供给量占总能量的50%～60%为宜。糖尿病患者宜多食用粗粮和复合碳水化合物，少食用富含精制糖的甜点。

（8）应用磺酰脲类应注意 ①长期用可致胰岛功能进行性减退；有10%患者存在原发性失效的现象；②长期应用可致体重增加。

（9）应用α-糖苷酶抑制剂应注意 ①常致胀气，可通过缓慢增加剂量和控制饮食，减轻反应程度，多在继续用药中消失；②与胰岛素或磺脲类降糖药合用，可增加低血糖危险；③就餐时与最初几口食物一起嚼服最适宜（餐前立即：伏格列波糖。餐中：阿卡波糖）；④和胰岛素合用中，如产生低血糖，须服葡萄糖而不是普通食糖来调节血糖（抑制碳水化合物分解为葡萄糖）。

（10）应用非磺脲类胰岛素促泌剂应注意 ①与二甲双胍和α-糖苷酶抑制剂合用有协同作用，但易出现低血糖；②磺脲类降糖药效果不佳者不推荐选用（均为胰岛素促泌剂）；③与磺脲类降糖药不可联合应用（二者作用机制相同）。

（11）应用双胍类应注意 ①常需2～3周才达到疗效；②服药期间不要饮酒（乙醇可抑制肝糖异生，增加其降糖作用）；③西咪替丁可使二甲双胍血浓度增加（西咪替丁可降低二甲双胍的肾脏排泄，增强二甲双胍的生物利用度）。

课堂互动 李某，男，45岁，公务员。5年前查出患脂肪肝，后经治疗一段时间后感觉好转未继续服药。4年前查出患Ⅱ型糖尿病，开始服用降糖药。但由于工作繁忙，应酬较多，未能规律服药，且经常大量饮酒。目前出现服各种类别的降糖药均不能有效控制血糖，还曾出现过几次低血糖。医生建议使用胰岛素治疗，但患者及家属有些犹豫，到药店进行咨询。

请设计为患者提供用药咨询服务的情景并分组进行演练。

实训指导 情境模拟之糖尿病的用药指导

一、实训任务

1.能够通过客观体征及患者对症状的描述做出准确判断，确定糖尿病分型。

2.通过情境模拟，能根据患者的病情特征，有针对性地推荐出相应的药品，熟知常用药物的用法用量。

3.能对患者进行正确的用药指导，纠正患者错误认识和不良生活习惯。

二、实训学时数

2学时。

三、实训指导

1. Ⅰ型糖尿病和Ⅱ型糖尿病的症状特点

（1）Ⅰ型糖尿病症状特点：①主要发病原因是胰岛β细胞破坏；②起病急，病情重，血中可测到不同种类的针对胰岛素的自身抗体，多有典型"三多一少"症状；③血中胰岛素和C肽（胰岛素代谢产物）水平很低；④血糖显著升高，经常反复出现酮症酸中毒；⑤任何年龄均可发病，但30岁前为常见，多发生在儿童或青少年；⑥患者胰岛功能基本丧失，需要终生应用胰岛素替代治疗来维持生命，曾被称为胰岛素依赖型糖尿病。

（2）Ⅱ型糖尿病症状特点：①一般有家族遗传病史；②起病缓慢，病情发展相对平稳，无症状的时间可达数年至数十年；③多数患者肥胖、食欲好、精神体力与正常人并无差别，偶有疲乏无力，个别人可出现低血糖；④多在检查身体时被发现；⑤随着病程延长，血糖逐渐升高，可出现糖尿病慢性并发症。

2. 糖尿病的诊断

根据血糖监测报告或现场检测血糖，判定糖尿病情况。空腹血糖≥7.0毫摩尔/升，或糖耐量试验中服糖后2小时血糖≥11.1毫摩尔/升，或糖尿病症状加任意时间血糖≥11.1毫摩尔/升。

3. 推荐药品时的注意事项

（1）根据患者病情特征判断病因，针对病因及症状正确推荐药物。

（2）注意合理用药和配伍禁忌。

①根据分型选药。

②根据血糖升高的时段选药。

③根据并发症选药。

④根据特殊人群用药。

（3）选择适宜服药时间：不同药物确定合理用药时间，重点考核。

（4）建议患者改善生活习惯，戒烟限酒，少食多餐，劳逸结合，保持乐观情绪。

4. 糖尿病综合治疗方案及理念

（1）综合治疗方案：①饮食控制；②运动治疗；③血糖监测；④药物治疗；⑤糖尿病健康教育。

（2）糖尿病治疗理念：首先应保护和逆转胰岛β细胞功能，尽早采用药物治疗，尽早联合治疗，尽早胰岛素治疗，提高胰岛素浓度与改善胰岛素抵抗并举，注意减肥和降低血脂。

四、实训准备

1. 模拟药房（内有柜台、药架及多媒体设备）。

2. 学生分组，2~3人一组，分别扮演药店营业员及顾客。

五、操作步骤

1. 角色扮演分组

针对不同的糖尿病病人，每组设计一个情境，学生进行角色分工，并模拟演练，教师点评指导。考核病情判定、药物选择、合理用药和用药指导情况。

2. 讨论

分组讨论，指出问病及荐药过程中的不足之处。

3.教师总结后，做 1～2 个病例分析，主要介绍药品选择，在此基础上学生对自己的设计方案进行修改完善。

六、实训思考

1.治疗糖尿病药物在使用时有哪些注意事项？

2.糖尿病患者如何综合防治，合理控制血糖？

活动二　骨质疏松症的用药指导

课堂互动　如何预防骨质疏松？

骨质疏松是以骨量减少，骨微观结构退化为特征，致使骨的脆性及骨折危险性增加的全身性骨骼疾病，包括：骨量减少，骨微观结构改变，骨强度下降。骨质疏松是老年人常见的骨营养代谢性疾病，尤其多发于更年期妇女，女性是男性的 10 倍。进入老年社会，骨质丢失和骨质疏松的临床就诊率逐年升高，目前已引起政府等多方关注，二者引发的骨折是老年人骨折的 50%～60%。骨折不仅给患者本人造成极大的痛苦，而且也会给社会和家庭带来沉重的负担。

一、临床基础

1.骨质疏松症的分型

（1）原发性骨质疏松　属于随年龄增长而出现的生理性退行性病变，参见表 3-11。

Ⅰ型：亦称高转换型或绝经后骨质疏松。以骨吸收增加为主，骨密度下降，小梁骨丢失大于皮质骨丢失，常见的有腰椎骨折和股骨头骨折。主要与绝经后雌激素分泌不足有关。

Ⅱ型：亦称低转换型或老年性骨质疏松。以骨量形成减少为主，小梁骨和皮质骨呈等比例减少。一般发生于 70 岁以上的老年人。骨折好发部位为髋骨和脊椎骨。主要与增龄、衰老有关。

■ 表3-11　妇女绝经后骨质疏松症与老年性骨质疏松症的主要特点

内　　容	妇女绝经后骨质疏松症	老年性骨质疏松症
年龄	50～70岁	70岁以上
男女比例	1:6	1:2
骨量丢失	主要为松质骨	松质骨、皮质骨
骨丢失率	早期加速	较缓慢
骨折	椎体为主	椎体、股骨上端
甲状旁腺激素（PTH）	正常或稍低	增加
1α,25-双羟骨化醇	继发性减少	原发性减少
骨矿化不良	基本没有	常伴有

（2）继发性骨质疏松　由其他疾病引发的骨质疏松。如内分泌疾病（肾上腺皮质、性腺、垂体、胰岛、甲状腺、甲状旁腺等病变），骨髓、肝、肾的慢性疾病，以及某些 / 营养因素（维生素 C、维生素 D 缺乏，钙、蛋白质缺乏）或药物因素（肾上腺皮质激素、甲氨蝶呤、肝素、苯妥英钠等）所诱发。

（3）特发性骨质疏松　多见于 8～14 岁青少年，常伴有遗传性家族史；妊娠和哺乳期发生的骨质疏松也属此类。

2.诱发骨质疏松的病因

（1）膳食结构不合理，饮食中长期缺少钙、磷或维生素 D。

（2）妇女在停经或切除卵巢后，体内能保持骨质强度的一种激素——雌激素的分泌减弱。

（3）妊娠及哺乳期妇女会大量流失钙。

（4）活动量小，户外运动少。

（5）大量和长期的饮酒、喝咖啡、吸烟。

（6）长期服用药物。

3.骨质疏松症的主要症状

（1）胸、背、腰、膝等部位疼痛，四肢无力。

（2）体形变化　出现圆背或凹圆背，身高缩短或驼背，易出现椎体变形，椎体缩短，身体缩短 3～4 厘米。

（3）下肢肌肉痉挛，指（趾）甲变软、变脆和易裂。

（4）骨密度低　骨密度检查可能低于同性别骨峰均值，早期雌、雄激素水平可能低于同性别均值。

（5）易发生病理骨折。

二、骨质疏松症的治疗

骨质疏松症的治疗一般多采用联合用药的方案，其药物包括：①促进骨矿化剂、钙制剂、维生素 D；②骨吸收抑制剂，双膦酸盐、雌激素或选择性雌激素受体调节剂、降钙素；③骨形成刺激剂，甲状旁腺、氟制剂。

二维码17　骨质疏松症的药物治疗与合理用药

扫一扫

（1）老年性骨质疏松症　可选择钙制剂、维生素 D 和一种骨吸收抑制剂（双膦酸盐尤其是阿仑膦酸钠）的"三联药物"治疗。

（2）妇女绝经后骨质疏松　在基础治疗（即钙制剂＋维生素 D）的基础上，联合雌激素或选择性雌激素受体调节剂治疗，又称激素替代治疗（hormone replacement therapy，HRT）。

（3）继发性骨质疏松　继发性骨质疏松首先治疗原发病，尤其注意原发性甲状腺功能亢进、甲状旁腺功能亢进、多发性骨髓瘤、肾小管酸中毒等疾病的治疗。对高尿钙继发甲亢可用氢氯噻嗪一日 12.5～25 毫克治疗。对骨质疏松尚可用双膦酸盐或降钙素治疗，降钙素有止痛作用，可用于骨折或骨骼畸形引起的慢性疼痛。目前，美国 FDA 已批准重组人甲状旁腺激素（HPTH）用于原发性骨质疏松症，一日注射 1 次能促进骨细胞的增殖与分化，抑制成骨细胞凋亡，改善骨结构，提高骨强度。

（4）肾上腺皮质激素所致的骨质疏松　在治疗上可应用双膦酸盐，如氯屈膦酸二钠、帕米膦酸二钠、阿仑膦酸钠等。一旦发生骨丢失，唯有抗骨吸收药能明显增加骨密度，减少骨折危险性；补钙和口服维生素 D，仅可减少骨丢失量，不能增加骨量。

（5）抗癫痫药所致的骨质疏松　原发性骨质疏松曾经有多年应用抗颠茄药史者，表现为骨质疏松和骨软化的混合型，需长期口服维生素 D。

三、治疗骨质疏松药的合理应用

> **课堂互动**　请同学们查阅相关资料，结合已学知识，分析讨论：把血浆钙沉降到骨骼中依靠哪个药？

1.雌激素应用注意事项

（1）严格掌握适应证，适用 HRT 的妇女仅是少数。

（2）定期监测血浆雌激素水平，从预防骨质疏松的角度考虑，HRT 至少要应用 5～10 年，甚至终生，若症状缓解后立即停药则容易复发。

（3）尽量联合用药，雌激素与钙、维生素 D、孕激素、雄激素联合用药的预防或治疗效果优于单一用药，也可减少雌激素的用量。如与维生素 D 和钙并用，可减少尼尔雌醇的用量，而疗效相同；雌激素与雄激素联合用药，对有乳房肿胀疼痛、性欲减退和抑郁症者效果良好。当预防骨质疏松需长期口服雌激素时，每月应加服孕激素 10～14 日。HRT 联合应用孕激素可预防子宫内膜癌，但不宜应用 HRT 预防心脏病。

（4）给药途径常见为口服、局部涂敷、皮下植入和经皮给药。

（5）注意测雌激素不良反应。

（6）严格控制雌激素的禁忌证。

2.雌激素受体调节剂应用注意事项

（1）妊娠期妇女禁用；血栓病患者禁用；过敏者禁用；肝功能不全、胆汁淤积、严重肾功能不全、难以解释的子宫出血、子宫内膜癌者禁用。

（2）绝经期超过 2 年以上的妇女方可应用。

（3）对饮食中钙摄入不足者建议同时补充钙制剂和维生素 D。

3.降钙素应用注意事项

（1）对蛋白质过敏者可能对降钙素过敏，应用前宜做皮肤敏感试验。

（2）大剂量短期治疗时，少数患者易引发继发性甲状腺功能低下。妊娠期妇女慎用降钙素；对有皮疹、支气管哮喘者慎用。

（3）用于治疗骨质疏松症时，宜同时补充钙制剂。

（4）面部、手部潮红，见于 20%～30% 的患者。鲑鱼降钙素可发生耐药性，应更换人降钙素。

4.双膦酸盐应用注意事项

（1）主要不良反应是食管炎、粪便潜血，消化性溃疡者禁用。

（2）与抗酸药、铁剂或含 2 价金属离子的药物合用，会降低本品的生物利用度。

（3）不宜与非甾体消炎镇痛药和氨基糖苷类抗生素联合应用（诱发低钙血症）。

（4）口服药时注意：①早晨空腹给药，用足量水送服，保持坐位或立位；服后 30 分钟内不宜进食和卧床；服药后不宜喝牛奶、咖啡、含钙饮料等；②高钙血症患者、严重肾功能不全者禁用。

（5）用于治疗高钙血症时，应同时注意补充液体，使一日尿量达 2000 毫升以上。

5.钙制剂应用注意事项

> **课堂互动** 请同学们调查了解目前临床常用的钙制剂有哪些？绘制表格列出各种药物的通用名、商品名、剂型、主要成分、适应证、用药注意事项、厂家及售价。

（1）对骨质疏松作用不及双膦酸盐、雌激素，补钙的同时宜补充维生素 D，维生素 D 是有效吸收钙所必需的。

（2）补钙应选用含钙量高、生物利用度好、制剂溶出度高的药。

（3）钙在体内吸收随着钙的摄入量增加而增加，但有阈值。

（4）钙制剂与肾上腺皮质激素、异烟肼、四环素或含铝抗酸药合用，会减少钙的吸收。

（5）食物中尤其是蔬菜和水果含有较多的草酸和磷酸盐，可与钙形成不溶性的钙盐，使钙的吸收减少；另外，食物中的脂肪（脂肪酸）可与钙形成二价的钙皂，也会影响钙的吸收，故应注意与进食错开时间。

（6）补充钙制剂以清晨和睡前各服用一次为佳。

（7）阳光可参与制造维生素 D，运动有助于保持骨骼强壮，也利于钙和维生素 D 的吸收，因此，每日应进行有规律的和适宜的运动。

6. 维生素 D 及其衍生物应用注意事项

（1）严格控制维生素 D 的剂量，维生素 D 的治疗量与中毒量之间的安全域较窄，若大量连续应用可发生中毒。

知识拓展

钙与骨质疏松

钙是构成骨、牙的重要部分。骨骼不仅是人体的重要支柱，而且还是具有生理活性的组织。它作为钙的储库，在钙的代谢和维持人体钙的内环境稳定方面有一定的作用。在成人的骨骼内，成骨细胞与破骨细胞仍然活跃，钙的沉淀与溶解一直在不断进行。成人每日有 700 毫克的钙在骨中进出，随着年龄的增加钙沉淀逐渐减慢，到了老年，钙的溶出占优势，因而骨质缓慢减少，可能有骨质疏松的现象出现。妇女在中年以后可因缺钙而发生骨质疏松，特别是更年期及绝经期后，骨质丧失进一步加剧，常因骨质疏松发生骨折。

不论是原发性骨质疏松还是继发性骨质疏松，都与钙缺乏关系密切。患者首先是损失骨母质，后逐渐脱钙。故平时少见阳光或肝肾疾病，体内不能生成 1,25-二羟维生素 D_3，影响钙、磷代谢；绝经妇女雌激素减少、老年人肝肾功能衰退，均可使 1,25-二羟维生素 D_3 生成减少，故这两种情况特别容易引起骨质疏松。

由于对骨质疏松症还缺乏有效的治疗，且发生骨折就难以恢复，因此，骨质疏松的预防比治疗更重要。大多数研究已经表明，在与年龄或绝经有关的骨质丢失后，增加钙补充只能起到减少骨质丢失，维持骨量水平的作用，并不能有效而持续地增加骨量，而要降低骨质疏松的发生率，学者普遍认为，在生命前期（儿童期、青春期、成年早期）通过合理的营养和锻炼来获得遗传规定的最大峰值骨量，是预防生命后期骨质疏松的最佳措施。我国人口摄入钙量不足的问题较为突出，而膳食普遍低钙的重要原因是食物搭配不当，各种膳食结构不合理，食物中钙的主要来源是植物性食物，乳制品很少，因此，注意改变目前不当的饮食习惯，提倡多吃富含钙的食物（如牛奶、鱼、虾皮、大豆、豆腐等），并能通过食物或晒太阳保证足够的维生素 D，经常运动，才能有效地预防骨质疏松。

（2）注意与钙制剂的协调。

（3）注意钙制剂与其他药物的配伍禁忌。

（4）对高磷血症伴肾性佝偻疾病者禁用；妊娠期妇女应慎用。

（5）对肾功能下降者，采用骨化三醇最为适宜。

（6）大量钙制剂或利尿药与常用量维生素 D 并用，有发生高钙血症的危险。考来烯胺、考来替泊、矿物油、硫糖铝等均能减少小肠对维生素 D 的吸收。

7. 对骨质疏松症的治疗重在预防

因为骨质疏松后一旦发生骨小梁断裂，任何治疗均无法使其恢复，因此，采取预防措施，阻止骨吸收加速，防止骨组织的穿孔性变化，比发生后再进行治疗的意义更大，节约治疗费用。

（1）提倡联合用药，但不宜足量联合使用两种骨吸收抑制剂，长期应用两种骨吸收抑制剂，可能出现大量得不到修补的微骨折积累，增加骨脆性和骨折危险性。

（2）HRT 的应用可增加乳腺癌、冠心病心梗、脑卒中、子宫内膜病变、静脉血栓的危险性，目前争论较大。

（3）影响骨代谢的营养素除钙制剂和维生素 D 外，尚有其他微量元素（磷、镁、铜、铁、锌、锰）、维生素（维生素 A、维生素 C、维生素 K）、蛋白质、脂肪、糖，宜注意综合平衡。

活动三　痛风的用药指导

课堂互动　高尿酸血症与痛风有何区别？

痛风又称"帝王病"，是体内嘌呤代谢异常，导致骨、肾和血管的损伤。表现为持续的血尿酸水平升高，过多的尿酸钠盐结晶在关节、软骨、滑膜、肌腱、肾及结缔组织等沉积，形成尿酸盐结晶或痛风结石，从而出现发作性的单、多关节的红肿热痛及功能障碍的急性关节炎、肾绞痛、血尿等症状。痛风在欧美、日本发病率较高，近年来，我国发病率也在持续增加。年龄多在 50 岁以上，据统计，痛风者中 50 岁以上的比例为 63%。女性的发病率高于男性，60 岁前发病率仅为 7%，60 岁后升至 29%。

一、临床基础

1.痛风的主要症状

（1）尿酸盐从超饱和细胞外液沉积于组织或器官（中枢神经系统除外），任何组织都有尿酸盐存在。

（2）发病急、快、重、单一（戏剧性）、非对称，第一跖趾关节多见。

（3）数日可自行缓解，但反复发作，间期正常反复发作逐渐影响多个关节。

（4）大关节受累时可有关节积液。

（5）最终造成关节畸形。

知识拓展

何为尿酸，人体内尿酸从何而来？

尿酸是人体嘌呤代谢的终产物。嘌呤是组成核酸的核苷酸的氧化分解产物，体内产生嘌呤后，会在肝脏中再次氧化为 2,6,8- 三氧嘌呤，其醇式呈弱酸性，又称为尿酸。各种嘌呤氧化后生成的尿酸随尿排出，因溶解度较小，体内过多时可形成尿路结石或痛风。人体内的嘌呤来源如下。（1）合成途径：自然界以嘌呤碱的形式存在。含于 DNA 和 RNA 中，DNA 和 RNA 中所含嘌呤碱主要为腺嘌呤和鸟嘌呤，它们氧化后成次黄嘌呤和黄嘌呤，再进一步氧化成尿酸。（2）回收途径：核苷酸分解产生嘌呤碱可重新回收利用。（3）饮食途径：摄入含高嘌呤食物（动物内脏、脑、蛤、蚝、蚌、沙丁鱼、鱼卵等，饮用啤酒、白酒等）。

在正常生理情况下，嘌呤合成与分解处于相对平衡状态，尿酸的生成与排泄也较恒定。正常人血浆中尿酸含量为 0.12～0.36 毫摩尔 / 升（2～6 毫克 / 分升）。男性平均为 0.27 毫摩尔 / 升（4.5 毫克 / 分升）；女性平均为 0.21 毫摩尔 / 升（3.5 毫克 / 分升）左右。当体内核酸大量分解（白血病、恶性肿瘤等）或食入高嘌呤食物时，血中尿酸水平升高，当超过 0.48 毫摩尔 / 升（8 毫克 / 分升）时，尿酸钠盐将过饱和而形成结晶体，沉积于关节、软组织、软骨及肾等处，而导致关节炎、尿路结石及肾疾患，称为痛风。

2.痛风的诊断标准及判定

（1）临床诊断急性痛风的标准　反复发作的急性关节炎，伴有血尿酸增高，秋水仙碱试验治疗有效，即在关节炎急性发作的数小时内，每1~2小时口服秋水仙碱0.5~1毫克，如果是急性痛风，一般在服药2~3次后，关节立即不痛，从寸步难行到可以行走。

（2）美国风湿病协会提出的标准　关节液中有特异的尿酸盐结晶体，或有痛风石，用化学方法或偏振光显微镜观察证实有尿酸盐结晶。上述三项符合一项者即可确诊。具备下列临床、实验室检查和X线征象等12条中的6条者，可确诊为痛风：①1次以上的急性关节炎发作；②炎症表现在1天内达到高峰；③单关节炎发作；④观察到关节发红；⑤第一跖趾关节疼痛或肿胀；⑥单侧发作累及第一跖趾关节；⑦单侧发作累及跗骨关节；⑧可疑的痛风石；⑨高尿酸血症；⑩关节内非对称性肿大X线检查；⑪骨皮质下囊肿不伴有骨质糜烂；⑫关节炎症发作期间，关节液微生物培养阴性；⑬典型的痛风足，即第一跖趾关节炎，伴关节周围软组织肿。

3.临床表现及并发症

以关节炎、痛风石及肾脏损害为主要临床表现。急性痛风性关节炎是最常见的首发症状，其起病急、疼痛剧烈，多于夜间发作，关节周围有红肿热痛的表现。半数以上患者首发关节为拇趾、跖趾、踝、膝、指、腕、肘关节亦为好发部位，急性发作数天至数周可自行缓解。大关节受累时可有关节积液，最终造成关节畸形。历时较久的痛风病人，约1/3有肾脏损害，引起包括痛风性肾病、急性梗阻性肾病和尿路结石。

（1）尿酸性肾病　尿酸结晶在髓质和锥体部间质的沉积引起肾脏病变，这是痛风性肾脏的组织学显著特点。尿酸性肾病的发生率仅次于痛风性关节损害，并且与病程和治疗有密切关系。

（2）肾结石　肾结石在原发性痛风患者中占10%~25%，大约是正常人群发病率的1000倍。肾结石的发生率与痛风患者的血清尿酸浓度和尿液中尿酸排泄量呈正相关，在血清尿酸值>130毫克/升或尿液中尿酸排泄量超过1100毫克/升时，肾结石发生率超过50%。因尿酸结石可透过X线，需通过肾盂造影才能证实。当尿酸合并有钙盐时，X线上可见结石阴影。部分痛风患者可以肾尿酸结石为最先见临床表现。

（3）急性梗阻性肾病　见于血尿酸和尿中尿酸明显升高，由于大量尿酸结晶广泛性梗阻肾小管所致。

（4）高脂血症　痛风的人较常暴饮暴食，且多有肥胖现象，因此合并高脂血症的很多，这与发生动脉硬化有很密切的关系。

> **知识拓展**
>
> **食物按嘌呤含量的分类**
>
> （1）第一类　含嘌呤较少（<50毫克/100克）。①谷薯类：大米、米粉、小米、糯米、大麦、小麦、荞麦、面粉、通心粉、挂面、面条、面包、馒头、麦片、白薯、马铃薯、芋头。②蔬菜类：白菜、卷心菜、芥菜、芹菜、空心菜、芥蓝、茼蒿、韭菜、黄瓜、苦瓜、冬瓜、南瓜、丝瓜、西葫芦、菜花、茄子、豆芽菜、青椒、萝卜、胡萝卜、洋葱、番茄、莴苣、咸菜、葱、姜、蒜头、荸荠。③水果类：橙子、橘子、苹果、梨、桃、西瓜、哈密瓜、香蕉、菜果汁、果冻、果干、糖、糖浆、果酱。④蛋乳类：鸡蛋、鸭蛋、皮蛋、牛奶、奶粉、起司、酸奶、炼乳。⑤坚果及其他：猪血、猪皮、海参、海蜇皮、海藻、红枣、葡萄干、木耳、蜂蜜、瓜子、杏仁、栗子、莲子、花生、核桃仁、花生酱、枸杞子、茶、咖啡、碳酸氢钠、巧克力、可可。

（2）第二类　含嘌呤较高（50～150毫克/100克）：米糠、麦麸、麦胚、粗粮、绿豆、红豆、花豆、菜豆、豆腐干、豆腐、青豆、豌豆、黑豆；猪肉、牛肉、羊肉、鸡肉、兔肉、鸭肉、鹅肉、鸽子肉、火鸡、火腿、牛舌；鳝鱼、鳗鱼、鲤鱼、草鱼、鳕鱼、鲑鱼、黑鲳鱼、大比目鱼、梭鱼、鱼丸、虾、龙虾、乌贼、螃蟹；鲜蘑、芦笋、四季豆、鲜豌豆、昆布、菠菜。

（3）第三类　含嘌呤高的食物（150～1000毫克/100克）：猪肝、牛肝、牛肾、猪小肠、脑、胰脏、白带鱼、白鲇鱼、沙丁鱼、凤尾鱼、鲢鱼、鲱鱼、鲭鱼、小鱼干、牡蛎、蛤蜊、浓鸡汤及肉汤、火锅汤、酵母粉。

二、痛风的治疗及用药监护

1.营养治疗

（1）摄入充足的液体　液体入量充足有利于尿酸排出，预防尿酸肾结石，延缓肾脏进行性损害，每日应饮水2000毫升以上，8～10杯，维持一定尿量，促进尿酸排出。为了防止夜尿浓缩，夜间亦应补充水分。

（2）避免超重或肥胖　流行病学和临床研究发现肥胖是高脂血症、高血压、高尿酸血症及痛风的重要原因，故应限制总能量，减轻体重使达到或稍低于理想体重。因脂肪促进尿酸潴留，减少尿酸的排泄，故以糖类作为能量的主要来源。超重的痛风患者，如欲减轻体重应循序渐进，切忌减得过快，否则易导致机体产生大量酮体，与尿酸相互竞争排出，可使血尿酸水平升高，促进痛风急性发作。

（3）素食为主的碱性食物　尿酸在尿中的溶解性与pH值相关，随着尿液的pH值升高，尿酸的溶解性亦增加，故提倡多摄入在体内最后代谢产物呈碱性的食物，包括新鲜蔬菜、水果、牛奶、坚果、海藻等。

（4）避免饮酒及酒精饮料　酒精代谢使血乳酸浓度升高，抑制肾小管分泌尿酸，可使肾排泄尿酸降低。啤酒本身即含有大量嘌呤，可使血尿酸浓度增高。

（5）避免高嘌呤食物　从食物中大量摄取嘌呤前体时，常是诱发暂时性高尿酸血症致使痛风急性发作的原因。在急性期，嘌呤摄入量应控制在150毫克/日以内，宜选用第一类含嘌呤少的食物，以牛奶及其制品、蛋类、蔬菜、水果、细粮为主。在缓解期，可增选含嘌呤中等量的第二类食物，但应适量，油脂每日不超过50克，肉类每日不超过120克，尤其不要在一餐中进肉食过多。

2.药物治疗

> **课堂互动**　请同学们查阅相关资料，结合已学知识，分析讨论：服用秋水仙碱应监护哪些情况？服用别嘌醇应监护哪些情况？服用丙磺舒应监护哪些情况？

除营养治疗外，如果控制饮食也未见成效，必须要长期用药物控制。常用药物分两类：减少尿酸合成和增加排出尿酸。常用抗痛风药物见表3-12。

3.痛风的用药监护

（1）知晓痛风的分期

① 急性期　尿酸钠微结晶可趋化白细胞，吞噬后释放炎性因子（如IL-1等）和水解酶，导致细胞坏死，释放出更多的炎性因子，引起关节软骨溶解和软组织损伤，引起剧烈疼痛、炎症、

细胞坏死、功能受限。此期应控制炎症、减少坏死、缓解疼痛。发作间歇至少有 1～2 周的完全缓解期。

■ 表3-12　抗痛风药物的分类

作用机制	药品名称	适 应 证
抑制粒细胞浸润，促进尿酸排泄药	秋水仙碱	急性期、终止急性发作
	丙磺舒	间歇期（无肾结石、尿尿酸低、肾功正常）
	苯溴马隆	间歇期、慢性发作（轻中度肾功能不全者）
抑制尿酸生成药	别嘌醇	间歇期、慢性发作（尿酸高或排酸药无效时）
非甾体抗炎药	对乙酰氨基酚	急性期、急性发作（首选）
	吲哚美辛	急性期、急性发作（次选）
肾上腺皮质激素	泼尼松、泼尼松龙、甲泼尼龙	急性期、急性发作（次选，关节腔内注射或秋水仙碱无效时）

② 间歇期　反复发作，未治疗或治疗不彻底者，可表现为多关节受累，尿酸盐在关节的软骨、滑膜、肌腱等处沉积而形成痛风石。仅表现为血尿酸浓度增高，无明显临床症状。此期应有效控制血尿酸浓度、排酸，预防尿酸盐沉积，护肾，减少和预防急性痛风发作次数。

（2）区分急性期和间歇期选药

① 急性期尽快控制关节炎症反应　首选非甾体抗炎镇痛药（首选吲哚美辛，次选布洛芬，但禁用阿司匹林等）；次选秋水仙碱、肾上腺皮质激素。秋水仙碱 0.5 毫克/小时或 1.0 毫克/2 小时，或者第 1 小时为 1 毫克，以后每小时分别为 0.5 毫克，至症状缓解或出现恶心、呕吐、腹痛、腹泻等胃肠道不良反应时停用，最大量 6 毫克/日。

② 禁用抑制尿酸生成药　抑制尿酸生成药（别嘌醇）不仅无抗炎镇痛作用，且会使血尿酸下降过快，促使关节内痛风石表面溶解，形成不溶性结晶而加重炎症反应。通常在急性发作平稳后 2 周开始应用。

③ 缓解期尽快排酸和抑制尿酸合成　缓解期主要无疼痛、高尿酸血，无炎症，首选促进尿酸排出药苯溴马隆、丙磺舒，借以排出尿酸，促使尿酸维持在正常范围。在炎症控制后 1～2 周开始用抑制尿酸合成药别嘌醇治疗，控制血尿酸水平。

④ 慢性期应长期抑制尿酸，并促进尿酸排泄　此期血尿酸持续升高，关节损伤轻重不等，伴随骨质破坏、肾损害和关节痛风，应长期抑制尿酸（别嘌醇）并促尿酸排出（丙磺舒）。当突然加重侵犯新关节时，应及时给予非甾体抗炎药或秋水仙碱。

（3）注意药物的禁忌证

① 秋水仙碱　骨髓抑制者、肝肾功能不全者、妊娠期妇女及 2 岁以下儿童禁用。

② 丙磺舒　对磺胺过敏者、伴肿瘤的高尿酸血症者、肾结石患者、胃溃疡患者禁用。

③ 苯溴马隆　重度肾功能不全者、妊娠期妇女禁用。

④ 别嘌醇　妊娠期妇女、肝肾功能不全者、老年患者及过敏者禁用。

（4）可致血尿酸升高的药物

① 非甾体抗炎药　阿司匹林、贝诺酯可引起尿酸升高。

② 利尿剂　氢氯噻嗪、甲氯噻嗪、贝美噻嗪、苄噻嗪等可增加近曲小管对尿酸的再吸收，减少肾小管对尿酸的分泌，可致高尿酸血症，其他利尿剂阿佐塞米、托拉塞米、依他尼酸也有此反应。

③ 抗糖尿病药　胰岛素。

④ 免疫抑制剂　环孢素、巯嘌呤、麦考酚吗乙酯、巴利昔单抗（剂量相关效应）。

⑤ 抗生素　青霉素、洛美沙星、莫西沙星。抗结核药吡嗪酰胺、乙胺丁醇等减少尿酸排泄而引起高尿酸血症。

⑥ 维生素　维生素 C、维生素 B_1。

⑦ 其他　奥美拉唑、静注硝酸甘油、口服肌苷可引起急性继发性痛风。

知识拓展

中医痛风第一人——朱丹溪

　　朱丹溪，中医金元四大家之一。金元时期是中医理论发展的一个重要时期，其中痛风和其他中医关节病渐分泾渭的标志，就是朱丹溪明确提出了痛风的病因病机、症状特点、治疗方法和鉴别诊断，痛风作为独立病名的地位从此被确立。可以毫不夸张地说，朱丹溪就是中医痛风的第一人。

　　在《丹溪手镜》中，朱丹溪认为痛风多为血虚所致：虚者多因正气虚衰、过度内伤，一者血不养筋，不荣则痛；二者血虚则气虚，鼓动无力，痰浊凝滞，亦发为痛风。《丹溪心法》卷四痛风中记载了一个处方，被后世誉为治疗痛风的"通方"。详细处方为：南星（姜制）、苍术（泔浸）、黄柏（酒炒）各二两，川芎一两，白芷半两，神曲（炒）一两，桃仁半两，威灵仙（酒拌）三钱，羌活三钱（走骨节），防己半两（下行），桂枝三钱（行臂），红花（酒洗）一钱半，龙胆草半钱（下行）。上为末，曲糊丸梧子大，每服一百丸。空心，白汤下。

活动四　甲状腺功能亢进症的用药指导

课堂互动　甲状腺激素有哪些生理药理作用？

　　甲状腺功能亢进症（简称甲亢）是由于甲状腺腺体本身功能亢进，合成和分泌甲状腺激素增加释放到血循环中，引起以神经、循环、消化等系统兴奋性增高和代谢亢进为主要表现的一组临床综合征。

一、临床基础

1.甲亢的病因

　　甲亢的病因较复杂，其中以弥漫性毒性甲状腺肿（Graves 病，GD）最多见。引起甲亢的病因包括：Graves 病、多结节性甲状腺肿伴甲亢（毒性多结节性甲状腺肿）、自主性高功能性甲状腺腺瘤、碘甲亢、垂体性甲亢、绒毛膜促性腺激素（HCG）相关性甲亢。

　　（1）遗传因素　本病有显著的遗传倾向，目前发现它与组织相容性复合体（MHC）基因相关：白种人与 HLA-B8、HLA-DR3、DQAI*501 相关；非洲人种与 HLA-DQ3 相关；亚洲人种与 HLA-BW46 相关。

　　（2）自身免疫　GD 患者的血清中存在针对甲状腺细胞 TSH 受体的特异性自身抗体，称为 TSH 受体抗体（TRAb），也称为 TSH 结合抑制性免疫球蛋白（TBII）。TRAb 有两种类型，即甲状腺刺激性抗体（TSAb）和甲状腺刺激阻断性抗体（TSBAb）。TSAb 与 TSH 受体结合，激活腺苷酸环化酶信号系统，导致甲状腺细胞增生和甲状腺激素合成、分泌增加。所以，TSAb 是 GD 的致病性抗体。95% 未经治疗的 GD 患者 TSAb 阳性，母体的 TSAb 也可以通过胎盘，导致胎儿或新生儿发生甲亢。TSBAb 与 TSHR 结合，占据了 TSH 的位置，使 TSH 无法与 TSHR 结合，所以产生抑制效应，甲状腺细胞萎缩，甲状腺激素产生减少。

（3）环境因素　环境因素可能参与了 GD 的发生，如细菌感染、性激素、应激等都对本病的发生和发展有影响。

知识拓展

Graves病

Graves 病（也称 Basedow 病、Arry 病，以下简称 GD）由 Parry 于 1825 年首次报告，Robert Graves 和 Von Basedow 分别于 1835 年和 1840 年详细报告。GD 是甲状腺功能亢进症的最常见病因，约占全部甲亢的 80%～85%。西方国家报告本病的患病率为 1.1%～1.6%，我国学者报告是 1.2%，女性显著高发［女：男为（4～6）：1］，高发年龄为 20～50 岁。临床主要表现为：①甲状腺毒症；②弥漫性甲状腺肿；③眼征；④胫前黏液性水肿。

2.临床表现

（1）甲亢的症状　情绪易激动、烦躁失眠、心悸、气短、乏力、怕热、多汗；消瘦、食欲亢进、大便次数增多或腹泻；皮肤瘙痒，女性月经稀少，男性可伴发周期性麻痹和近端肌肉进行性无力、萎缩，后者称为甲亢性肌病。

（2）甲亢的体征　①GD 患者有程度不等的甲状腺肿大。甲状腺肿为弥漫性肿大、质地中等、无压痛。②对于病情严重的重症甲亢甲状腺上下极可以触及震颤，闻及血管杂音。③心血管系统表现有心率增快、心脏扩大、心律失常、心房颤动、脉压增大等。④少数病例下肢胫骨前皮肤可见黏液性水肿。⑤甲亢的眼部表现分为两类：一类为单纯性突眼，病因与甲状腺毒症所致的交感神经兴奋性增高有关；另一类为浸润性突眼，也称为 Graves 眼病。患者自诉眼内异物感、胀痛、畏光、流泪、复视、斜视、视力下降；检查见突眼，眼睑肿胀，结膜充血水肿，眼球活动受限，严重者眼球固定，眼睑闭合不全，甚至失明。

3.特殊的临床表现和类型

（1）甲状腺危象　也称甲亢危象，是甲状腺毒症急性加重的一个综合征，发生原因可能与循环内甲状腺激素水平增高有关。多发生于较重甲亢未予治疗或治疗不充分的患者。常见诱因有感染、手术、创伤、精神刺激等。临床表现有：高热、大汗、心动过速（140 次 / 分钟以上）、烦躁、焦虑不安、谵妄、恶心、呕吐、腹泻，严重患者可有心衰、休克及昏迷等。甲亢危象的诊断主要靠临床表现综合判断。临床高度疑似本症及有危象前兆者应按甲亢危象处理。甲亢危象的病死率在 20% 以上。

（2）甲状腺毒症性心脏病　甲状腺毒症性心脏病的心力衰竭分为两种类型。一类是心动过速和心脏排出量增加导致的心力衰竭。主要发生在年轻甲亢患者，称为"高排出量型心力衰竭"。另一类是诱发和加重已有的或潜在的缺血性心脏病发生的心力衰竭，多发生在老年患者，此类心力衰竭是心脏泵衰竭。

（3）淡漠型甲亢　多见于老年患者。起病隐袭，高代谢综合征、眼征和甲状腺肿均不明显。主要表现为明显消瘦、心悸、乏力、震颤、头晕、昏厥、神经质或神志淡漠、腹泻、厌食。可伴有心房颤动和肌病等，70% 患者无甲状腺肿大。

（4）T_3 型甲状腺毒症　由于甲状腺功能亢进时，产生 T_3 和 T_4 的比例失调，T_3 产生量显著多于 T_4 所致。发生的机制尚不清楚。Graves 病、毒性结节性甲状腺肿和自主性高功能性甲状腺腺瘤都可以发生 T_3 型甲亢。

（5）亚临床甲亢　本病主要依赖实验室检查结果诊断。血清 TSH 水平低于正常值下限，而 T_3、T_4 在正常范围，不伴或伴有轻微的甲亢症状。持续性亚临床甲亢的原因包括外源性甲状腺激素替代、自主性高功能性甲状腺腺瘤、多结节性甲状腺肿、Graves 病等。

（6）妊娠期甲状腺功能亢进症　发病率低，妊娠期甲状腺激素结合球蛋白增高，引起血清 TT_4 和 TT_3 增高，所以妊娠期甲亢的诊断应依赖血清 FT_4、FT_3 和 TSH，并避免新生儿甲状腺功能亢进症。

二、甲亢的治疗与合理用药

1. 一般治疗

甲亢的一般治疗包括注意休息，低碘饮食，补充足够热量和营养。失眠可给苯二氮䓬类镇静药。心悸明显者可给 β 受体阻滞剂。

2. 针对性治疗

针对甲亢的治疗主要采用以下 3 种方式：①抗甲状腺药物；② ^{131}I 治疗；③甲状腺次全切除手术。3 种疗法各有利弊。抗甲状腺药物治疗可以保留甲状腺产生激素的功能，但是疗程长、治愈率低、复发率高；^{131}I 和甲状腺次全切除均是通过破坏甲状腺组织来减少甲状腺激素的合成和分泌，疗程短、治愈率高、复发率低，但是均可能出现甲状腺功能减退症（甲减）。

（1）抗甲状腺药物（antithyroid drugs，ATD）治疗　ATD 治疗至少需要用药 2 年时间（一般要求的时间为 2.5～3.0 年），分为三个时期，即：症状控制期、减药期、维持用药期三期。ATD 的主要药物有甲巯咪唑、丙硫氧嘧啶。在 ATD 规范治疗 2 年以上的情况下，Graves 病的缓解率仍然仅为 30%～70% 不等，平均 50%。

ATD 的副作用是皮疹、皮肤瘙痒、白细胞减少症、粒细胞缺乏症、中毒性肝病和血管炎等。其中粒细胞缺乏症（外周血中性粒细胞绝对计数＜$0.5×10^9$/升）是 ATD 的严重并发症，中毒性肝病和血管炎的发生罕见。

（2）^{131}I 治疗　目前我国在应用 ^{131}I 治疗难治性重度甲亢方面积累了较丰富的经验。现已明确如下情况。①^{131}I 治疗甲状腺疾病，安全简便，费用低廉，效益高，总有效率达 95%，临床治愈率 85% 以上，复发率小于 1%。第 1 次 ^{131}I 治疗后 3～6 个月，部分病人如病情需要可做第 2 次 ^{131}I 治疗。②^{131}I 治疗甲状腺疾病，没有增加病人甲状腺癌和白血病等癌症的发病率。③^{131}I 治疗甲状腺疾病，没有影响病人的生育能力和增加遗传缺陷的发生率。④^{131}I 在体内主要蓄积在甲状腺内，对甲状腺以外的脏器，例如心脏、肝脏、血液系统等不造成急性辐射损伤，可以比较安全地用于治疗患有这些脏器合并症的重度甲亢病人。禁用于妊娠期和哺乳期妇女。

（3）外科手术治疗（甲状腺次全切除术治疗）

① 外科手术治疗的适应证　a. 中、重度甲亢，长期服药无效，或停药复发，或不能坚持服药者；b. 甲状腺肿大显著，有压迫症状；c. 胸骨后甲状腺肿；d. 多结节性甲状腺肿伴甲亢。手术治疗的治愈率 95% 左右，复发率为 0.6%～9.8%。

② 外科手术可能出现的并发症　a. 永久性甲减；b. 甲状旁腺功能减退症；c. 喉返神经损伤：可能遗留声音嘶哑，严重时如果损伤是双侧性的话甚至可能出现气道阻塞，需要紧急处理。

③ 禁忌证　a. 伴严重 Graves 眼病；b. 合并较重心脏、肝、肾疾病，不能耐受手术；c. 妊娠初 3 个月和第 6 个月以后。

④ 手术方式　通常为甲状腺次全切除术，两侧各留下 2～3 克甲状腺组织。

（4）其他治疗

① 碘剂　减少碘摄入量是甲亢的基础治疗之一。过量碘的摄入会加重和延长病程，增加复发的可能性，所以甲亢患者应当食用无碘食盐，忌用含碘药物。复方碘化钠溶液仅在手术前和甲状腺危象时使用。

② β受体阻断药　作用机制是：a.阻断甲状腺激素对心脏的兴奋作用；b.阻断外周组织 T_4 向 T_3 的转化，主要在 ATD 初治期使用，可较快控制甲亢的临床症状。通常应用普萘洛尔每次 10～40 毫克，每天 3～4 次。对于有支气管疾病者，可选用 $β_1$ 受体阻断药，如阿替洛尔、美托洛尔等。

3. 药物相互作用及合理用药

（1）硫脲类可使口服抗凝药抗凝作用增强。磺胺类、磺酰脲类、对氨基水杨酸、对氨基苯甲酸、保泰松、巴比妥类、维生素 B_{12} 等都有抑制甲状腺功能和引起甲状腺肿大的作用，合用本类药物时需注意。

（2）粒细胞缺乏症为硫脲类药物最严重不良反应，发生率为 0.3%～0.6%。一般发生在治疗后的 2～3 个月内，老年人较易发生，应定期检查血象。注意与甲亢本身引起的白细胞数偏低相区别，发生咽痛、发热等反应时应立即停药，可恢复正常。长期用药后，可使血清甲状腺激素水平显著下降，反馈性增加 TSH 分泌而引起腺体代偿性增生、腺体增大、充血。还可诱导甲状腺功能减退，及时发现并停药常可恢复。

（3）长期或过量服用碘剂可能诱发甲亢，已用硫脲类控制症状的甲亢病人，也可因服用少量碘而复发。另一方面，碘剂也可诱发甲状腺功能减退和甲状腺肿，原有甲状腺炎者不易发生。碘能进入乳汁和通过胎盘。可能引起新生儿和婴儿甲状腺功能异常或甲状腺肿，严重者可压迫气管而致命，孕妇和哺乳期妇女应慎用。

（4）普萘洛尔等 β受体阻断药是甲亢及甲状腺危象的辅助治疗药，较少影响常用甲状腺功能测定试验以及硫脲类对甲状腺的作用。但应注意防止本类药物对心血管系统和气管平滑肌等的不良反应。

（5）药师在药学监护中应注意：①让患者对自身疾病有所认识，严格按照医嘱用药，特别是甲亢药物和激素的使用更不能随意停药或改变剂量，必须在医师或药师的监测指导下进行；②限制碘的摄入，包括避免食用含碘高的食物、药物；避免皮肤与碘的接触（如碘酒）；③注意补充足够的热量和营养，包括蛋白质和 B 族维生素；④保持适当休息，注意季节、气候变化、精神、情绪紧张对甲状腺激素分泌的影响；⑤定期门诊随访监测甲状腺功能、白细胞水平和肝肾功能。

学习小结

项　　目	内　容　要　点	项　　目	内　容　要　点
糖尿病	糖尿病的分型 临床表现与主要并发症 糖尿病诊断标准 治疗糖尿病药物的选用 胰岛素制剂的种类与特点 口服降糖药的种类 低血糖的防治 典型药物的用药注意	痛风	嘌呤与尿酸的合成途径 痛风的类型与临床表现 痛风的高危因素 痛风的非药物治疗 抗痛风药的治疗原则 痛风不同分期的选药 抗痛风药的种类 抗痛风药的合理应用与药学监护
骨质疏松症	骨质疏松症的病因 妇女绝经后与老年性骨质疏松症的主要特点 骨质疏松症的临床表现 治疗骨质疏松药的种类 不同病因所致骨质疏松的治疗 治疗骨质疏松药的合理应用	甲亢	甲状腺功能亢进症的病因 甲状腺功能亢进症的类型 甲状腺功能亢进症的临床表现 甲状腺功能亢进症的非药物治疗 甲状腺功能亢进症的药物治疗 治疗甲状腺功能亢进症药的种类 抗甲亢药的合理应用与药学监护

课堂练习

一、**A型题（单选题）**

1. 糖尿病的类型不包括（　　）。

A. 1 型糖尿病　　　　B. 2 型糖尿病　　　　C. 其他特殊类型糖尿病

D. 妊娠期糖尿病　　　E. 原发性糖尿病

2. 糖尿病的主要症状"三多一少"不包括（　　）。

A. 多饮　　　　　　　B. 多尿　　　　　　　C. 多食

D. 多眠　　　　　　　E. 体重减轻

3. 2 型非肥胖型糖尿病，β 细胞储备功能良好，无胰岛素血症应首选（　　）。

A. 胰岛素　　　　　　B. 阿卡波糖　　　　　C. 双胍类

D. 噻唑烷二酮类　　　E. 磺脲类

4. 1 型糖尿病和 2 型糖尿病最根本的区别是（　　）。

A. 发病年龄不同　　　　　　　　　　B. 胰岛 β 细胞分泌功能的差异

C. 病情严重程度不同　　　　　　　　D. 病情发展快慢不同

E. 应用胰岛素治疗的时机不同

5. 糖尿病主要靶器官损伤不包括（　　）。

A. 糖尿病性心肌病　　　　　　　　　B. 糖尿病合并高血压

C. 糖尿病肾病　　　　　　　　　　　D. 糖尿病眼病

E. 糖尿病肝病

6. 糖尿病急性并发症不包括（　　）。

A. 酮症酸中毒　　　　　　　　　　　B. 高渗性非酮体高血糖症

C. 低血糖症　　　　　　　　　　　　D. 高渗性非酮症糖尿病昏迷

E. 糖尿病足病

7. 对确诊为冠状动脉疾病的 2 型糖尿病者，应用（　　）。

A. 他汀类药物　　　　B. 贝特类　　　　　　C. 烟酸类

D. 胆酸螯合剂　　　　E. 海鱼油类

8. 糖尿病合并肾病者应尽早应用（　　）。

A. 格列喹酮 + 胰岛素增敏剂　　　　　B. 双胍类 + 非磺脲类降糖药

C. 胰岛素　　　　　　　　　　　　　D. 格列喹酮 + 双胍类

E. 格列喹酮 +α- 糖苷酶抑制剂

9. 糖尿病合并高血压首选的降压药是（　　）。

A. 利尿药　　　　　　B. β 受体阻滞剂　　　C. ACEI

D. CCB　　　　　　　E. 直接扩张血管药

10. 有关糖尿病治疗表述错误的是（　　）。

A. 当患者血糖接近正常时，应采用"精细降糖"策略

B. 减肥和降低血脂对降糖治疗效果无影响

C. 除了尽早制定降糖药的治疗方案外，也应尽早查出并发症或相关问题

D. 降糖药可诱发低血糖和休克，严重者可致死

E. 出现低血糖，应立即进食含糖高的食物或静滴葡萄糖注射液

11. 雌激素应用原则错误的是（　　　）。

A. 定期监测血中雌激素水平　　　　　　　B. 尽量联合用药

C. 注意监测不良反应　　　　　　　　　　D. 严格控制禁忌证

E. 口服给药是最好的给药途径

12. 关于降钙素表述错误的是（　　　）。

A. 用前宜作皮试　　　　　　　　　　　　B. 大剂量短期治疗，可能引起继发性甲亢

C. 宜同时补充钙制剂　　　　　　　　　　D. 鲑鱼降钙素可能发生耐药性，宜换用人降钙素

E. 20%～30% 患者注射后可出现面部、手部潮红

13. 下列哪项对诊断妊娠甲亢无帮助。（　　　）

A. 血中 T_3、T_4 升高　　　　　　　　　B. 血中 FT_3、FT_4 升高

C. 体重不随妊娠月数增加　　　　　　　　D. 休息时脉率大于 100 次 / 分钟

E. 四肢近端肌肉消瘦

14. 甲硫氧嘧啶最主要的副作用是（　　　）。

A. 药物过敏　　　　B. 药物型甲低　　　　C. 脱发

D. 粒细胞减少　　　E. 胃肠道反应

二、B型题（配伍选择题）

[1～4]　A. 尿糖测定　　　　　　B. 葡萄糖耐量实验　　　　C. 糖化血红蛋白

　　　　D. 血浆胰岛素测定　　　E. 血清 C 肽测定

1. 检查人体血糖调节功能应进行（　　　）。

2. 了解过去 3～4 周血糖水平应进行（　　　）。

3. 主要用于糖尿病诊断和分型的是（　　　）。

4. 反映胰岛 β 细胞分泌胰岛素能力的是（　　　）。

[5～8]　A. 格列喹酮　　　　　　B. 阿卡波糖　　　　　　　C. 他汀类药物

　　　　D. 胰岛素增敏剂　　　　E. 双胍类

5. 餐后血糖升高为主，伴餐前血糖轻度升高首选（　　　）。

6. 空腹血糖正常而餐后血糖明显增高者首选（　　　）。

7. 2 型糖尿病肥胖者首选（　　　）。

8. 糖尿病合并肾病首选（　　　）。

[9～12]　A. 长期口服维生素 D　　　　B. 钙制剂 + 维生素 D+ 双膦酸盐

　　　　C. 单独用双膦酸盐　　　　　D. 用甲状旁腺激素

　　　　E. 钙制剂 + 维生素 D+ 雌激素（或雌激素受体调节剂）

9. 肾上腺皮质激素所致的骨质疏松治疗应采用（　　　）。

10. 抗癫痫药所致的骨质疏松治疗应采用（　　　）。

11. 老年性骨质疏松的"三联药物"治疗应采用（　　　）。

12. 妇女绝经后骨质疏松的激素替代治疗包括（　　　）。

[13～15]　A. 甲状腺功能亢进　　　　　B. 地方性甲状腺肿

　　　　C. 亚急性甲状腺炎　　　　　D. 甲状腺癌　　　　　　E. 甲减

13. 摄碘率降低，T_3、T_4 增高为（　　　）。

14. 摄碘率升高，高峰提前为（　　　）。

15. 摄碘率明显升高，高峰不提前为（　　　）。

[16～19]　A. 阿司匹林　　　　B. 吲哚美辛　　　　　C. 别嘌醇

　　　　　D. 丙磺舒　　　　　E. 秋水仙碱

16. 痛风急性期抗炎药选用（　　）。

17. 急性期终止发作首先选用（　　）。

18. 抑制尿酸生成选用（　　）。

19. 促进尿酸排泄选用（　　）。

三、X型题（多选题）

1. 下列哪些属于糖尿病微血管病变。（　　）

A. 视网膜病变　　　　B. 肾病　　　　　　　C. 神经病变

D. 冠心病　　　　　　E. 脑血管疾病

2. 糖尿病合并感染的特点是（　　）。

A. 发生概率高

B. 血糖控制不好或受外伤时更易发生

C. 感染可见全身各个系统

D. 老年人更易发生，且病情严重，病死率高

E. 和糖尿病相互影响，互为因果

3. 下列有关1型糖尿病的描述不正确的是（　　）。

A. 主要发病原因是胰岛素受体破坏

B. 任何年龄均可发病

C. 血中胰岛素和C肽水平很低

D. 容易发生酮症酸中毒（急性并发症）

E. 起病急，病情重，"三多一少"症状不典型

4. 1型糖尿病可选用的降糖药包括（　　）。

A. 胰岛素　　　　　　B. 阿卡波糖　　　　　C. 双胍类

D. 噻唑烷二酮类　　　E. 磺脲类

5. 儿童患者可选用的降糖药有（　　）。

A. 2型糖尿病用二甲双胍　　　　　　B. α- 糖苷酶抑制剂

C. 1型糖尿病用胰岛素　　　　　　　D. 胰岛素增敏剂

E. 非磺脲类降糖药

6. 糖尿病综合治疗方案包括（　　）。

A. 饮食控制　　　　　B. 运动治疗　　　　　C. 血糖监测

D. 药物治疗　　　　　E. 糖尿病健康教育

7. 糖尿病治疗理念正确的是（　　）。

A. 首先应保护和逆转胰岛 β 细胞功能

B. 尽早采用药物治疗

C. 尽可能采用单一药物治疗

D. 尽可能推迟用胰岛素治疗

E. 提高胰岛素浓度和改善胰岛素抵抗并举

8. 下列哪些需要用胰岛素治疗。（　　）

A. 1型糖尿病

B. 初发的 2 型糖尿病

C. 糖尿病合并妊娠及分娩时

D. 糖尿病合并重度感染或消耗性疾病

E. 糖尿病酮症及糖尿病昏迷

9. 应用胰岛素或强效降糖药正确的是（　　　）。

A. 开车外出前，要先测一下血糖，正常再上路

B. 开长途车时，最好 2 小时休息一次，监测血糖

C. 行车中出现低血糖症状时立即停车休息

D. 服药期间可饮酒

E. 使用中的胰岛素应冷藏

10. 原发性骨质疏松症包括（　　　）。

A. 妇女绝经后骨质疏松　　　　　　　B. 代谢性

C. 内分泌性　　　　　　　　　　　　D. 结缔组织疾病

E. 老年性骨质疏松

11. 关于双膦酸盐的应用错误的是（　　　）。

A. 服药后不宜喝牛奶、咖啡、含钙饮料等

B. 服后 30 分钟不宜进食和卧床

C. 低钙血症禁用

D. 严重肾功能不全者禁用

E. 应餐后服用

12. 关于别嘌醇，正确的是（　　　）。

A. 为次黄嘌呤的衍生物　　　　　　　B. 可减少尿酸生成及排泄

C. 不良反应少　　　　　　　　　　　D. 可避免尿酸盐微结晶的沉积

E. 可致转氨酶升高

任务七　泌尿和生殖系统疾病的用药指导

活动一　痛经的用药指导

痛经是青春期至绝经期年龄段妇女在月经期出现的一种症状，多见于 20~25 岁以下未婚女性。原发性痛经的发病原因尚不清楚。可能与下列因素有关：①内分泌因素，痛经多发生在有排卵月经期，此时在孕激素作用下，子宫内膜能分泌前列腺素，释放出来的前列腺素使子宫肌收缩，导致子宫缺血和疼痛；②子宫位置异常、子宫颈管狭窄等造成经血流通不畅而引起痛经；③精神紧张、忧郁、恐惧等精神因素可使痛阈降低，条件反射也会造成。

一、临床表现

（1）疼痛　多在下腹部出现阵发性绞痛或下坠感，也可放射到上腹部、会阴、肛门或大腿部。疼痛多在经前 1~2 日或来潮后第 1 日开始，经期中逐渐减轻或消失，经前 1 日疼痛多见于未婚少女。腹痛一般持续 0.5~2 小时，后转为阵发性中度疼痛，一般在 12~24 小时后消失，

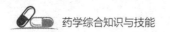

也有持续 2～3 日者。

（2）全身症状　伴有腰酸、头痛、胃痛、头晕、乳胀、尿频、稀便、便秘、腹泻、失眠、易于激动等，严重者可有面色苍白、出冷汗、四肢冰冷、恶心、呕吐，甚至会发生晕厥。

（3）精神症状　紧张或忧郁、恐惧。

二、药物治疗

 请同学们调查了解痛经可选服哪些中成药？列出市售各种药物的名称、剂型、成分、适应证、用药注意事项、厂家及售价等。

1. 非处方药

《国家非处方药目录》收载的解热镇痛药活性成分有对乙酰氨基酚、布洛芬、阿司匹林、贝诺酯、萘普生；解痉药的活性成分和制剂有氢溴酸山莨菪碱、颠茄浸膏片。

（1）对乙酰氨基酚（扑热息痛）　镇痛作用较弱但缓和而持久。

（2）布洛芬　镇痛作用较强，比阿司匹林强 16～32 倍，作用持久，对胃肠道的副作用较轻，易耐受。

（3）解痉药氢溴酸山莨菪碱或颠茄浸膏片，可明显缓解子宫平滑肌痉挛而止痛。

（4）对伴有精神紧张者可口服谷维素。

2. 处方药

（1）内分泌治疗　于月经周期第 2 日开始，肌内注射黄体酮，一日 20 毫克，连续 5 次。此外，口服避孕药也可抑制排卵，从而达到镇痛的目的。

（2）严重疼痛　可选用可待因片或氨酚待因片。

（3）解痉药　阿托品一次 0.5 毫克肌内注射。

课堂互动　刘某，女，21 岁，大学生，每次月经腹痛，月经第 2、3 天痛剧，喜温喜按，怕冷，伴有恶心呕吐和腹泻。

请为患者推荐用药，并进行用药指导和预防治疗。

三、用药注意事项

（1）对痛经伴有月经过多，或有盆腔炎、子宫肌瘤继发性痛经者，应在医师指导下用药。

（2）应用解痉药后可引起口干、皮肤潮红等不良反应。

（3）月经期不宜服用利尿剂，因为利尿剂可将重要的电解质和水分排出体外，对平衡不利。应少饮酒和少摄食盐，促使水分不在体内滞留，以减轻肿胀感。

（4）解热镇痛药和解痉药用于治疗痛经只对疼痛症状有缓解作用，而不能解除疼痛的致病原因，也不能防止疾病的发展和预防合并症的发生；长期应用会损伤胃肠黏膜，诱发胃和十二指肠溃疡或出血，为避免药物对胃肠道的刺激，解热镇痛药和解痉药用于治疗痛经连续服用不宜超过 5 日。

（5）在经血较多的 1～2 天，不应进行剧烈活动、重体力劳动，痛经剧烈者应卧床休息；经期忌食生冷瓜果及刺激性食物，注意饮食有节，起居有常。

（6）保持外阴清洁，每日用温水洗 1～2 次，勤换垫纸。加强锻炼，衣着要温暖，忌接触冷水、游泳和做剧烈运动；解除心理障碍，保持精神愉快，避免过度劳累、紧张、恐惧、忧虑和烦恼。

活动二　阴道炎的用药指导

阴道炎是感染引起的阴道黏膜及黏膜下结缔组织的炎症，是妇科门诊常见的疾病。临床上以白带的性状发生改变以及外阴瘙痒灼痛为主要临床特点，性交痛也常见，感染累及尿道时，可有尿痛、尿急等症状。

正常健康妇女，由于解剖学及生物化学特点，阴道对病原体的侵入有自然防御功能，当阴道的自然防御功能遭到破坏，则病原体易于侵入，导致阴道炎症，幼女及绝经后妇女由于雌激素缺乏，阴道上皮菲薄，细胞内糖原含量减少，阴道 pH 值高达 7.0 左右，故阴道抵抗低下，比青春期及育龄妇女易受感染。

一、类型及临床表现

（1）细菌性阴道炎　由阴道加特纳菌和一些厌氧菌的混合感染所致，多见于老年妇女，这主要是因为老年妇女雌激素水平降低，局部抵抗力下降。当大量致病菌进入阴道或阴道处有外伤时，中年妇女也可能患此病。临床表现：主要症状为阴道分泌物增多，并多为脓性，有臭味。阴道有烧灼感、刺痛、坠胀感，可伴盆腔不适及全身乏力。

（2）滴虫性阴道炎　由阴道毛滴虫所引起。临床表现：主要症状是稀薄的泡沫状白带增多及外阴瘙痒，若有其他细菌混合感染则排出物呈脓性，可有臭味。瘙痒部位主要为阴道口及外阴，间或有灼热、疼痛、性交痛等。若尿道口有感染，可有尿频、尿痛，有时可见血尿。检查时可见阴道黏膜充血，严重者有散在的出血斑点，后穹窿有多量白带，呈灰黄色、黄白色稀薄液体或为黄绿色脓性分泌物，常呈泡沫状。少数患者阴道内有滴虫存在而无炎症反应，称为带虫者。带虫者阴道黏膜可无异常发现。

（3）念珠菌性阴道炎　由白色念珠菌感染所致。正常阴道内即有白色念珠菌寄生，当局部环境条件改变时易发病，引起炎症。常见于孕妇、幼女、糖尿病病人及接受大量雌激素治疗者。临床表现：白带黏稠，呈豆腐渣样或凝乳样，有时白带稀薄呈水样或脓样。阴道黏膜附有白色片状薄膜，揭下后为红肿的黏膜面，急性期可见糜烂和表浅溃疡。

（4）老年性阴道炎　又名萎缩性阴道炎。妇女绝经后、手术切除卵巢或盆腔放射治疗后，由于雌激素缺乏，阴道黏膜萎缩、变薄，上皮细胞糖原减少，局部抵抗力减弱，易受细菌感染引起炎症。临床表现：主要症状为白带增多，呈黄水样或脓性，有臭味，感染严重时，可出现点滴阴道流血，并有下坠痛及阴道灼热感。如累及前庭及尿道口周围黏膜，常出现尿频、尿痛。

二、治疗

1.一般治疗

① 保持外阴清洁干燥，避免搔抓。②不宜食用辛辣刺激性食品。③勤换内裤，并用温水进行洗涤，切不可与其他衣物混合洗，避免交叉感染。念珠菌生长最适宜的 pH 值为 5.5，因此采用碱性溶液冲洗外阴、阴道，改变阴道的酸碱度，对霉菌的生长繁殖会有抑制作用。④可使用 2%～4% 的小苏打水冲洗阴道，每日 1～2 次，2 周为 1 疗程。冲洗后要拭干外阴，保持外阴干燥，以抑制念珠菌的生长。

2.药物治疗

`课堂互动`　*如何规范应用甲硝唑和替硝唑？*

（1）滴虫性阴道炎　滴虫性阴道炎的滴虫存在于阴道及阴道黏膜的皱褶内及宫颈的腺体中，同时还存在于尿道及肠道内，因此应该内外兼治，全身用药。全身用药较局部用药疗效好：甲硝唑 2 克，单次口服；或甲硝唑 400 毫克，3 次 / 日，连服 7 日。耐药者给予替硝唑 1 克，1 次 / 日，连服 7 日；或替硝唑 2 克，单次口服。性伴治疗为甲硝唑 2 克 单次口服。对全身用药不能耐受者可给予 1% 乳酸或 5% 醋酸冲洗阴道后，给予甲硝唑泡腾片 200 毫克，每晚 1 次，阴道置入，连用 7 日。

合理用药：月经后复诊，经 3 次涂片检查阴道毛滴虫均为阴性，方可认为治愈。为避免重复感染，内裤及洗涤过的毛巾应煮沸 5～10 分钟以消灭病原体。必须对性伴侣进行治疗，治疗期间禁房事。治疗期间及停药 24 小时内禁饮酒，以免出现戒酒样反应。

（2）念珠菌性阴道炎　可用 2%～3% 的苏打液冲洗外阴、阴道或坐浴，轻轻拭干后，放置制霉菌素栓剂 25 万单位于阴道深部，或将制霉菌素霜涂于阴道壁上，每晚 1 次或早晚各 1 次，共 10～14 日。对于复发性念珠菌性阴道炎，氟康唑每周 150 毫克，共 6 个月；或酮康唑 100 毫克 / 日，共 6 个月；或达克宁每晚 200 毫克，每月用 1 周，共 6 个月；或氟康唑 200 毫克，每 4 日给药 1 次，共 3 次，随后维持量 200 毫克，每周 1 次，维持 3 个月。

（3）细菌性阴道炎　首选药物为甲硝唑，每次口服 500 毫克，每日 2 次，共 7 日。或甲硝唑 2 克单剂量 1 日疗法。也可局部用药，每次 200 毫克，置入阴道，7 日为 1 个疗程。克林霉素 300 毫克，每日 2 次口服，连服 7 日。或 2% 克林霉素膏剂阴道内用药，每晚 1 次，连用 7 日。美诺环素、阿奇霉素、环丙沙星等也可使用。

（4）老年性阴道炎　可在阴道局部用药，如用 1% 乳酸或醋酸溶液或 1：5000 高锰酸钾溶液冲洗阴道，每日 1 次，以提高阴道酸度。炎症较重者，辅以雌激素治疗。己烯雌酚 0.125～0.25 毫克，每晚放入阴道 1 次，7 日为 1 个疗程。

三、合理用药与健康提示

（1）念珠菌性阴道炎的易患因素　与机体的细胞免疫力低下有关，应积极治疗原发病，停用广谱抗生素及免疫抑制剂。全身用药期间应定期监测疗效及肝功能，发现异常及时停药。

（2）应用免疫抑制剂　长期应用广谱抗生素、肾上腺皮质激素、抗肿瘤药物等可致体内菌群失调，改变了阴道内微生物之间的相互抑制关系，引起感染。此外孕妇、糖尿病患者、接受雌激素治疗的患者以及严重的传染病、消耗性疾病、缺乏 B 族维生素等也成为本病的易感人群和好发因素。

（3）积极预防　①注意个人卫生、保持外阴清洁干燥；②穿着衣物需透气，勤洗换内裤，不与他人共用浴巾、浴盆，不穿尼龙或类似织品的内裤；③患病期间用过的浴巾、内裤等均应煮沸消毒；④加强卫生宣传，注意公共场所卫生；⑤避免过度清洁，不要用消毒剂或各种清洁剂频繁冲洗外阴和阴道；⑥治疗期间禁止性交或用避孕套以防止交叉感染；⑦月经期间宜避免阴道用药及坐浴；⑧反复发作者应检查丈夫的小便及前列腺液，必要时应一并治疗。

活动三　良性前列腺增生症的用药指导

良性前列腺增生简称前列腺增生，亦称良性前列腺肥大，是由围绕尿道周围的腺体增生而引起的一系列临床症候群，如尿频尿急、尿流细弱、尿不尽等排尿障碍，严重影响患者的生活质量。

知识拓展

前列腺与良性前列腺增生（BPH）

前列腺位于直肠前，形如栗子，底朝上，与膀胱颈部相贴，尖朝下，抵泌尿生殖膈，前面贴耻骨联合，后面依直肠，所以有前列腺肿大时，可做直肠指诊，触知前列腺的背面。前列腺腺体的中间有尿道穿过，可以这样说，前列腺扼守着尿道上口，所以，前列腺有病，排尿首先受影响。正常成年男性前列腺底部横径4厘米，纵径3厘米，前后径2厘米，重20克，是男性最大的附属性腺。它分泌一种乳白色浆性液体，是精液的组成部分，内含有钠、钾、钙、氯、锌、镁、碳酸氢钠、柠檬酸盐、蛋白质和淀粉，还有酸性磷酸酶和前列腺特异性抗原。当前列腺发生癌变，它们在血清中含量则明显上升。前列腺分泌液为碱性液体，使精液pH值达7.3。可缓冲阴道酸性环境，适合精子的生存和活动，有利于受孕。前列腺大小随年龄变化，幼儿时极小，腺组织不发达，主要由平滑肌及结缔组织构成；成熟期前列腺急剧增长，特别是腺组织；到老年又逐渐退化，腺组织萎缩。老年人产生前列腺增生则是病理现象。前列腺是人体非常少有的、具有内、外双重分泌功能的性分泌腺。作为外分泌腺，前列腺每天分泌约2毫升前列腺液，构成精液主要成分；作为内分泌腺，前列腺分泌的激素称为"前列腺素"。

随着年龄逐渐增大，前列腺也随之增长，男性在35岁以后前列腺可有不同程度的增生，多在50岁以后出现临床症状。前列腺增生主要发生于前列腺尿道周围移行带，增生组织呈多发结节，并逐渐增大。在病理学上BPH又称前列腺结节状增生，有3个独立的过程：①结节形成；②移行区弥漫性增大；③结节增大。其生长潜力可能是基质-上皮之间的相互协同作用所致，最终形成前列腺增生。

一、临床基础

1.前列腺增生症的病因

有关前列腺增生症发病机制的研究很多，但至今病因仍不完全清楚。目前一致公认老龄和有功能的睾丸是前列腺增生发病的两个重要因素，二者缺一不可。

2.前列腺增生症的临床表现

（1）尿频尿急　早期症状最突出的是尿频尿急，以夜间最突出。尿频是由于膀胱颈部充血，残余尿中轻度感染，刺激膀胱口部所致。尿急多由膀胱炎症引起。

（2）排尿困难　排尿困难是前列腺增生最重要的症状，病情发展缓慢。典型表现是排尿迟缓、断续、尿流细而无力、射程短、终末滴沥、排尿时间延长。

（3）尿失禁　常为晚期症状，最易发生在患者入睡时，由于盆底肌肉松弛而出现尿失禁。增大的腺体一方面造成排尿困难，但另一方面干扰了膀胱口括约机制，也可以发生尿失禁。

（4）血尿　主要在膀胱有炎症时及合并结石时出现。常为镜下血尿，如果为腺体表面的血管扩张破裂时可引起肉眼血尿。出血量大，而发生尿道内血块堵塞致急性尿潴留。

（5）急性尿潴留　前列腺增生症中60%的病例可出现。在受寒、剧烈运动、饮酒或食入刺激性强的食物后未能及时排尿，引起肥大的腺体及膀胱颈部充血、水肿而产生尿潴留。

国际前列腺症状评分标准见表3-13。

■ 表3-13 国际前列腺症状评分表（IPSS）

在过去一个月，您是否有以下症状？	没有	在5次中少于1次	少于半数	大约半数	多于半数	几乎每次
1.是否经常有尿不尽感？	0	1	2	3	4	5
2.两次排尿时间是否经常小于2小时？	0	1	2	3	4	5
3.是否经常有间断性排尿？	0	1	2	3	4	5
4.是否经常有憋尿困难？	0	1	2	3	4	5
5.是否经常有尿线变细现象？	0	1	2	3	4	5
6.是否经常需要用力及使劲才能开始排尿？	0	1	2	3	4	5
7.从入睡到早起一般需要起来排尿几次？	没有	1次	2次	3次	4次	5次或以上
	0	1	2	3	4	5
症状计分的总评分：						

注：评分标准——0～7分（轻度，密切观察）；8～19（中度，需要治疗）；20～35分（重度，需要积极治疗），8分以上者应引起注意。

3.前列腺增生症的分期

第一期：又称症状刺激期，主要有夜尿频、后尿道会阴部不适、排尿时间延长、尿线变细等症状，此期残余尿量多少于50毫升，尿流图可呈正常曲线。

第二期：又称残余尿发生期，上述症状加重，同时出现排尿时需用力鼓肚子，残余尿量在50～150毫升，并伴有残尿感，可出现突发的急性尿潴留或感染，尿流图呈多波形曲线。

第三期：又称失代偿期或膀胱扩张尿闭期，残余尿量大于150毫升，并出现尿潴留或充溢性尿失禁、肾功能不全等，尿流图呈低平曲线。

在治疗上第一期多采用保守治疗；第二期可试行保守治疗，如治疗无效，应尽早手术；第三期应首选手术，以解除梗阻，保护肾脏功能。

二、治疗

1.治疗原则

（1）梗阻轻或不耐受手术者，采取非手术治疗或姑息性手术。

（2）梗阻重且能耐受手术者，应考虑及早手术治疗。

（3）治疗时必须考虑梗阻程度和全身情况。

2.药物治疗

治疗前列腺增生的药物很多，常用的药物有 α_1 受体阻滞剂、5α 还原酶抑制剂和植物类药等。

（1）α_1 受体阻断药　常用药物有特拉唑嗪、哌唑嗪、阿夫唑嗪、多沙唑嗪、坦索罗辛等。对症状较轻、前列腺增生体积较小的病人有良好的疗效。副作用多较轻微，主要有头晕、鼻塞、直立性低血压等。目前特拉唑嗪应用较广，副作用有直立性低血压，因此一般首次从小剂量开始。特拉唑嗪起始剂量为每天1毫克，连用3天，然后加至每天2毫克，再连用11天，以后每天5毫克，国内推荐剂量为每天2毫克，一般不超过4毫克。多沙唑嗪开始为每天1毫克，连用7天之后加至每天2毫克，再连用7天，以后每天4毫克，应用控释的多沙唑嗪（可多华）可避免首剂效应，该药作用持久，不良反应小。坦索罗辛（哈乐），每天服用0.4毫克即可，必要时可加至每天0.8毫克。

（2）5α 还原酶抑制剂　5α 还原酶抑制剂是激素类药物，在前列腺内阻止睾酮向双氢睾酮转化。这类药物主要作用于前列腺上皮，可以缩小前列腺体积和改善症状。常用药物有非那雄胺、度他雄胺、爱普列特。药物起效慢，达到最佳疗效至少需要 6 个月时间，症状的改善只见于前列腺明显增大的患者（＞40 毫升）。不良反应有性欲减退、射精量减少、勃起功能障碍。

（3）植物类药物治疗　常用的几种植物药有：锯棕榈、非洲臀果木树皮、紫锥菊和非洲马铃薯根、花粉提取物、白杨树叶。国内医院在临床中广泛应用普适泰（舍尼通），此外还有一些中药制剂，如前列康、前列通、翁沥通等。

3. 手术治疗

前列腺增生梗阻严重、残余尿量较多、症状明显而药物治疗效果不好，身体状况能耐受手术者，应考虑手术治疗。如有尿路感染、残余尿量较多或有肾积水、肾功能不全时，宜先留置导尿管或膀胱穿刺造瘘引流尿液，并抗感染治疗，待上述情况明显改善或恢复后再择期手术。手术疗效肯定，但有一定痛苦与并发症等。开放手术多采用耻骨上经膀胱或耻骨后前列腺切除术。经尿道前列腺切除术（TURP）适用于大多数良性前列腺增生病人，有电切镜设备和有经验者可采用。

4. 其他疗法

其他还包括激光治疗、经尿道前列腺球囊扩张术、前列腺尿道网状支架置入术、经尿道热疗以及体外高强度聚焦超声等，对于缓解前列腺增生引起的梗阻症状有一定疗效，适用于不能耐受手术的病人。

三、合理用药与药学监护

（1）有前列腺疾患者应慎用含氯苯那敏的抗感冒药。当人体内支配排尿活动的神经兴奋时，神经末梢能释放一种叫乙酰胆碱的物质，而氯苯那敏能破坏乙酰胆碱的活性，使膀胱的排尿功能降低，因此人会感到排尿困难。

（2）有些药物可加重排尿困难，剂量大时可引起急性尿潴留，其中主要有阿托品、颠茄片及麻黄碱片、异丙基肾上腺素等。近年来又发现钙阻滞剂和异搏定，能促进泌乳素分泌，并可减弱逼尿肌的收缩力，加重排尿困难，故宜慎用或最好不用某些药物。

（3）α_1 受体阻断药常导致头晕、鼻塞、直立性低血压等不良反应，注意从小剂量开始。

（4）α_1 受体阻断药和 5α 还原酶抑制剂联合应用能达到最佳效果，联合治疗的指征是前列腺体积≥31 毫升，PSA≥1.6 纳克 / 毫升，IPSS≥20，Q_{max}≤10 毫升 / 秒。

（5）良性前列腺增生病人若长期症状较轻，不影响生活与睡眠，一般无需治疗，可观察等待，但需密切随访。

（6）生活保健：适量饮水，不可憋尿，要做到有尿就排；不可过劳，经常参加文体活动；不宜久坐和长时间骑自行车；应多吃清淡易消化的食物，多吃蔬菜；少食辛辣刺激之品，戒酒，减少前列腺充血的机会。

学习小结

项目	内 容 要 点	项目	内 容 要 点
痛经	临床表现 药物治疗（非处方药和处方药） 用药与健康提示	良性前列腺增生症	良性前列腺增生症的病因 良性前列腺增生症的临床表现 良性前列腺增生症的分期
阴道炎	类型和临床表现 药物治疗（非处方药和处方药） 用药与健康提示		良性前列腺增生症的非药物治疗 治疗良性前列腺增生症药的种类 治疗良性前列腺增生症药的合理应用与药学监护

课堂练习

一、A型题（单选题）

1. 女性生殖系统的防御机制，下列哪一项最重要。（　　）

A. 阴道的自净作用　　　　　　　　B. 宫颈内口的闭合

C. 宫颈黏液栓　　　　　　　　　　D. 子宫内膜的周期性剥脱

E. 阴道前后壁的相互合拢

2. 霉菌性阴道炎的诱发因素，下列哪项不正确。（　　）

A. 糖尿病　　　　　　　　　　　　B. 长期使用激素类药物

C. 妊娠　　　　　　　　　　　　　D. 月经来潮

E. 长期使用抗生素

3. 霉菌性阴道炎的临床表现，下列哪项是错误的。（　　）

A. 白色豆渣样分泌物　　　　　　　B. 阴道壁上可见白色伪膜，擦去后可见浅表溃疡

C. 阴道粘连、闭锁　　　　　　　　D. 尿频、尿痛

E. 外阴瘙痒、灼痛

4. 正常女性阴道内正常寄生菌主要为（　　）。

A. 大肠杆菌　　　　　　　　　　　B. 阴道杆菌

C. 消化链球菌　　　　　　　　　　D. 表皮葡萄球菌

E. 棒杆菌

5. 滴虫性阴道炎的传播方式，下列哪项不正确。（　　）

A. 性交传播　　　　　　　　　　　B. 公共浴池传播

C. 不洁器械和敷料传播　　　　　　D. 长期应用抗生素导致菌群失调（霉菌性阴道炎）

E. 游泳池传播

6. 关于细菌性阴道病下列哪项不对。（　　）

A. 是一种混合性细菌感染　　　　　B. 妇科检查阴道并无明显炎症病变

C. 白带灰白色，有恶臭味　　　　　D. 白带涂片发现线索细胞即可确诊

E. 治疗首选甲硝唑

二、B型题（配伍选择题）

[1～4]　A. 灰黄色泡沫状分泌物　　　B. 白色豆渣样分泌物

　　　　C. 脓性分泌物　　　　　　　D. 蛋清样分泌物

　　　　E. 血性分泌物

1. 滴虫性阴道炎产生（　　）。

2. 霉菌性阴道炎产生（　　）。

3. 淋菌性阴道炎产生（　　）。

4. 慢性宫颈炎产生（　　）。

三、X型题（多选题）

1. 痛经可有下列哪些临床表现。（　　）

A. 下腹部阵发性绞痛

B. 少数人可出现晕厥

C. 精神症状

D. 伴有腰酸、头痛、胃痛、头晕、尿频、稀便、易于激动等

E. 严重者可有出冷汗、四肢冰冷、恶心、呕吐

2. 用于治疗痛经的非处方药包括（　　）。

A. 对乙酰氨基酚 　　　　　B. 布洛芬 　　　　　C. 氢溴酸山莨菪碱

D. 贝诺酯 　　　　　E. 颠茄浸膏片

3. 妊娠期妇女不宜选用（　　）。

A. 头孢曲松 　　　　　B. 大观霉素 　　　　　C. 左氧氟沙星

D. 四环素 　　　　　E. 普鲁卡因青霉素

任务八　外科、皮肤科与五官科病症的用药指导

活动一　口腔溃疡的用药指导

课堂互动　如何防治口腔溃疡？

口腔溃疡又称复发性口疮，是慢性的口腔黏膜小溃疡，深浅不等，为圆形或椭圆形损害，可反复发作、周期性复发，具有周期性、复发性及自限性等特点。胃肠功能紊乱、微循环障碍、免疫功能低下、维生素缺乏以及精神紧张、睡眠不足等常常诱发溃疡。

一、临床表现

口腔溃疡多发生于口腔非角化区，如唇、颊黏膜、舌缘、齿根等部位，大小可从米粒至黄豆大小，呈圆形或卵圆形，溃疡面凹陷、周围充血。不同程度口腔溃疡特点比较见表3-14。

■ 表3-14　不同程度口腔溃疡特点比较

鉴别项	轻度口腔溃疡	严重口腔溃疡
形状	圆形或椭圆形	
数目	单个或数个	
大小	0.2～0.5厘米	1～3厘米
深度	表浅	深至黏膜下层甚至肌肉
病程	有自愈性，病程7～10日	此起彼伏，连绵不断

二、药物治疗

口腔溃疡的治疗以外用药为主，《国家非处方药目录》收载的治疗口腔溃疡的药物活性成分和制剂有甲硝唑、氯己定含漱剂、西地碘含片、甲硝唑口颊片、地塞米松粘贴片、甲硝唑含漱剂、碘甘油等。

1. 非处方药

（1）口服维生素 B_2 和维生素 C；或贴于患处。

（2）西地碘含片用于口腔溃疡、白色念珠菌感染性口炎、口腔糜烂型扁平苔藓等，含服。甲硝唑口颊片可夹于牙龈与龈颊沟间含服，于三餐后含服，临睡前加含1片。

（3）局部涂敷口腔溃疡膏；或地塞米松甘油糊剂敷于患处。同时应用0.5%甲硝唑含漱剂或复方甲硝唑含漱剂含漱，于早、晚刷牙后含漱。

（4）地塞米松粘贴片具有很强的抗炎作用，贴片用量较小而作用直接、持久，可促进溃疡愈合。外用贴敷于溃疡处，每处1片，一日总量不得超过3片，连续使用不得超过1周。

2.处方药

（1）溃疡面积较大时可用10%硝酸银溶液烧灼溃疡面。

（2）对反复发作的口腔溃疡推荐口服泼尼松或左旋咪唑。中成药可外敷冰硼散、养阴生肌膜、爽口托疮膜等，用时取药膜贴于疮面。

三、用药与健康提示

（1）甲硝唑含漱剂用后可有食欲缺乏、口腔异味、恶心、呕吐、腹泻等反应，偶见有头痛、头晕、失眠、抑郁、皮疹、荨麻疹、白细胞减少，停药后可迅速恢复。长期应用可引起念珠菌感染。

（2）氯己定偶可引起接触性皮炎，高浓度溶液有刺激性，含漱剂可使牙齿着色，味觉失调，儿童和青年偶可发生口腔无痛性浅表脱屑损害。

（3）一般牙膏中均含有阴离子表面活性剂；与氯己定可产生配伍禁忌，使用氯己定含漱剂后至少需间隔30分钟后才可刷牙。

（4）西地碘有轻度刺激感，含后偶见口干、胃部不适、头晕和耳鸣（发生率约2%），对碘过敏者禁用。

（5）频繁应用地塞米松粘贴片可引起局部组织萎缩，使由皮肤、黏膜等部位侵入的病原菌不能得到控制，引起继发的真菌感染等。另对口腔内有真菌感染者禁用。

（6）注意去除口腔溃疡的诱发因素，保持口腔清洁。

知识拓展

如何鉴别良性口腔溃疡和恶性溃疡？

良性口腔溃疡是指不会变癌的口腔溃疡，恶性口腔溃疡则相反。那么如何来区分良性口腔溃疡和恶性口腔溃疡呢？

根据溃疡愈合时间进行判断：良性口腔溃疡一般仅需数天至数周就可以愈合。恶性口腔溃疡则呈进行性发展，数月甚至一年多都不愈合。

根据溃疡面的形态进行判断：良性口腔溃疡一般形态比较规则，呈圆形、椭圆形或线条形，边缘整齐，与周围组织分界清楚，溃疡面的基底部较平滑，触之柔软，疼痛明显。恶性口腔溃疡形态多不规则，其边缘隆起呈凹凸不平状，与周围组织分界不清，溃疡面的基底部不平整，呈颗粒状，触之硬韧，和正常黏膜有明显的区别，疼痛不明显。

根据病程规律进行判断：良性口腔溃疡经常反复发生。恶性口腔溃疡常不会复发，而一旦发病就迟迟不愈合。

根据患者对药物的敏感程度进行判断：良性口腔溃疡患者一般在应用消炎防腐类药物进行治疗后效果明显，愈合较快。恶性口腔溃疡患者若应用此类药物进行治疗，疗效常不明显。

根据患者的全身情况进行判断：良性口腔溃疡患者较少出现全身症状，颈部淋巴结不肿大，或虽肿大但不硬、不粘连。恶性口腔溃疡患者则相反，可出现发热、颈部淋巴结肿大、食欲不振、消瘦、贫血、乏力等表现。

活动二　手足浅表性真菌感染（手、足癣）的用药指导

课堂互动　　赵某，男，31 岁，公司职员，平时手脚多汗，有脚臭。发病前曾到南方出差多日。近日自觉足趾间灼热，脚趾瘙痒难忍，后发现脚趾及脚前端外缘有小水疱，两脚 4、5 足趾间均出现糜烂。

现患者来药店购药，请为患者制定用药方案，进行用药指导并给予预防治疗的建议。

足癣也叫脚癣、"香港脚"、脚气，是由真菌引起的常见皮肤病，常发生于脚掌、跖与趾之间。足癣是一种接触性传染病，常因共用面盆、脚盆、脚巾、手巾、拖鞋及澡盆而迅速传播。由于用手抓痒处，常传染至手而发生手癣（鹅掌风）。真菌在指（趾）甲上生长，则成甲癣（灰指甲）。

一、类型与临床表现

足癣最常见的临床症状是瘙痒（96.9%）、脱屑（72.8%）和水疱（55.7%），根据皮损形态分为水疱型、趾间糜烂型和鳞屑角化型；根据感染部位分为趾间型、足跖型和混合型，其中以趾间型最为常见。

1.水疱型

多发生在夏季，在趾间及足底可见针头至粟粒大深在性水疱，疱壁较厚，散在或密集分布，可呈蜂窝状融合，也可见大疱。疱液自然吸收干燥后形成鳞屑。发病初期常有明显的瘙痒或刺痛感，此型易继发细菌感染和引起癣菌疹。致病菌多为须癣毛癣菌。

2.趾间糜烂型

第 4、第 5 趾间最常见。皮损最初表现为浸渍，常因瘙痒揉擦致表皮破损、糜烂，可伴渗出，常发出难闻的异味，易继发细菌感染。严重者趾缝间、趾腹与足底交界处皮肤均可累及，瘙痒剧烈，常见于多汗者。致病菌常为红色毛癣菌、须癣毛癣菌及絮状表皮癣菌。

3.鳞屑角化型

此型常见，好侵犯足底、足侧缘及足跟。皮损表现为皮肤增厚、脱屑、粗糙，冬季易发生皲裂，夏季产生水疱，有痛感，常因搔抓引起继发性感染。许多鳞屑角化型足癣并发手癣，常单手受累，呈现特殊的"两足一手型"。致病菌主要为红色毛癣菌。

二、药物治疗

1.非处方药

（1）水疱型足癣可外搽复方苯甲酸酊、十一烯酸软膏，或用 10% 冰醋酸溶液浸泡，或用 1% 特比萘芬霜剂、咪康唑霜剂外用涂擦。

（2）对糜烂型足癣应尽量保持干燥，注意保护创面，避免水洗或使用肥皂，不要搔抓，可先用 0.1% 依沙吖啶（利瓦诺）溶液或 3% 硼酸溶液浸泡后涂敷 5% 水杨酸或 5%～10% 硫黄粉剂，无明显糜烂时，可应用足癣粉、足光粉、枯矾粉，或局部涂敷复方水杨酸酊、复方土槿皮酊，一日 3～4 次，连续 15 日，在渗出不明显时，可用 10% 水杨酸软膏按常规包扎。

（3）对鳞屑角化型足癣可用复方苯甲酸软膏、3% 克霉唑软膏、2% 咪康唑霜剂、10% 水杨酸软膏或应用 1% 特比萘芬霜剂，外用涂擦。

（4）手癣的用药与足癣相同，可选用复方苯甲酸搽剂、3% 克霉唑乳膏、2% 咪康唑霜剂、

5%水杨酸酒精或复方苯甲酸软膏、复方十一烯酸软膏涂敷，一日1~2次；或1%特比萘芬霜剂外用涂擦。

（5）治疗手癣的最佳方法是药物封包治疗，睡前将10%水杨酸软膏、复方苯甲酸软膏、20%尿素乳膏（可任选其一）涂敷于手上，按摩5分钟，用塑料薄膜和3层纱布包好。

2.处方药

（1）以上手、足癣尤其是角化皲裂型足癣推荐口服抗真菌药治疗，但伊曲康唑、特比萘芬对水疱型足癣不如外用药效果好；对糜烂型足癣不宜提倡。

（2）对有化脓感染的足癣，推荐在应用抗菌药物（红霉素、左氧氟沙星）控制感染后再治疗足癣。

三、用药及与健康提示

（1）少数患者局部用克霉唑制剂可发生过敏及刺激症状，出现烧灼感、红斑、刺感、起疱、脱皮、瘙痒、荨麻疹、接触性过敏性皮炎。妇女妊娠时并不禁忌在皮肤上局部应用克霉唑。

（2）少数患者应用联苯苄唑可出现局部过敏症状，如瘙痒、灼热感、红斑；极少数人出现灼痛、脱皮等。

（3）咪康唑局部外用可引起皮疹、发红、水疱、烧灼感和其他皮肤刺激性反应。避免接触眼睛。摩擦部位宜用洗剂，如皮肤有糜烂面，应首先应用洗剂（不用乳膏）。

（4）在体、股癣尚未根治前，禁止应用肾上腺皮质激素制剂，如曲安奈德（去炎松）乳膏、氟轻松（肤轻松）乳膏，以免加重病变。

（5）应用复方水杨酸搽剂应注意：避免接触眼和其他黏膜处；不宜长期、大面积使用；涂药后立即洗手。糖尿病、血友病患者慎用，防止引起急性炎症和溃疡。孕妇及哺乳期妇女慎用。

（6）注意对手、足癣的预防与养护：①在外用药期间，对患部皮肤尽量不洗烫，少用或不用肥皂和碱性药物，少洗澡，以使抗真菌药在体表停留的时间延长，巩固和提高疗效；②若患者同时患有手、足癣，必须同时治疗，以免发生自身感染；体、股癣合并有糖尿病者，在应用抗真菌药的同时，宜控制血糖；③保持干燥，注意个人卫生，糜烂型足癣忌用热水洗烫，鞋袜应定期洗烫，在夏季潮湿的季节，宜在适宜场合脱去鞋子释放湿气，保持足、体、股、大腿部的皮肤干燥；④避免直接接触病兽、病猫、病犬，预防真菌的传播。

活动三　脓疱疮的用药指导

脓疱疮又称为传染性脓痂疹，俗称"黄水疮"，是由细菌感染引起的一种皮肤病，具有传染性和化脓性。诱发脓疱疮的病菌主要有两种：首为金葡菌；其次为溶血性链球菌，或为两者的混合感染。脓疱疮可通过自身接触，搔抓污染，或在家庭以及幼儿园、学校等工作场所通过直接接触相互传染，常发于夏季或初秋。

一、临床表现

脓疱疮损害主要有脓疱和脓痂。好发于头、面颊、颈或四肢等暴露部位。初期为散在性红斑或水疱，水疱壁极薄、透明，可见到液面，周围有红色浸润，迅速即混浊化脓成为脓疱，大疱易破损而渗出脓液，搔抓破损后露出溃烂面，其稀薄黄色分泌物流到别处皮肤上，因含有大量的细菌极易感染，而可产生新的水疱。水疱破后露出鲜红色糜烂面，分泌物干后形成蜜黄色或污黄色痂，愈后无瘢痕。偶见有较大的脓疱，疱内容物可呈半月形积脓现象，一般无明显的全身症状。破损广泛者，附近淋巴结肿大，或伴畏寒、发热等症状，亦可能继发肾炎或菌血症。

二、药物治疗

治疗上以使用外用药涂敷为主。

《国家非处方药目录》收载药物活性成分和制剂有高锰酸钾、聚维酮碘（碘伏）、苯扎溴铵（新洁尔灭）、复方新霉素软膏、杆菌肽软膏、林可霉素软膏（绿药膏）。

1.非处方药

（1）脓疱期　先用75%乙醇消毒，后用无菌针头将脓疱刺破，吸出分泌物后用0.02%～0.1%高锰酸钾溶液或0.1%苯扎溴铵溶液清洗。然后涂敷0.25%～0.5%聚维酮碘溶液、2.5%碘甘油。高锰酸钾溶液遇有机物即放出新生态氧，发挥杀菌作用，其杀菌力极强，在发生氧化作用的同时，还原生成二氧化锰，后者与蛋白质结合形成蛋白盐类复合物，此复合物和高锰离子都具有收敛作用。

（2）结痂期　应先去痂，再按上法治疗，亦可涂敷0.5%克林霉素软膏、复方新霉素软膏、莫匹罗星软膏、杆菌肽软膏等，任选其一。

2.处方药

对皮疹广泛、淋巴结肿大或伴随有全身症状者可酌情应用磺胺药或抗生素，应依据脓液细菌培养结果而定，选择青霉素肌内注射，一次80万～160万国际单位，一日3～4次；或口服红霉素。但注射青霉素前需进行皮肤敏感试验。

三、用药及健康提示

（1）高锰酸钾为强氧化剂，结晶不可直接与皮肤接触，其对组织有刺激性，易污染皮肤而致黑色。同时水溶液宜新鲜配制，久置变为棕色而失效，并不可与还原性物质（糖、甘油）混合，以免引起爆炸。

（2）如脓疱疮痂皮不厚，可直接涂敷克林霉素软膏、复方新霉素软膏、莫匹罗星软膏、杆菌肽软膏。

（3）对严重肾功能不全者，禁用复方新霉素软膏。避免长期大面积应用，以免吸收中毒，同时避免与氨基糖苷类抗生素协同应用，以免导致耳毒性。

（4）杆菌肽软膏外用偶见有轻度皮肤过敏、皮疹、瘙痒、红肿、刺激感觉，一般较为轻微，罕见全身严重过敏，有致肾毒性发生的可能。对妊娠期及哺乳期妇女慎用，对过敏、肾功能不全者禁用。

（5）聚维酮碘对碘过敏者禁用；并不宜与碱性药物或还原剂同用。

（6）莫匹罗星软膏对有中度或严重肾损伤者、妊娠期妇女禁用；并注意不宜涂敷于眼部、鼻内。

（7）林可霉素外用时皮肤有轻度烧灼感、瘙痒、红斑、脱屑等反应。局部应用后也能使细菌产生交叉抗药性。与红霉素之间常呈拮抗，不宜同时合用。

活动四　荨麻疹的用药指导

荨麻疹俗称风团、风疙瘩，是一种常见的皮肤病。由各种因素致使皮肤黏膜血管发生暂时性炎性充血与大量液体渗出，造成局部水肿性的损害。荨麻疹多与变态（过敏）反应有关，大多数属于Ⅰ型（速发型）变态反应，少数属于Ⅱ型（细胞毒型）变态反应、Ⅲ型（免疫复合物型）变态反应。通常所说的荨麻疹为 I 型变态反应。荨麻疹可由接触多种物质引起，包括异种血清（如破伤风抗毒素）、动物蛋白（蛋、肉、虾、蟹等）、细菌、病毒、寄生虫、毛皮、羽毛、空气中的植物花粉及尘螨以及油漆、染料、塑料、化学纤维和用药（阿司匹林、阿托品、青霉素、吗啡、磺胺药、维生素 B_1 等）等。此外，物理因素（冷、热、光）、病灶（龋齿、扁桃体炎）、胃肠功能障碍、内分泌失调以及精神紧张也可引发。依据荨麻疹发生的频率及时间，分为急性荨麻疹和慢性荨麻疹。凡持续 2 周以内者为急性，超过 2 周以上者为慢性，有些病例尚可超过 1 个月。

一、临床表现及分型

荨麻疹迅速发生与消退、有剧痒。可有发热、腹痛、腹泻或其他全身症状。具有局限性、暂时性或瘙痒性，以潮红斑和风团（风疹块）为特征。

1.急性荨麻疹

多突然发作，一般在 1～5 分钟内出现症状，少数可在几天内消失，多持续 2 周。先有皮肤瘙痒或灼热感，迅速出现红斑，继而形成淡红色风团，略高出皮肤表面，大小和形态不一，有时可融合成大片，并可伴有发热、头痛，可出现胃肠道症状如恶心、呕吐、腹痛、腹泻等，尚可出现喉头黏膜水肿，严重者可有胸闷、呼吸困难或窒息。

2.慢性荨麻疹

表现为不断出现风团，消而又生，治疗不易，持续 1～3 个月或数年之久，多伴发失眠。病情轻重与发病情况也可因人而异，有很大差异，有时可并发人工荨麻疹，多在腰带等受挤压处发生。

3.巨大荨麻疹

即血管神经性水肿，是真皮深部和皮下组织小血管受累，组胺等介质导致血管扩张、渗透性增高、渗出液自血管进入疏松组织中形成局限性水肿，具有发作性、反复性及非凹陷性的特点，一般不痒，可单发，突然在口唇、面侧部或四肢局部出现正常皮肤颜色的肿胀或由于肿胀严重，压迫皮肤浅表的毛细血管而呈白色肿胀损害，边缘不清，局部有紧张感，一般痒感不明显，可在数天内自然消退，但可复发。少数病人可因发生在咽峡部而造成窒息，如不及时处理，可导致死亡。

4.其他类型荨麻疹

（1）热性荨麻疹　多见于青年女性，好发于躯干及上肢，偶见延及面部。皮肤受热或发汗后，数分钟出现风团，直径在 0.5 厘米以下，肿胀而发红，色泽较淡，有瘙痒、疼痛或灼热感。

（2）冷性荨麻疹　由于接触冷水或冷风吹拂而引起的风团叫冷性荨麻疹，多为阵发性小片的风团，有红晕，可泛发全身，这类病人对乙酰胆碱敏感，可用乙酰甲基胆碱 0.01 毫克做皮内试验。注射后 10 分钟，出现直径 1～1.5 厘米大小的风团，即为阳性，病程可达数月至数年不等。

（3）人工荨麻疹（皮肤划痕症）　采用锐器或指甲划过皮肤后，沿着划痕发生条状淡红色隆起，伴有瘙痒，常伴随荨麻疹并发。

（4）丘疹状荨麻疹　是儿童常见皮肤病，成年人也可见到，在春秋季节反复出现，本病是一个以症状特点命名的疾病，实际上本病部分患者即为虫咬症。尤其节肢动物类叮咬而引起的外因性变态反应，是一种迟发型变态反应，需 10 天左右，再受叮咬则促使皮疹发生，反复叮咬后产生脱敏作用。

二、荨麻疹的药物治疗

《国家非处方药目录》收录的抗过敏药的活性成分有盐酸异丙嗪、氯苯那敏、盐酸苯海拉明、去氯羟嗪、赛庚啶；过敏活性物质阻释剂有色甘酸钠、富马酸酮替芬。

1.非处方药

（1）口服盐酸异丙嗪；口服氯苯那敏对抗组胺过敏作用超过异丙嗪和苯海拉明，且对中枢神经系统的抑制作用较弱；同时宜合并口服维生素 C 及乳酸钙、葡萄糖酸钙片等。

（2）对伴随血管性水肿的荨麻疹，可选用赛庚啶口服。

（3）局部用药可选择具止痒和收敛作用的洗剂，如薄荷酚洗剂（含薄荷、酚、氧化锌、乙醇）或炉甘石洗剂涂敷，一日 3 次。

2.处方药

对病情严重者可在医师指导下使用处方药：推荐口服第 2 代抗组胺药如西替利嗪、阿司咪唑、咪唑斯汀、氯雷他定或地氯雷他定。对急性者或伴有胃肠道症状时，酌情口服泼尼松等肾上腺皮质激素。

三、用药及健康提示

（1）鉴于抗过敏药可透过血 - 脑屏障，对中枢神经系统组胺受体产生抑制作用，引起镇静、困倦、嗜睡反应，多数人都能在数日内耐受。但对驾车、高空作业、精密机械操作者，在工作前不得服用或服用后应休息 6 小时以上。

（2）多数抗过敏药具有轻重不同的抗胆碱作用，表现为口干；对闭角型青光眼者可引起眼压增高；对患有良性前列腺增生的老年男性可能引起尿潴留，给药时应予注意。另外，抗过敏药不良反应常见有食欲缺乏、恶心、呕吐、腹部不适、便秘、腹泻等，且上述不良反应随药物使用时间的延长而减轻或消失，若进食时服药也可减轻。

（3）阿司咪唑、特非那定、依巴斯汀可能抑制心脏钾离子慢通道，有引起尖端扭转型室速或 Q-T 间期延长的危险。故应严格掌握剂量，注意药物的相互作用，同时对血钾浓度过低者适当补充钾、镁。患先天性长 QT 综合征者不宜应用。对有肝脏功能缺陷者和心律失常者慎用；对 6 岁以下儿童慎用。

（4）妊娠期和哺乳期妇女应慎用抗过敏药。

（5）体重增加是某些抗过敏药的另一个不良反应，其中以阿司咪唑、赛庚啶、酮替芬为甚。

（6）抗过敏药的应用必须及时，以较快地抑制组胺和一系列反应。但因抗过敏药可抑制皮肤对组胺的反应，对拟进行变应原皮试者，应在停止使用48～72 小时后进行。

（7）如感觉到皮疹加剧；或喉头黏膜水肿、胸闷、呼吸困难或窒息时，或应用抗过敏药 3 日后仍不见疗效时，应及时去医院诊治。

（8）用药期间宜进清淡饮食，禁忌辛辣或腥膻食物，避免搔抓皮肤或热水洗烫，并暂停使用肥皂。另服用抗过敏药期间不宜饮酒，或同时服用镇静催眠药及抗抑郁药。

活动五　寻常痤疮的用药指导

痤疮俗称"粉刺"或"壮疙瘩"，多自青春期发病，男女两性各在 15 岁或 12 岁开始出现，到 20 多岁才逐渐停止，少数人可延迟至 30 多岁，常冠以"青春痘"的名称。痤疮是发生在毛囊皮脂腺的一种慢性炎症，其病因一是由于青春期雄激素增高，皮脂分泌旺盛，刺激皮脂腺产生皮脂聚集在毛囊内；二是在厌氧环境下，痤疮丙酸杆菌在毛囊内大量繁殖，并产生溶脂酶，分解皮脂产生游离脂肪酸，刺激毛囊而引起炎症，或淤积的皮脂进入真皮，引起毛囊周围程度不等的炎症；三是毛囊口角化，角栓形成，皮脂潴留成为粉刺。女性在月经期加重，妊娠期则好转。痤疮按症状在国际上分为1～4级，类型有丘疹型、寻常型、囊肿型、结节型和聚合型等。此外，遗传、精神紧张、内分泌障碍、高脂肪饮食和多糖类及刺激性饮食（辣椒、胡椒、酒精）、高温及某些化学因素、生活不规律、口服避孕药或肾上腺皮质激素、化妆品过敏、月经期对痤疮的发生也有一定的促进作用。

一、临床表现

（1）痤疮好发于前额、颜面、胸背上部和肩胛部等皮脂腺发达的部位。

（2）初起为多数散在与毛囊一致的黑色丘疹，用手挤压后可有黄白色的脂性栓排出来，有时可引起毛囊内及其周围炎症，若位置在皮肤的表浅部则形成炎性丘疹或脓疱，如位置较深或相互融合则形成结节、囊肿或脓肿。当皮质腺口完全闭塞形成皮疹，顶端可出现小脓疱，破溃或吸收后，遗留暂时性色素沉着或小凹状瘢痕。

（3）严重的痤疮除黑头粉刺、血疹、脓疱外，可有蚕豆至指甲大小的炎性结节或囊肿；炎症较深时，可长久存在，亦可逐渐吸收或溃脓形成窦道。

（4）痤疮的病程缓慢，一般青春期过后则可自愈，愈后可留有色素沉着斑、小瘢痕或瘢痕疙瘩。

二、药物治疗

《国家非处方药目录》收载的抗寻常型痤疮药有克林霉素磷酸酯凝胶、2.5%或5%过氧化苯酰凝胶、5%～10%过氧化苯酰乳膏、维A酸凝胶及乳膏。

1.非处方药

（1）对皮脂腺分泌过多所致的寻常痤疮，首选2.5%～5%过氧化苯酰凝胶涂敷患部。

（2）对轻、中度寻常痤疮可选0.025%～0.03%维A酸乳膏剂或0.05%维A酸凝胶剂外搽，一日1～2次。于睡前洗净患部，连续8～12周为1个疗程，可显著减轻炎症对皮肤的损害。

（3）对炎症突出的痤疮，轻中度者可选维A酸和克林霉素磷酸酯凝胶外用治疗。

（4）对痤疮伴感染显著者，可应用红霉素/过氧苯甲酰凝胶、克林霉素磷酸酯凝胶或溶液涂敷，一日1～2次。

2.处方药

（1）对中、重度痤疮伴感染显著者推荐0.1%阿达帕林凝胶，一日1次，并口服米诺环素、多西环素或红霉素。

（2）对囊肿型痤疮推荐口服维胺酯胶囊或异维A酸。

（3）锌在体内合成激素的过程中起一定作用，有助于减轻炎症和促进痤疮愈合，可选葡萄糖酸锌口服。

三、用药及健康提示

（1）过氧苯甲酰、红霉素/过氧苯甲酰凝胶对皮肤有急性炎症及破损者禁用；对妊娠期及哺乳期妇女、儿童慎用；使用时注意避免接触眼、鼻、口腔黏膜；若与其他抗痤疮药（硫黄、间苯二酚、水杨酸、维A酸）合用可加重对皮肤的刺激性，也可引起皮肤干燥、瘙痒、红斑、接触性皮炎，若出现刺激性加重则应立即停药。

（2）过氧苯甲酰能漂白毛发，不宜用在有毛发的部位；接触衣服后也易因氧化作用而致衣服脱色。

（3）维A酸用于治疗痤疮，初始时可出现红斑、灼痛或脱屑等反应，继续治疗后效果在2～3周后出现，一般需6周后达到最大疗效。但不宜涂敷于皮肤皱褶部如腋窝、腹股沟处；不宜接触眼或黏膜部；用药部位要避免强烈的日光照射，宜在晚间睡前应用，对急性或亚急性皮炎、湿疹患者以及妊娠期妇女禁用。

（4）维A酸与过氧苯甲酰联合应用时，在同一时间、同一部位应用有物理性配伍禁忌，应早晚交替使用，即夜间睡前应用维A酸凝胶或乳膏，晨起洗漱后应用过氧苯甲酰凝胶。如单独应用维A酸，初始时宜采用低浓度0.025%～0.03%制剂；耐受后应用0.05%～0.1%制剂。与有光敏感性作用的药物合用有增加光敏感的危险。

（5）对克林霉素磷酸酯凝胶过敏者禁用；对幼儿不宜应用。

（6）除用药外，患痤疮者宜注意皮肤卫生，每晚睡前宜用热水、肥皂洗除油腻，对油脂分泌多者可选用硫黄皂，忌用碱性大的肥皂。另饮食宜清淡，多吃新鲜的水果、蔬菜、高纤维素的食物，限制摄入高脂肪、糖类、酒精及辛辣食物。避免服用含有溴、碘的食品或药品，精神不宜紧张。对伴发炎症的痤疮，不要用手挤压粉刺和丘疹，对面部危险三角区尤应如此，以避免加重感染或遗留瘢痕。

活动六　冻伤（疮）的用药指导

课堂互动　董某，女，13岁，学生，每到冬天都手脚冰凉。近日气温骤降，患者自觉两手多个手指上出现小红肿块，从室外到有暖气的屋子后手指出现发热、瘙痒，用热水洗脸时手指越发痒、痛。

现患者家长携患者来药店购药，请为患者制定用药方案，进行用药指导并给予预防治疗的建议。

因受寒冷侵袭，引起局部性或全身性的损伤叫作冻伤（疮）。冻伤或冻疮在冬季很常见，尤其在北方、高原等寒冷地带。两者常被混为一谈，其中前者为全身或局部组织的损伤（包括全身冻僵），后者的炎症较为局限，但有时两者可同时存在。人体在长时间受到寒冷（10℃以下）的侵袭后，外露的皮肤受到冷冻的刺激，散热增加，为了维持体温而增加产热，人体表现为寒战；同时，为减少散热，皮下的小血管（动脉）发生痉挛而收缩，静脉淤血，导致血液循环发生障碍；体内因长时间产热不足易引起皮肤缺血或缺氧，导致全身或局部的血液淤滞、体温降低，从而造成局部冻结或皮肤、肌肉的损伤。冻伤（疮）也可能受其他因素的影响，如衣着过少、鞋袜过紧、长时间静止不动、捆扎止血带等都可加重冻伤。人体本身的因素如过度疲劳、醉酒、饥饿、失血、体质虚弱、营养不良等使人体的抵抗力降低，也容易引起冻伤。祖国传统医学认为，"冻伤是由于暴露部位御寒不足，寒邪侵犯，气血运行凝滞而起"。此外，体表潮湿和手足多汗者可加速体表散热，也常易冻伤。

冻疮多见于人的手足、耳郭、面颊、鼻尖等暴露部位或衣着保护较差的部位，常对称分布，亦可单侧分布。冻疮多发于儿童、青年妇女、室外工作者和周围血液循环不良者。其中，女性较男性多发，儿童较成人多发，户外工作者较室内工作者多发。冻疮到春季可自然缓解。

一、临床表现

局部冻伤（疮）的表现主要出现在复温以后。按组织损伤轻重可分为3度。

1. 1 度冻伤（红斑型）

初始时受冻的皮肤苍白，以后受冻部位红肿，为局限性蚕豆或指甲大小的紫红色肿块，边缘鲜红，中央青紫，自觉发热、瘙痒或疼痛感，遇热而更甚之，触压时皮肤褪色恢复缓慢。冻疮多在数日后消失，局部脱落一层皮，一般不留任何瘢痕。

2. 2 度冻伤（水疱型）

红肿较严重而起水疱，疼痛较剧烈，感觉迟钝或麻木，1～2 日后水疱吸收结痂，2～3 周后结痂脱落，可能不留瘢痕。但如发生感染时可溃烂，周围组织肿胀，疼痛加剧，久治不愈。

3. 3 度冻伤（坏疽型）

全层皮肤甚至肌肉或骨头坏死，复温时可见血疱，皮肤变色最后呈黑色，腐烂的肌肉脱落后长出肉芽，极不易愈合，愈后可留下色素沉着或瘢痕。

二、药物治疗

《国家非处方药目录》收载的治疗冻伤（疮）药物活性成分和制剂有樟脑、氧化锌、肌醇烟酸酯软膏（烟肌酯）、冻疮膏；中成药有风痛灵。

1.非处方药

（1）对未形成溃疡的冻疮，轻轻按摩或温水湿敷，以促进血液循环，切忌以热水敷或热火烘烤。并可外涂敷紫云膏。

（2）对 1 度冻疮者选用 10% 樟脑软膏（5% 樟脑醑）涂敷患部，一日 2 次。或以肌醇烟酸酯软膏涂敷患部，作用缓和而持久，用于冻疮的防治，对 1～2 度冻疮者可局部涂敷 10% 辣椒软膏、10% 氧化锌软膏或冻疮膏等。

（3）对局部发生水疱和糜烂者，可涂敷 10% 氧化锌软膏或依沙吖啶（利瓦诺）氧化锌糊剂；对发生溃烂而感染者，局部以 0.02% 高锰酸钾溶液浸泡后清除溢出的黏液后涂敷溃疡膏、0.5%～1% 红霉素、0.5% 林可霉素乳膏或 10% 鱼石脂软膏，以控制细菌的感染。

（4）口服烟酸或酌选其缓释剂；口服维生素 E 可促进肌肉生长；或口服芦丁片。对瘙痒严重者可加服抗过敏药氯苯那敏（扑尔敏）或赛庚啶。

（5）风痛灵含有乳香、没药、血竭、麝香草酚、樟脑等药物成分，具有活血散淤，消肿止痛等功能，适用于扭挫伤痛、风湿痹痛、冻疮红肿，外用以适量涂敷患处，1 日 3～4 次。

2.处方药

对合并严重感染者可给予抗生素，如红霉素、克林霉素。

三、用药及健康提示

（1）樟脑有刺激性，外用偶可引起接触性皮炎。如皮肤有破损处、溃疡、创面、渗出部位不宜涂敷；对已破溃的冻疮不宜使用，并避免接触眼睛和其他黏膜部位。如发生过敏反应者，应立即停药。另外，樟脑有挥发性，可透过胎盘屏障，对妊娠期妇女慎用。

（2）局部应用樟脑、辣椒、肌醇烟酸酯软膏后可稍加用力搓擦以帮助渗透，但强度仅达到皮肤发红即可，用药持续时间也不宜太长。

（3）冻疮的发生与个人的体质差异有很大关系，好发冻疮者一般是在幼年时发病，且每年到冬季极易复发。宜"冬病夏治"，即由夏天始对身体多发部位进行冷水浴、按摩、红外线理疗，以加速血液循环。

（4）除药物治疗外，严寒冬季须注意对肢体的保暖，及早穿戴棉鞋、手套和耳套，衣服鞋袜宜宽大松软，并不宜在室外久留。对易出脚汗者，每晚宜用热水清洗，每天更换袜子并及时除湿。天气干冷时多吃御寒的食品，如肉桂、老姜、辣椒或羊肉等。冻疮极易复发，如在儿童时期患发，每年到季后就会出现，对年年复发者可在夏季开始逐渐养成用冷水洗脸、洗足、擦身的习惯，同时需积极锻炼身体，提高耐寒能力。

活动七　沙眼的用药指导

课堂互动　如何预防沙眼？

　　沙眼是由沙眼衣原体侵入结膜甚至角膜而引起的慢性传染性眼病，因其在睑结膜表面形成粗糙不平的外观，形似沙粒，故名沙眼，在许多发展中国家仍是主要的致盲性眼病之一。沙眼为常见病，男女老幼皆可患此病，轻者常无症状，仅在体检时被医师发现；较重者眼内常会有摩擦感或异物感，难以忍受，常伴发眼发痒、迎风流泪、畏惧强光、眼边积存少量分泌物（眼屎）等症状。如翻开眼睑，可发现睑结膜呈弥漫性充血，血管模糊不清，结膜上出现乳头（内眼睑有类似舌头表面粗糙不平的外观）或滤泡（睑结膜上长出一些隆起、混浊和大小不一的小泡）。沙眼不仅危害结膜，而且可危害角膜。

一、临床表现及分期

　　沙眼感染早期引起不同程度的畏光、流泪、发痒、异物感、分泌物增多等眼部不适感，眼睑结膜血管充血、乳头增生、滤泡形成，严重者可侵犯角膜而发生角膜血管翳。角膜上有活动性血管翳时，刺激症状变得显著，视力减退。晚期睑结膜发生严重瘢痕，使睫毛向内倒形成倒睫。睫毛持续地摩擦角膜引起角膜混浊、白色瘢痕，晚期常因后遗症，如睑内翻、倒睫、角膜溃疡及眼球干燥等，症状更为明显，并严重影响视力。沙眼性角膜血管翳及睑结膜瘢痕为沙眼的特有体征。沙眼按病程可分为两期。

知识拓展

如何辨认沙眼？

　　沙眼有5个主要体征。一个沙眼患者可以同时有一个以上的体征。WHO已经建立了辨认和命名这些体征的简化分级系统。

　　（1）沙眼性炎症——滤泡（TF）　这是沙眼第一体征，最常见于儿童，有眼红、黏性物、眼痒、眼痛等不适，眼睑结膜面（把眼睑翻过来看）有称为滤泡的小白点。

　　（2）沙眼性剧烈——炎症（TI）　当上眼睑结膜面严重红肿、炎症性增厚使血管模糊时，第二个体征沙眼性剧烈——炎症（TI）就可以被确认。

　　（3）沙眼性瘢痕（TS）　经过反复的感染可见第三个体征即眼睑的结膜面出现瘢痕体征——眼睑结膜面看起来像白色条纹。

　　（4）沙眼性倒睫（TT）　当瘢痕引起眼睑内层增厚和眼睑形态改变时，它向下牵拉睫毛指向眼球，睫毛摩擦角膜，这称为倒睫，即出现第四个体征沙眼性倒睫（TT）。

　　（5）角膜混浊（CO）　如果倒睫持续摩擦角膜，看起来本应清亮的角膜发白，这就称为第五体征——角膜混浊。

1.第一期（急性期）

急性期主要表现为畏光、流泪、异物感，较多黏液或黏液脓性分泌物。可出现眼睑红肿，结膜明显充血，乳头增生，上下穹隆部结膜布满滤泡，角膜上缘可出现垂帘状的新生血管（角膜血管翳）。

2.第二期（慢性期）

慢性期无明显不适，仅眼痒、异物感、干燥和烧灼感。结膜充血减轻，结膜污秽肥厚，同时有乳头及滤泡增生，病变以上穹隆及睑板上缘结膜显著，并可出现垂帘状的角膜血管翳。病变过程中，结膜的病变逐渐为结缔组织所取代，形成瘢痕，当滤泡和乳头均被瘢痕所代替时，结膜面则变薄，表面光滑，色灰白。

沙眼如不及时治疗，极易出现并发症，如角膜混浊、角膜溃疡、慢性泪囊炎、内翻倒睫、角膜或结膜干燥症、眼球后粘连等，严重时会影响视力。

二、药物治疗

对轻度的沙眼或细菌性结膜炎可选用滴眼剂或眼膏剂。《国家非处方药目录》收录的治疗沙眼的制剂有10%～30%磺胺醋酰钠、0.25%硫酸锌、0.25%氯霉素滴眼液，每1～2小时滴眼1次；睡前在结膜囊内涂敷红霉素、金霉素眼膏。

1.非处方药

（1）磺胺醋酰钠（乙酰磺胺）滴眼，并睡前在结膜囊内涂敷0.5%红霉素眼膏。

（2）硫酸锌滴眼在低浓度时起收敛作用，其锌离子能沉淀蛋白，可与眼球表面、坏死组织及分泌物中的蛋白质形成极薄的蛋白膜起到保护作用，并有防止细胞液外渗的功效；高浓度时则有杀菌和凝固作用，有利于创面及溃疡的愈合。适用于沙眼、睑缘炎、慢性结膜炎。可选用0.25%硫酸锌滴眼液，1次1～2滴，1日3次。

（3）酞丁安滴眼剂对沙眼衣原体有强大的抑制作用，尤其对轻度沙眼疗效最好，采用本品0.1%混悬液滴眼，1次1～2滴，1日2～3次，连续使用1个月；或以0.1%眼膏涂于结膜囊内，1日3次，连用4周。

（4）红霉素眼膏对革兰阳性菌有较强的抗菌活性，对革兰阴性菌、支原体、沙眼衣原体及军团菌也具有强大的抗菌作用。适用于沙眼、结膜炎、角膜炎。应用0.5%眼膏剂，涂敷于眼睑内，每晚睡前1次。

2.处方药

（1）对较重或治疗较晚的沙眼结膜肥厚显著者，可用2%硝酸银或硫酸铜棒擦睑结膜和穹隆结膜，擦后用0.9%氯化钠溶液（生理盐水）冲洗，一日1次。乳头较多的沙眼，可用海螵蛸摩擦法。滤泡较多的沙眼，可做滤泡刮除术；少数倒睫者可去医院行电解术。

（2）对角膜血管翳的重症沙眼，除局部应用滴眼剂外，尚可口服米诺环素。

三、用药及健康提示

（1）磺胺醋酰钠和复方磺胺甲噁唑滴眼剂毒性小，但偶见过敏。对曾有磺胺药过敏史者禁用磺胺醋酰钠、复方磺胺甲噁唑滴眼剂；过敏体质者也要慎用。并且不宜与其他滴眼液混合使用。另外，磺胺药滴眼时可通过鼻泪管吸收到循环系统，不宜过量使用。

（2）硫酸锌滴眼剂有腐蚀性，低浓度溶液局部应用也有刺激性，对急性结膜炎忌用。

（3）酞丁安有致畸性，对育龄妇女慎用，妊娠期妇女禁用；对过敏者禁用。

（4）发生沙眼时，应根据炎症的性质和发展阶段及时选择适当的抗菌药物，并采取预防措施，个人用的毛巾、浴巾、手帕和脸盆宜分开使用。在同一时期，用药种类宜少，药物以一种为主。

（5）应用磺胺醋酰钠等磺胺类药物时，细菌易产生耐药性，尤其当剂量不足、用药不规则时；对氨基苯甲酸与二氢叶酸合成酶的亲和力大于磺胺醋酰钠，因而使用时应有足够的剂量与疗程；因脓液与坏死组织含大量对氨基苯甲酸，可减弱磺胺醋酰钠的作用，局部感染用药时应先清创排脓；普鲁卡因等可代谢产生对氨基苯甲酸的药物可减弱磺胺醋酰钠的作用，不宜同时使用。

> **知识拓展**
>
> ### 中国摘掉沙眼大国帽子，根治致盲性沙眼
>
> 沙眼曾是中国第一位的致盲性眼病。沙眼的患病及传染与经济、生活、卫生发展水平密切相关。20世纪40~50年代，中国农村地区沙眼患病率达80%~90%，城市地区沙眼患病率略低于农村，当时沙眼是首位致盲眼病，人群沙眼致盲率高达5%。中国从20世纪50年代开始进行沙眼防治工作。1956年，中国在世界范围内首次发现沙眼的致病原是沙眼衣原体并成功制作了灵长类动物沙眼模型，找到治疗沙眼的敏感抗生素，轰动了世界。同时，中国眼科工作者对沙眼的病理、诊断标准和分期以及药物治疗等进行了广泛研究，加快了沙眼防治的速度。经过几十年的努力，2015年5月18日，时任国家卫生计生委主任李斌在日内瓦召开的第68届世界卫生大会一般性辩论中发言，宣布中国于2014年达到了世界卫生组织根治致盲性沙眼的要求。沙眼在中国不再是公共卫生问题。中国作为一个人口大国消灭致盲性沙眼，在世界沙眼防治史上是一个伟大举措。

活动八　急性结膜炎的用药指导

结膜是眼球的辅助结构，和眼睑一起起到保护、润滑眼球的作用。结膜是一层富含血管的透明薄膜，覆盖在眼睑内面的为睑结膜，覆盖在巩膜前面的为球结膜。由于结膜处在最外表，因而极易受到感染或侵袭，常见的炎症类型有急性结膜炎（红眼病）、睑缘炎（烂眼边）、睑腺炎（睑边疖，俗称针眼），多发作于湿润、温暖的季节。由于细菌和病毒繁殖力很强，因此，结膜炎可通过毛巾、玩具、公共浴池或游泳池而相互传染，并易在家庭、学校和公共场所流行。

一、临床表现及分型

急性结膜炎是发生在结膜上的一种急性感染，常见的有急性卡他性结膜炎（细菌感染）、流行性结膜炎（病毒感染）及流行性出血性结膜炎（流行性病毒感染）。其中，后两者感染的病毒类型不同。急性结膜炎易在春、夏或秋季流行，传染性极强，但预后良好，几日内炎症即可消退。

1.细菌性结膜炎

发病急剧，常同时（或间隔1~2日）累及双眼，伴有大量的黏液性分泌物（眼屎），于夜间分泌较多，常在晨起时被分泌物糊住双眼。轻症者在眼内有瘙痒和异物感；重者眼睑坠重、灼热、畏光和流泪，结膜下充血、水肿或杂有小出血点，亦常红肿，角膜受累则有疼痛及视物模糊，症状类似于沙眼。

> **知识拓展**
>
> ### 睑缘炎
>
> 睑缘炎是发生在睑缘皮肤、睫毛囊及其腺体的慢性炎症，可分为3种类型。①鳞屑性睑缘炎：有瘙痒及异物感，在睫毛间及其根部散有白色鳞屑，除去鳞屑后，下面皮肤轻度充血。睫毛易脱落，但可再生。②溃疡性睑缘炎：干燥、瘙痒及轻微疼痛，睑缘红肿、肥厚。

睫毛根部有黄色结痂，除去痂后可见小脓点和溃疡。睫毛囊常受累，故睫毛脱落后不再生。睑缘瘢痕收缩，可伴有倒睫和下睑外翻的症状。③眦部睑缘炎：瘙痒感明显，睑内外眦部发红、糜烂而形成"烂眼边"，常伴有眼角处球结膜充血。

治疗：应在洗净睑缘后，滴用 15% 磺胺醋酰钠滴眼液或涂敷 0.5% 金霉素、1%～2% 黄氧化汞眼膏，另外，滴入 0.5% 硫酸锌滴眼液也常有佳效；对睑缘溃疡严重的患者，可选用 2%～5% 硝酸银液涂搽睑缘溃疡处，每周 2～3 次，但切勿进入眼内。

2.流行性结膜炎

单纯疱疹病毒所致，一般仅局限于单眼，流泪较多并伴有少量分泌物，分泌物最初为黏液性，后因黏液脓化而呈脓性，且耳朵前淋巴结会发生肿大。

3.流行性出血性结膜炎

为暴发流行，表现除与流行性结膜炎类似外，同时可有结膜下出血。

4.过敏性结膜炎

一般较轻，结膜可充血和水肿，瘙痒而伴有流泪，一般无分泌物或稍有黏液性分泌物。

5.春季卡他性结膜炎

其季节性强，多发生于春夏季节，可反复发作，以男性儿童及青年多见，双眼奇痒，睑结膜有粗大的乳头，角膜缘胶样增生，治疗以抗过敏为主。

二、药物治疗

《国家非处方药目录》收录的治疗结膜炎的制剂有磺胺醋酰钠、红霉素、庆大霉素等制剂，白日宜用滴眼剂，反复多次，睡前则用眼膏剂。

1.非处方药

（1）对由细菌感染引起的急性卡他性结膜炎可选用四环素、金霉素、红霉素、利福平、杆菌肽眼膏、酞丁安、磺胺醋酰钠滴眼剂。

（2）对流行性结膜炎局部给予抗病毒药，可选用 0.1% 碘苷滴眼剂、0.1% 酞丁安或阿昔洛韦滴眼剂。

（3）对流行性出血性结膜炎应用抗病毒药，0.1% 羟苄唑、0.1% 利巴韦林滴眼剂。

（4）对过敏性结膜炎宜选用醋酸可的松、醋酸氢化可的松或色甘酸钠滴眼剂和眼膏，滴眼，用前摇匀，眼膏涂敷于眼睑内，每晚睡前 1 次，连续应用不得超过 2 周。

（5）春季卡他性结膜炎可应用 1% 泼尼松、2% 色甘酸钠滴眼剂。

2.处方药

（1）铜绿假单胞菌性结膜炎病情较严重，病变进展迅速，短期内可致角膜溃破、穿孔和失明，因此，必须及早治疗，常用多黏菌素 B、磺苄西林滴眼剂；对真菌性角膜炎可选用两性霉素 B、克霉唑滴眼剂。

（2）对急性卡他性结膜炎未彻底治愈而转成慢性结膜炎者，对由细菌（卡他球菌、大肠杆菌、变形杆菌）所致的结膜炎治疗以抗菌为主，应用诺氟沙星、左氧氟沙星滴眼剂、四环素眼膏；由环境（灰尘、风沙、倒睫、屈光不正）刺激所致的非细菌性结膜炎治疗以对症治疗为主，应用 0.5% 硫酸锌滴眼剂。

三、用药及健康提示

（1）庆大霉素有耳毒性，可引起不可逆性听觉（耳蜗）和前庭功能受损，同时亦可出现肾毒性，发生率为 2%～10%，虽滴眼剂比注射剂发生率小，但对儿童、肾功能不全者不宜长期应用。

（2）碘苷滴眼剂长期应用可出现疼痛、瘙痒、眼睑过敏、睫毛脱落、角膜混浊或染色小点，不易消失。

（3）阿昔洛韦滴眼剂应用时偶有一过性烧灼感、疼痛、皮疹、荨麻疹。应用眼膏后极少数患者可出现一过性轻度疼痛，可出现浅表斑点状角膜病变，但无须中止治疗，愈后亦无明显后遗症。

（4）结膜炎的传染性极强，患者应注意隔离，且流行季节不宜到公共场所去，在家中要单独使用毛巾、脸盆。

（5）病毒性结膜炎患者可选用中成药（如抗病毒口服液、板蓝根冲剂）服用。

（6）结膜炎的初始，对炎症性结膜炎可采用热敷的方法，以热毛巾或开水的热气熏蒸，一次 10 分钟，一日 3 次；对过敏性结膜炎宜用冷毛巾湿敷。

活动九　咽炎的用药指导

课堂互动　石某，26 岁，大学毕业后到某学校任教。为了让每个同学都能够听清楚讲课内容，只好放大音量，几乎每天都是扯着嗓子在吼。有时候，一天要上四节课，一天下来，嗓子就像冒火一样，刚上班两个月，不但嗓子沙哑，而且经常感到咽喉干燥，有时还咳嗽不止。

现患者到药店购药，请为患者推荐用药，进行用药指导并给予预防治疗的建议。

咽炎是发生在咽喉黏膜、黏膜下及淋巴组织的弥散性炎症。人体的口腔与咽喉内常潜伏着致病菌，常见的有化脓性链球菌、肺炎双球菌、金黄色葡萄球菌及一些厌氧菌。它们在一般情况下不易发病，但当体内环境发生改变，如着凉或机体抵抗力下降时，菌群间的平衡被打破，潜伏的条件性致病菌就会大量繁殖，导致咽喉受到感染，出现红肿、充血、发干、疼痛等症状，即为咽炎。根据发病情况常分为急性咽炎和慢性咽炎两种。

一、临床表现及分型

1.急性咽炎

常由溶血性链球菌引起，另外，肺炎双球菌、金黄色葡萄球菌、流感病毒或其他病毒也可致病。急性咽炎患者常感觉喉内干痒、灼热或轻度疼痛，且可迅速出现声音粗糙或嘶哑，并常伴有发热、干咳或有少量黏液咳出，甚至出现吸气困难，尤以夜间明显，如张开口腔检查则可见咽部红肿充血、颈部淋巴结肿大。严重者可出现水肿，甚至因此而阻塞咽喉导致呼吸困难。

急性咽炎多继发于急性鼻炎、急性鼻窦炎或急性扁桃体炎，病变常波及整个咽腔，也可局限一处；急性咽炎也常是麻疹、流感、猩红热等传染病的并发症。

2.慢性咽炎

多由急性咽炎反复发作、过度使用声带或吸烟等刺激所致；或继发于全身性慢性疾病，如贫血、便秘、下呼吸道炎症、心血管病等。慢性咽炎常有咽喉部不适、干燥、发痒、疼痛或有异物感（总想不断地清理嗓子）等症状。有时常会在清晨起床后吐出微量的稀痰，并伴有声音嘶哑、刺激性咳嗽等症状，且多在疲劳和使用声带后加重。体检时可见咽部黏膜充血，悬雍垂轻度水肿，咽后壁淋巴滤泡较多、较粗和较红，但机体不发热。慢性咽炎的病程长，常反复发作，不易治愈。

二、药物治疗

咽喉部位便于直接给药，给药的方法可采用涂擦、喷雾、含服或含漱等。《国家非处方药目录》收载的有溶菌酶、度米芬、地喹氯铵（利林喉片、克菌定）、复方地喹氯铵（得益）、西地碘片（华素片）、复方草珊瑚含片、碘甘油、甲硝唑含漱剂、氯己定含漱剂等。

1.非处方药

（1）咽炎的治疗首要是抗炎，可服用中成药，如复方青果冲剂、清咽丸、双黄连口服液、穿心莲片或金莲花片。

（2）局部可应用口含片，含片中多为有抗炎、消毒防腐作用的药物，如溶菌酶、西地碘片、度米芬、地喹氯铵。

（3）对发热较重者可口服解热镇痛药，如对乙酰氨基酚、布洛芬、阿司匹林。对伴有感冒症状者可选用桑菊感冒片、板蓝根冲剂、双黄连口服液或双花口服液等。

（4）为及时清除口腔内潜伏的条件性致病菌，可含漱甲硝唑含漱剂、氯己定含漱剂。

2.处方药

（1）对急性炎症者为预防咽喉肿胀或喉头水肿而致的呼吸困难，可应用抗菌药物和肾上腺糖皮质激素。

（2）严重感染者可使用抗菌药物。

三、用药及健康提示

（1）咽喉炎用药的不良反应，一旦发现应立即停药。西地碘含片还有轻度刺激，特别提示对碘过敏者禁用。

（2）度米芬、氯己定含漱剂等药物切勿与阴离子表面活性剂同时使用。

（3）避免过度疲劳，要保证睡眠，戒除烟酒和辛辣食物，多饮水，多食清淡的食物。

（4）溶菌酶片偶见过敏反应，有皮疹等表现。

（5）应用口含片含服时宜把药片置于舌根部，尽量贴近咽喉；含服的时间越长，局部药物浓度保持的时间就越长，疗效越好；含服时不宜咀嚼或吞咽药物，保持安静；含后30分钟内不宜进食或饮水。

活动十　过敏性鼻炎的用药指导

课堂互动 过敏性鼻炎容易引起哪些并发症？

鼻炎是鼻腔黏膜和黏膜下组织的炎症，表现为充血或者水肿，经常会出现鼻塞、流清水涕、鼻痒、喉部不适、咳嗽等症状，常见有过敏性鼻炎、慢性鼻炎等。过敏性鼻炎又称变态反应性鼻炎、变应性鼻炎。患者接触粉尘、动物皮毛、花粉、吹空调冷风等过敏原，就出现连续性打喷嚏、鼻痒、鼻塞、流清涕，伴有耳闷、耳鸣等症状，是呼吸道变态反应常见的表现形式，有时和支气管哮喘同时存在，并可引起多种并发症，常与遗传因素和接触过敏原有关。

一、临床表现

临床主要表现为鼻塞、打喷嚏、鼻痒和流涕等症状。鼻塞特点为间歇性，在白天、天热、劳动或运动时鼻塞减轻，而夜间，静坐或寒冷时鼻塞加重。鼻塞的另一特点为交替性。如侧卧时，居下侧之鼻腔阻塞，上侧鼻腔通气良好。由于鼻塞，长期会引起嗅觉减退，头痛、头昏，说话呈闭塞性鼻音等症状。

二、临床治疗

1.药物治疗

对于许多变应性鼻炎患者来说，要想消除症状，使用一种药物是不够的，需要多方面治疗。

（1）抗组胺药是首选，它可抑制组胺诱发的喷嚏、鼻痒和流涕。氯苯那敏口服，成人每次4毫克，一日1～3次。也可口服赛庚啶、阿司咪唑等药。

（2）酮替芬兼具变态反应病的预防及治疗双重功能，作用强，作用时间长。成人及12岁以上儿童，每日2次，每次1毫克，一般于晨晚各服1次。对于晚间发作病人亦可改为每晚临睡前1次，每次1毫克。

（3）鼻充血可加用减充血剂，1%麻黄碱滴鼻液与0.5%可的松眼药水滴鼻。

（4）皮质激素类包括倍氯米松、布地奈得、氟尼缩松、丙酸氟替卡松、糠酸莫米松、曲安西龙等，这些药物是治疗鼻腔阻塞的一线用药。

（5）局部治疗可选用色苷酸钠，可预防鼻症状的出现。2%～4%滴鼻剂，每次1～2滴，一日3～4次。

（6）中药非处方药　患者鼻塞时间长，流涕黄且臭，不易辨别气味，伴有头胀闷、耳鸣口苦可用鼻窦炎口服液、鼻通宁滴剂等非处方药。

2.其他疗法

药物治疗可减轻患者对过敏原的反应并抑制炎性反应，但药物治疗一般不要超过7天，长期使用会引起药物性鼻炎，令病情更为复杂。其他还可采取局部疗法（用微波、激光降低神经末梢的敏感性）、手术疗法（翼管神经切断术或岩大浅神经切断术，以降低副交感神经的兴奋）以及较常用的免疫疗法（脱敏疗法）等。

三、用药及健康提示

（1）组胺拮抗剂可抑制皮肤对组胺的反应，故皮试过敏原（如青霉素、链霉素、血清制品等）时，应在停药48小时后进行。用药期间，应忌辛辣食物或腥膻食物，避免搔抓皮肤或热水洗烫，并暂时停用肥皂。

（2）注射过敏原的病人不可预防性应用抗组胺剂，以免掩盖轻微症状而致更严重过敏反应发生。

（3）对高空作业者、驾驶员、精密机械操作者，工作前不得服用有中枢抑制作用的抗组胺药物。

（4）阿司咪唑有心脏毒性，慎用。

（5）酮替芬与镇静安眠药及酒精制剂有一定的协同作用，同时用药可加强困倦、乏力等症状，应予避免；与抗组胺药物亦有一定协同作用，故当病人用抗组胺药效果不满意时，可考虑合并使用本药；糖尿病患者在口服降糖药期间避免用本药。

（6）一般不主张鼻甲注射皮质类固醇，有致视力丧失的危险。

（7）日常护理　①避免接触过敏源；②忌食寒凉生冷等刺激性食物；③慎食鱼、虾、蟹类等海产食物；④平时注意多吃补益肺气的食物；⑤戒烟及避免吸二手烟，并尽量避免出入空气污浊的地方；⑥可以经常进行温冷交替浴、足浴、鼻洗涤和干布摩擦，增强家庭保健体制；⑦采用正确的擦鼻方法；⑧不宜过多使用血管收缩性滴鼻剂。

活动十一　鼻黏膜肿胀的用药指导

　　鼻是上呼吸道的组成部分，与咽喉和气管相连，对吸入的空气有加温、湿润及净化作用。其中，鼻黏膜与丰富的神经纤维相连，有嗅觉功能，并能有效地引起保护性反射（如打喷嚏）。鼻黏膜表面布满了丰富的毛细血管和黏液腺，鼻中隔前下部也有纤密的毛细血管网。当其出现过敏反应或受到刺激、感染时，会迅速扩张肿胀，导致鼻塞。

一、临床表现

　　鼻黏膜肿胀后导致鼻塞，常见诱因包括感冒、鼻部过敏或感染（鼻窦炎）、慢性鼻炎、慢性鼻窦炎、过敏性鼻炎等。感冒后病毒进入鼻黏膜细胞，引起炎症反应，促使黏膜产生较多的黏液（鼻涕）。鼻部感染常见的是鼻窦炎，病原菌大多为金葡菌、肺炎球菌、流感杆菌及少数肠道革兰阴性菌，感染后鼻腔黏膜的血管也会发生肿胀，导致鼻塞。鼻塞后的感觉十分难受，常借用口腔吸气，同时嗅觉明显减退，对各种气味极不敏感，发音低闷。

二、药物治疗

　　《国家非处方药目录》收录的口服药有伪麻黄碱；外用滴鼻剂有萘甲唑啉滴鼻剂、复方萘甲唑啉喷雾剂、羟甲唑啉滴鼻剂、赛洛唑啉滴鼻剂和麻黄碱滴鼻剂。

　　1.非处方药

　　（1）口服伪麻黄碱，能收缩鼻腔黏膜血管，常与解热镇痛药组成复方制剂，用于缓解感冒后鼻黏膜充血（鼻塞）症状。如复方盐酸伪麻黄碱缓释胶囊、美酚伪麻片等。

　　（2）急、慢性鼻炎和鼻窦炎，局部选用1%麻黄碱、呋喃西林麻黄碱滴鼻剂、萘甲唑啉滴鼻剂、羟甲唑啉滴鼻剂、赛洛唑啉滴鼻剂。

　　（3）对以打喷嚏、流鼻涕为主的患者，可选用含氯苯那敏和苯海拉明等制剂。对鼻塞严重者，可滴用萘甲唑啉滴鼻剂、羟甲唑啉滴鼻剂、1%麻黄碱滴鼻剂。

　　2.处方药

　　鼻窦炎的急性期应尽早采用足量抗菌药控制感染，应用青霉素、氨苄西林、氯唑西林、林可霉素等肌内注射或静注；或应用红霉素、复方磺胺甲噁唑等静注或口服，可针对病原菌选用。革兰阴性菌感染可选用哌拉西林或头孢唑啉联合庆大霉素，或加用甲硝唑静滴。

三、用药及健康提示

　　（1）肾上腺素α受体激动剂滴鼻后，偶见鼻腔有一过性轻微烧灼感或干燥感，少见有头痛、头晕、心率加快等反应，久用可致药物性鼻炎，药液过浓或滴入次数过多可致反应性充血等。因此，应采用间断给药，每次宜间隔4～6小时。

　　（2）肾上腺素受体激动剂可引起血压升高，对儿童、高血压患者、前列腺增生患者、癫痫患者、闭角型青光眼患者、幽门梗阻患者、膀胱颈梗阻患者、鼻腔干燥和萎缩性鼻炎患者、甲状腺功能亢进患者及妊娠期、哺乳期妇女禁用；对糖尿病患者、冠心病患者慎用。

　　（3）驾驶员、高空作业者、精密仪器操作者在服用或滴药后4小时内不宜从事本职工作。

　　（4）肾上腺素α受体激动剂不宜长期服用，口服一般不超过7日，滴鼻剂不宜超过3日。症状未缓解者，宜及时到医院诊治。

　　（5）口服含伪麻黄碱制剂的老年患者和肺气肿患者、心脏病患者、前列腺肥大患者等易引起呼吸困难，在使用前应向医师咨询；另不宜与中枢神经系统抑制药、抗精神病药氯丙嗪等合用，不宜饮酒。

（6）注意正确使用滴鼻剂，避免对鼻黏膜损害。

学习小结

项　目	内　容　要　点	项　目	内　容　要　点
口腔溃疡	临床表现 药物治疗（非处方药和处方药） 用药与健康提示	沙眼	沙眼的病原体 沙眼的临床表现与分期 药物治疗（非处方药和处方药） 用药与健康提示
手足浅表性真菌感染	临床表现与分型 药物治疗（非处方药和处方药） 用药与健康提示	急性结膜炎	临床表现与分型 药物治疗（非处方药和处方药） 用药与健康提示
脓疱疮	临床表现 药物治疗（非处方药和处方药） 用药与健康提示	咽炎	临床表现 药物治疗（非处方药和处方药） 用药与健康提示
荨麻疹	荨麻疹的病因和分型 临床表现 药物治疗（非处方药和处方药） 用药与健康提示	过敏性鼻炎	临床表现 药物治疗（非处方药和处方药） 用药与健康提示
寻常痤疮	寻常痤疮的病因 临床表现 药物治疗（非处方药和处方药） 用药与健康提示	鼻黏膜肿胀	鼻黏膜肿胀的病因 临床表现 药物治疗（非处方药和处方药） 用药与健康提示
冻伤（疮）	临床表现 药物治疗（非处方药和处方药） 用药与健康提示		

课堂练习

一、A型题（单选题）

1. 鼻窦炎的急性期应尽早采取足量何种药物治疗。（　　　）

A. 解热镇痛药　　　　　　　B. 抗过敏药　　　　　　　C. 抗菌药

D. 局部血管收缩剂　　　　　E. 抗炎药

2. 下列哪个不是慢性咽炎的临床表现。（　　　）

A. 咽喉部不适，干燥，发痒，疼痛或有异物感

B. 清晨起床后常会吐出微量的稀痰

C. 常伴有发热　　　　　D. 有刺激性咳嗽　　　　　E. 病程长，症状常反复

3. 全层皮肤甚至肌肉或骨头坏死，复温时可见血疱，皮肤变色，最后呈黑色。此类冻伤为
（　　　）。

A. 1度冻伤　　　　　　　　B. 2度冻伤　　　　　　　C. 坏疽型冻伤

D. 红斑型冻伤　　　　　　　E. 水疱型冻伤

4. 荨麻疹多与变态反应有关，大多数属于（　　　）。

A. Ⅰ型（速发型）反应　　　　B. Ⅱ型（细胞毒性）反应

C. Ⅲ型（免疫复合物型）反应　　D. 急性荨麻疹　　　　　E. 慢性荨麻疹

5. 应用抗过敏药（　　　）后不见疗效应及时去医院诊治。

A. 1天　　　　　B. 2天　　　　　C. 3天　　　　　D. 5天　　　　　E. 7天

6. 下列足癣类型中，以冬季多见或加重的是（　　　）。

A. 间擦型　　　　B. 水疱型　　　　C. 鳞屑型　　　　D. 角化型　　　　E. 体癣型

7. 引起沙眼的病原体是（　　　）。

A. 细菌　　　　　　　B. 病毒　　　　　　　C. 衣原体　　　　　D. 支原体　　　　E. 真菌

二、B型题（配伍选择题）

[1～5]　A. 10% 冰醋酸　　B. 3% 硼酸　　C. 复方土槿皮酊　　D. 3% 克霉唑　　E. 伊曲康唑

关于足癣的治疗

1. 水疱型足癣可用（　　　）。

2. 对糜烂型足癣应用（　　　）。

3. 对间擦型无明显糜烂时，可应用（　　　）。

4. 对鳞屑型和角化型足癣可用（　　　）。

5. 角化皲裂型足癣推荐口服抗真菌药（　　　）。

[6～9]　A. 盐酸异丙嗪　　B. 氯苯那敏　　C. 薄荷酚　　D. 赛庚啶　　E. 氯雷他定

关于荨麻疹的药物治疗

6. 对抗组胺的过敏作用超过异丙嗪和苯海拉明，且对中枢神经系统的抑制作用较弱的是（　　　）。

7. 对伴随血管性水肿的荨麻疹可选用（　　　）。

8. 局部用药可选择具止痒和收敛作用的洗剂（　　　）。

9. 对病情严重者推荐口服第二代抗组胺处方药（　　　）。

[10～14]　A. 利瓦诺氧化锌糊剂　　B. 10% 樟脑软膏　　C. 溃疡膏

　　　　　　　D. 赛庚啶　　　　　　E. 紫云膏

关于冻疮的药物治疗

10. 对未形成溃疡的冻疮可外涂敷（　　　）。

11. 对 1 度冻疮者可选用（　　　）。

12. 对局部发生水疱和糜烂者可涂敷（　　　）。

13. 对发生溃烂而感染者可涂敷（　　　）。

14. 对瘙痒严重者可用（　　　）。

[15，16]　A. 金霉素眼膏　　B. 克霉唑滴眼剂　　C. 多黏菌素

　　　　　　　D. 1% 泼尼松滴眼剂　　E. 两性霉素

下列关于急性结膜炎的处方药治疗

15. 铜绿假单胞菌性结膜炎常用（　　　）。

16. 对真菌性结膜炎宜用（　　　）。

三、X型题（多选题）

1. 下列可用于治疗沙眼的非处方药有（　　　）。

A. 磺胺醋酰钠滴眼液　　　　　　B. 硫酸锌滴眼液　　　　　　C. 酞丁胺滴眼液

D. 红霉素眼膏　　　　　　E. 庆大霉素滴眼液

2. 治疗鼻黏膜肿胀的非处方药有（　　　）。

A. 口服伪麻黄碱　　　　　　B. 呋喃西林 / 麻黄碱滴鼻剂

C. 羟甲唑啉滴鼻剂　　　　　　D. 赛洛唑啉滴鼻剂　　　　　E. 氯苯那敏

3. 下列关于治疗鼻黏膜肿胀的用药注意事项表述正确的是（　　　）。

A. 肾上腺素 α 受体激动剂滴鼻应采用间断给药，每次间隔 4～6 小时

B. 肾上腺素 α 受体激动剂对儿童、高血压患者、妊娠妇女禁用

C. 肾上腺素 α 受体激动剂口服不超过 3 日

D. 肾上腺素 α 受体激动剂滴鼻不超过 7 日

E. 口服伪麻黄碱不宜与中枢神经系统抑制药、氯丙嗪等合用

4. 下列关于口腔溃疡的药物治疗叙述正确的是（　　　）。

A. 甲硝唑含漱剂用后可有食欲缺乏、口腔异味、恶心、呕吐、腹泻等反应，长期应用可引起念珠菌感染

B. 氯己定可引起接触性皮炎

C. 氯己定可与牙膏中的阳离子表面活性剂产生配伍禁忌，故用药后应间隔 30 分钟再刷牙

D. 西地碘有轻度刺激感，对碘过敏者禁用

E. 频繁应用地塞米松粘贴片可引起局部组织萎缩，引起继发性真菌感染

5. 下列关于寻常痤疮的药物治疗叙述正确的是（　　　）。

A. 过氧苯甲酰、红霉素 / 过氧苯甲酰凝胶对皮肤有急性炎症和破损者禁用

B. 过氧苯甲酰能漂白毛发，故不宜用在有毛发的部位

C. 维 A 酸用于治疗痤疮，一般需 6 周后达到最大疗效

D. 过氧苯甲酰和维 A 酸联合应用时有物理性配伍禁忌，应早晚交替使用

E. 对油脂分泌多者可选用碱性大的肥皂洗除油腻

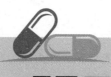

项目四

用药咨询服务与安全用药指导

◎ 掌握不同人群自行用药咨询服务的内容和特点；
◎ 掌握药品的正确使用；
◎ 熟悉重点药物的滥用危害，掌握重点药物的合理应用；
◎ 熟悉药品不良反应报告和监测的基本知识；
◎ 了解药源性疾病及其防治，了解治疗药物监测和个体化给药的基本知识；
◎ 掌握特殊人群用药的特点。

◎ 能提供用药咨询服务，能正确搜集、整理、分析有关用药咨询的信息；
◎ 能指导患者正确掌握不同药品的使用方法，提高患者的用药依从性；
◎ 能促进抗菌药、维生素、糖皮质激素和非甾体抗炎药的合理合用，防止滥用；
◎ 会做不良反应监测、分析与报告；
◎ 能指导临床合理选用药品，防止药源性疾病的发生；
◎ 能指导特殊人群合理选择药品。

任务一 　用药咨询服务

用药咨询是药师为参与临床用药过程的相关人员提供自身所掌握的药学知识和药物信息，以保证用药安全、提高临床疗效的活动。用药咨询贯穿临床药物的合理选用、正确使用和科学储存的全过程，是临床合理用药的关键，对保证合理用药具有重要意义。根据药物咨询对象的不同，可以将其分为患者、医师、护士和公众的用药咨询。

活动一 　患者用药咨询服务

课堂互动　　请同学们应用所学知识，以组为单位（2人为一组，一人扮演药师，另一人扮演患者），针对某一药品（如地衣芽孢杆菌活菌胶囊、复方甲硝唑栓等），设计药师为患者提供用药咨询的内容，并分组进行练习。

患者用药咨询服务是用药咨询的主要内容，广大患者大多不具有药品的相关专业知识，对药品的使用方法不太清楚。错误地使用药物容易导致治疗失败甚至是不良反应的发生，所以对患者的用药咨询服务既符合患者的需求同时也是临床合理用药的客观要求。

一、咨询台的位置选择

（1）紧邻门诊药房或药店大堂，方便患者咨询。

（2）标志明确，使购药者购药后能很容易看到。

（3）环境舒适，有等待座位和咨询座位，咨询位置与等待位置有一定距离，保障咨询者的隐私。环境相对安静，嘈杂的环境影响药师与患者之间的交流。

二、患者主要咨询的用药问题

（1）异烟肼和雷米封是一种药物吗？（药品名称问题，包括通用名、商品名、别名）

（2）我得了××病，吃这种药行吗？（适应证问题，药品适应证是否与患者病情相对应）

（3）这个对乙酰氨基酚栓怎么使用啊？这个肠溶片能研碎了再服用吗？（各种剂型的服用方法）

（4）这个丽珠得乐饭前吃还是饭后吃啊？（服用时间问题）

（5）我这个药一天吃几次，一次吃多少啊？（服用剂量问题）

（6）这个药对胃肠道有刺激性吗？有没有什么副作用啊？（不良反应问题）

（7）我有点感冒，咳嗽症状，用哪些药好？（常见疾病的诊疗）

（8）这个药小孩（孕妇）能吃吗？（特殊人群用药问题）

（9）这两个药能一块儿吃吗？（药物相互作用问题）

（10）这个药多少钱啊？是不是医保药物？（价格问题）

（11）这两个药哪个更好啊？（药品合理选用问题）

（12）这个药要吃多长时间啊？（疗程问题）

（13）服用这个药的时候我应该注意些什么问题呢？（注意事项）

三、做好患者用药咨询应该掌握的知识

（1）常用药物的名称（通用名、商品名、别名）、适应证、服用剂量、不良反应、禁忌证、药物相互作用、服用时间等，以上信息可从药品说明书中获得。

（2）各种剂型的服用方法及注意事项。

（3）特殊人群用药注意。

（4）常见疾病的诊疗方法。

（5）药物的预计疗效，可从临床科室收集整理。

四、咨询台应该准备的设备与资料

（1）电脑　电脑上要安装带有药品说明书的数据库或特殊人群禁用药物等电子资料。

（2）打印机　用于打印有关用药方法或注意事项。

（3）医药学书籍。

（4）合理用药宣传单。

五、需要特别关注和提示的用药风险

（1）重复用药问题，尤其复方药物及中西药合用时。例如使用两种成分相似抗感冒药复方。

（2）患者用药后出现不良反应时；或既往曾有过不良反应史。如既往用青霉素出现皮疹，本次所开药品中有阿莫西林。

（3）患者依从性不好时。如高血压患者，不能坚持服用降压药，或患者认为疗效不理想、剂量不足以奏效，自行增加用药剂量者。

（4）超越说明书范围的适应证或超过说明书范围的使用剂量（需医师双签字）。

（5）患者正在使用的药物中有配伍禁忌或配伍不当时（如有明显配伍禁忌时应第一时间联系该医师以避免发生纠纷）。如处方中同时有排钾利尿药和强心苷。

（6）需要进行血药浓度监测的患者，如使用地高辛、茶碱、环孢素A等。

（7）近期药品说明书有修改（如商品名、适应证、剂量、安全性、有效期、储存条件、药品不良反应）。

（8）患者所用的药品近期发现严重或罕见不良反应。

（9）使用麻醉药品、精神药品等特殊管理药品的患者；或使用易滥用的药物（抗生素、激素、维生素）的患者。

（10）当同一种药品有多种适应证或用药剂量范围较大时，如阿司匹林。

（11）药品被重新分装，而包装的标识物不清晰时。

（12）使用需特殊储存条件的药品时，或使用临近有效期药品时。

知识拓展

首次剂量需要调整的药品

首剂加倍的如磺胺嘧啶、氯喹等。"首剂加倍"指第一次服药时，用药量要加倍。为使药物迅速达到稳态血药浓度，通常医生第一次给予一些抗菌药物常用量的加倍量（又称负荷剂量），一般来说，"首剂加倍"的多是抗菌药物，如磺胺类抗菌药物，抗真菌药如氟康唑。

相对的，有些药物根据其作用特点必须采取首剂减量的给药方案，为的是避免"首剂效应"或称"首剂综合征"。引起首剂效应的常见药物主要见于治疗高血压药（哌唑嗪、普萘洛尔、美托洛尔等）；血管紧张素转化酶抑制剂（卡托普利、依那普利、贝那普利、培哚普利、雷米普利）；血管紧张素Ⅱ受体阻滞剂（氯沙坦），还有治疗类风湿关节炎药［柳氮磺吡啶（SASP）］等。

六、患者用药咨询技巧

1.对特殊人群需注意的问题

老年人由于认知能力下降，因此向他们作解释时语速宜慢，还可以适当多用文字、图片形式以方便他们理解和记忆。对于女性患者，还要注意问询是否已经妊娠或有无准备怀孕的打算、是否正在哺乳，这些都是需要在解答问题中特别注意的地方。患者的疾病状况也是不能忽视的问题，比如患者有肝、肾功能不全，会影响药物的代谢和排泄，容易导致药品不良反应的发生和中毒。

2.解释的技巧

对于一般患者的咨询，要以容易理解的医学术语来解释；应尽量使用描述性语言以便患者能正确理解；还可以口头与书面解释方式并用；尽量不用带数字的术语来表示。

3.书面材料的使用

用药注意事项较多的情况下；第一次用药的患者；老年人患者；使用地高辛、茶碱等治疗窗窄药物的患者；用药依从性不好的患者等，尽量提供书面材料。

4.尊重患者的意愿

在药学实践工作中，一定要尊重患者的意愿，保护患者的隐私，尤其不得将咨询档案等患者的信息资料用于商业目的。

5.及时回答不拖延

对于患者咨询的问题，能够当场给予解答的就当场解答，不能当场答复的，或者不十分清楚的问题，不要冒失地回答，要问清对方何时需要答复，留下患者的联系方式，待进一步查询相关资料以后尽快给予正确的答复。

活动二　医师用药咨询服务

课堂互动　案例：女性患者，38岁，慢性肾炎，高血压。医嘱：卡托普利25毫克，口服，每日3次；螺内酯20毫克，口服，每日2次。用药5天后，患者出现下肢软弱无力，心悸。检查血钾为5.8毫摩尔/升（正常值为3.5～5.5毫摩尔/升）。医师向药师进行咨询。

药师进行用药分析：ACEI卡托普利因对肾脏有保护作用，优先用于肾病患者高血压的治疗，但其在应用中会使血钾升高。螺内酯为保钾利尿药，与卡托普利联用，特别是在肾功能不好的情况下联用易使患者出现严重高血钾，应引起高度注意。建议停用螺内酯，改用排钾利尿药，根据肾功能情况可选用噻嗪类。

请同学们结合上述案例，讨论医师用药咨询有何特点？

医师用药咨询主要是向本科室的专业临床药师进行有关用药的咨询。主要的咨询内容是用药方案选择，其次是不良反应、用法用量、同类药物比较、特殊人群用药等。主要药物有抗微生物药、循环系统及调节内分泌用药、激素、抗肿瘤药等。

一、医师用药咨询的主要问题

1.合理用药信息

根据同类产品中不同药品的各自特点和患者的具体情况选择合适的品种及用量，做到用药个体化。如：有一患急性上呼吸道感染的病人，高热不退，血白细胞高，有青霉素过敏史，痰培养结果对头孢哌酮、头孢曲松钠抗生素高敏。开始选用头孢哌酮，皮试结果呈阳性。后改用左氧氟沙星等治疗皆效果不佳，药师详细了解了病人情况之后，建议试用与头孢哌酮侧链化学结构差异大的罗氏芬（头孢曲松钠）配成浓度为500微克/毫升的稀释液进行皮试，结果呈阴性。在医护人员密切监护下缓慢静滴，未发现有过敏反应，用药3天后，患者热退。尽管药师提出用头孢曲松钠对该患者进行治疗存在一定风险，但基于患者对其他抗菌药物均不敏感，通过药师查阅相关文献，头孢曲松钠与头孢哌酮侧链结构差异较大，由于每种头孢菌素类抗菌药物的抗原决定簇并不完全相同，所以单凭某一头孢菌素类抗菌药物皮试阳性结果就简单地停止使用所有头孢菌素类抗菌药物，将使患者失去合理用药和及时治疗的机会。

2.药品不良反应和禁忌证

如常见、严重不良反应与禁忌证；最新的不良反应报告；与本专业有关的药物相互作用。

3.治疗药物监测 TDM

目前，TDM 工作已经从最初的对地高辛、氨基糖苷类药、抗癫痫药的监测扩展到对移植患者使用免疫抑制剂（环孢素和他克莫司等）的监测等。通过监测，保证了治疗药物的安全有效，延长了患者的存活时间，得到医师们和患者的好评。药师以 TDM 工作为依托，积极参与临床用药方案的设计，也是药师开展用药咨询的工作内容。

4.新药信息

如国内外新药动态，国外报道的新药在我国是否已进口等。

二、如何为临床医师提供用药咨询服务

1.收集需求

药师要积极从临床采集医师最关心、最需要获取的知识。

2.药物最新信息

通过学术会议、国内外专业期刊、报纸、政府医药卫生管理部门网站上等获取药物最新的药物疗效观察、新的严重的不良反应、新的禁忌证信息；通过国内外医药数据库有针对性的查找所需信息，注意确认信息来源的可靠性与准确性。

3.对相关信息进行分析，向医师通报所分析的结果。

三、抗菌药物的特殊指导

1.浓度依赖型抗菌药物的特点

抗菌活性与浓度密切相关，浓度越高抗菌活性越强，而与细菌接触时间关系不密切；具首剂接触作用；有较长的抗生素后效应；提高峰浓度可提高疗效。该类药物有氨基糖苷类、氟喹诺酮类、泰利霉素、两性霉素 B、甲硝唑、替硝唑等。例如氨基糖苷类的给药时间应每日 1 次，且下午 2 时注射毒性最低，不应一日多次给药。

2.短效 β - 内酰胺类 - 时间依赖型抗生素

时间依赖型抗菌药物的特点：血浆半衰期短（4 小时内）；抗菌活性与接触细菌时间密切相关，时间越长活性越大；与血浆峰浓度关系较小，仅高于 MIC 的 40%；几无 PAE 和首剂接触作用；对繁殖期细菌作用明显，对静止期细菌影响小，即"繁殖期快速杀菌剂"。此类药物包括青霉素类、短效头孢菌素、氨曲南、短效大环内酯类、万古霉素、林可霉素、克林霉素、磷霉素、氟胞嘧啶。使用此类药物要注意：血浆峰浓度不宜过高，当血浆浓度低于 MIC 时，细菌很快生长，达到 MIC 时增加浓度并非增加疗效。延长高于 MIC 的持续时间，高于 MIC 40% 时的疗效较佳。需维持一定时间的血浆浓度，才可保证疗效。一日多次（2~4 次）给药，保持持续接触和打击细菌时间。例如青霉素疗效与给药方法直接相关，有效给药方法为每隔 6 小时给药 1 次，保持有效的血浆浓度。青霉素仅在细胞分裂后期细胞壁形成的短时有效，在短时间以较高的血浆浓度对治疗有利。静滴给药宜将 1 次剂量溶于 50~100 毫升氯化钠溶剂中，并于 0.5 小时滴毕，既可在短时间内形成较高的血浆浓度，又可减少因药物分解而致敏。

3.时间依赖型且持续较长的抗菌药物

具有时间依赖型抗生素的基本性质，但有较长的抗生素后效应或血浆半衰期，要求延长药物接触时间，但允许血浆药物浓度有一定波动。包括有链霉素、四环素类、糖肽类、碳青霉烯类、氟康唑、利奈唑胺、阿奇霉素。

活动三　护士用药咨询服务

课堂互动　某护士想给一位需要鼻饲给药的患者用乳钵研碎硝苯地平控释片，研磨过程中还在抱怨很困难，药师注意到此情况后，马上告诉她控释片不能研碎，并建议医生不要使用控释片，而使用普通的硝苯地平。

案例来源：医药经济报，2006 年第 132 期

　　请同学们结合上述案例，讨论护士用药咨询有何特点？

一、护士用药咨询的主要问题

　　护士的用药咨询也主要是向专业临床药师咨询，主要咨询内容为有关药物的剂量、用法、注射剂配制溶剂、浓度、输液滴注速度、配制顺序以及输液药物的稳定性和配伍的理化性质变化、配伍禁忌等信息。

　　例如，临床应用 5% 葡萄糖注射液 250 毫升 + 酚妥拉明 20 毫克 + 多巴胺 20 毫克 + 呋塞米 20 毫克静滴过程中，出现黑色沉淀。药师利用药学信息资源，给予医护人员如下解释：盐酸多巴胺是一种酸性物质，其分子带有两个游离的酚羟基，易被氧化为醌类，最后形成黑色聚合物，在碱性条件下更为明显。呋塞米注射液呈碱性，与盐酸多巴胺配伍后溶液呈碱性，使多巴胺氧化而形成黑色聚合物。为保证用药安全，建议临床用多巴胺时，不要与呋塞米配伍使用，避免给患者造成不必要的伤害。

二、需要特别注意的输液剂问题

　　1.不宜选用氯化钠注射液作溶剂的药品

　　（1）普拉睾酮　不用氯化钠注射液溶解，以免出现混浊。

　　（2）洛铂　用氯化钠注射液溶解可促进其降解。

　　（3）两性霉素 B　应用氯化钠注射液溶解可析出沉淀。

　　（4）哌库溴铵　与氯化钾、氯化钙等合用，疗效降低。

　　（5）红霉素　以氯化钠注射液溶解，可形成溶解度较小的红霉素盐酸盐，产生胶状不溶物，使溶液出现白色混浊或块状沉淀，应先溶于注射用水 6～12 毫升，再稀释于葡萄糖液中；另外在酸性溶剂中破坏降效，宜在葡萄糖液中添加维生素 C 注射液（抗坏血酸钠 1 克）或 5% 碳酸氢钠 0.5 毫升，使 pH 在 5.0 以上，有助于稳定。

　　2.不宜选用葡萄糖注射液作溶剂的药品

　　（1）青霉素　结构中含 β- 内酰胺环，极易裂解，与酸性较强的葡萄糖注射液配伍，可促进青霉素裂解为青霉酸和青霉噻唑酸，宜将一次剂量溶于 50～100 毫升氯化钠注射液中，于 0.5 小时滴毕，既可在短时间内形成较高血浆浓度，又可减少因药物分解而致敏。

　　（2）头孢菌素　多数属于弱酸强碱盐，葡萄糖注射液在制备中加入盐酸，两者可发生反应产生游离头孢菌素，若超过溶解度，会产生沉淀或混浊，更换氯化钠注射液或加入 5% 碳酸氢钠注射液（3 毫升 /1000 毫升）。

　　（3）苯妥英钠　属于弱酸强碱盐，与酸性的葡萄糖液配伍可析出苯妥英沉淀。

　　（4）阿昔洛韦　属于弱酸强碱盐，与酸性的葡萄糖液直接配伍可析出沉淀，宜先用注射用水溶解。

　　（5）瑞替普酶　与葡萄糖注射液配伍可使效价降低，溶解时宜用少量注射用水溶解，不宜以葡萄糖液稀释。

（6）铂类抗肿瘤药　替尼泊苷、奈达铂、依托泊苷在葡萄糖注射液中不稳定，可析出细微沉淀，宜用氯化钠或注射用水等稀释，稀释后浓度越低，稳定性越大。

3.注射药物的滴速

滴速不仅关系到患者心脏负荷，且与药物的疗效、药物的稳定性、致敏和毒性有关。如万古霉素不宜肌内或直接静脉注射，滴速过快可致由组胺介导的非免疫性的、与剂量相关的反应（红人综合征），滴速宜慢，每1克至少加入200毫升液体，静滴2小时。红霉素即使以常规浓度和20～30滴/分钟速度缓慢静滴，胃肠道反应也较常见，若滴速过快，可加重其胃肠道的反应。氨茶碱注射过快，可引起心律失常、心室纤颤、呼吸抑制而死亡。氟喹诺酮类药滴速过快会有不同程度的恶心、呕吐、面部潮红等反应，静滴时间不能少于1.5小时。两性霉素B应缓慢静滴6小时以上，过快可能引起心室颤动或心脏骤停。雷尼替丁静注过快可引起心动过缓。罂粟碱静注过快可引起呼吸抑制、房室传导阻滞、心室颤动，甚至死亡。维生素K静注过快，可见面部潮红、胸闷、腹痛、心律失常、血压下降，甚至虚脱，应尽量选择肌内注射。

（1）滴速应控制在1小时以上的药物　红霉素、四环素、米诺环素、林可霉素、万古霉素、去甲万古霉素、多黏菌素B、氯霉素、甲砜霉素、磷霉素、新生霉素、异烟肼、对氨基水杨酸（避光，输液瓶包裹黑纸）、诺氟沙星、氧氟沙星、左氧氟沙星、氟罗沙星、加替沙星、两性霉素B（避光）、卡泊芬净、氟康唑、球红霉素去氧胆酸钠等。

（2）滴速应控制在1小时内的药物　苯唑西林、氯唑西林、氨苄西林、阿莫西林、羧苄西林、呋布西林、美洛西林、哌拉西林、美西林、头孢噻吩、头孢唑林、头孢拉定、头孢乙腈、头孢替安、头孢呋辛、头孢噻肟、头孢曲松、头孢哌酮钠、头孢磺啶、头孢他啶、头孢匹胺、头孢地嗪、头孢吡肟、头孢美唑、头孢西丁、头孢米诺、亚胺培南、帕尼培南、美罗培南、比阿培南、厄他培南、亚胺培南/西司他丁、拉氧头孢、氨曲南、阿莫西林/克拉维酸钾、替卡西林钠/克拉维酸钾、氨苄西林/舒巴坦、他唑巴坦等。

活动四　公众用药咨询服务

课堂互动

扬州试点家庭药师进社区

2020年6月29日，扬州市广陵区文峰街道连福社区家庭药师徐立梅，开始向社区2000多名慢性病患者提供用药指导服务。在江苏省卫健委、扬州市卫健委的指导下，以她名字命名的家庭药师工作室成为全省首个建在社区的家庭药师工作室。今后将通过签约家庭医生服务的渠道，为居民提供日常服务。"居家用药安全不容忽视。"徐立梅介绍，随着人口老龄化，大量老年病、慢性病患者长期服用多种药品，但由于用药知识缺乏且缺少用药指导，常出现服药品种、服药方式和服用剂量错误等问题。

为向居民提供科学的医药指导，江苏省卫健委、扬州市卫健委联合扬州大学附属医院药学团队，先后在仪征等地开展家庭药师的试点，并与专业机构合作，举办扬州第一期家庭药师培训班，包括徐立梅在内的首批94名学员，均从基层医疗机构和家庭医生中选拔而来。他们经过用药监护、处方审核知识、药物治疗管理、慢性病药物知识等科目的系统培训，经考核获得相应资质后，可向居民提供家庭药师的专业服务。

扬州将家庭药师编入家庭医生团队，纳入家庭医生签约服务范围。作为江苏省首个社区家庭药师工作室，徐立梅工作室还承担总结家庭药师工作机制、工作标准和工作规范的任务。

来源：新华日报 2020年6月30日

请同学们结合上述案例，讨论公众用药咨询有何特点？

随着社会的高速发展，文明程度的不断提高和医学知识的普及，公众的自我保健意识也不断加强，人们更加注重日常保健和疾病预防，药师需要承担起新的责任。

（1）在接受公众用药咨询，尤其是在减肥、补钙、补充营养素等方面给予科学的用药指导。

（2）提高公众鉴别真伪药品和虚假宣传的能力。

（3）提高公众的安全用药意识，纠正错误的用药习惯，比如说经常要求输液，认为输液比口服药物来得快，盲目地补充维生素，造成经济上的浪费甚至身体上的损害等。

总之，药师应主动承接公众自我保健的咨询，积极提供健康教育，增强公众健康意识，减少影响健康的危险因素。

任务二　药品的正确使用方法与服用药品的特殊提示

活动一　用药依从性

> **课堂互动**　谈谈你所了解的患者在主观上或客观上没能按照医嘱或者药品说明书用药的情况，分析其原因、危害，并进一步指出解决的办法。

一、依从性的含义

依从性也称顺从性、顺应性，指病人按医生规定进行治疗、与医嘱一致的行为，习惯称病人"合作"；反之则称为非依从性。当患者能遵守医师确定的治疗方案及服从医护人员和药师对其健康方面的指导时，就认为这一患者具有依从性，反之则为不依从。依从性并不限于药物治疗，还包括对饮食、吸烟、运动及家庭生活等多方面指导的顺从。

二、患者缺乏依从性产生的后果

严格按照治疗方案服药是能否产生预期疗效的关键，是保证药物安全、有效的基础，而有些患者用药依从性比较差则往往影响疗效甚至产生一些不良反应。

1.造成疾病治疗失败

有的患者随意自行调整药物剂量或随意停药，以致治疗失败。如对感染性疾病采用短期抗菌药物治疗时，不能坚持 1 个疗程，往往提早终止用药，而感染并未控制；又如漏服了一次避孕药就导致避孕失败；有的自行减少剂量而影响疗效。

2.导致自身的中毒危险

有的患者在接受药物治疗初期，因效果不显著，便自行加大用药剂量以致发生严重中毒。例如，不能正确服用地高辛，自行超剂量服用，企盼尽快控制症状，结果出现了中毒。

三、影响用药依从性的因素

1.医生、药师因素

医生、药师因素主要体现在用药方案的制定和用药指导方面。病人用药方案是经医生针对病人诊治后给出的，所以病人用药的依从性与医生有很大的关联。用药方案有四个方面可以影响依从性。

（1）治疗方案的复杂性　研究表明病人的依从性与治疗方案的复杂性（用药的次数多、服用量大和用药的时间）呈负相关。

（2）多种药物联合应用　多种药物联合应用也会降低病人的依从性，因为联合用药时病人往往会混淆各类药物不同的服用时间、剂量、方法，从而降低依从性。

（3）治疗时间的长短　治疗时间越长依从性越差，同时依从性也会随着药物副作用的加重而下降。

（4）用药剂型简易的影响　在各剂型中内服剂型的依从性高于外用剂型，内服剂型中大多患者喜欢片剂，其他依次为胶囊剂、糖浆剂、冲剂、丸剂。在外用制剂中，软膏剂使用方便更受欢迎。

有些药师在发药时对药物的服用细则交代得不仔细，这样对于老年人、耳聋、记忆力差的特殊患者来说就很难理解用药方法，更难保证用药依从性了。有的患者由于害怕出现的不良反应而停药，有的患者由于对药物的不良反应不能耐受而又没有及时与医生沟通调换药导致放弃。

2.病人因素

经过医生诊疗，服药这一行为还是需要病人配合医生主动完成，病人的因素也是影响依从性的关键因素。一般说来影响病人用药依从性的因素有以下几种。

（1）病人年龄　在不同年龄的人群中用药的依从性差异相对比较大，老中青三代人群各有不同依从性特征。一般来说老年人理解能力差，常常不能正确理解用药方法；比较健忘，通常会记不得是否服药，所以往往造成漏服或重复服药（剂量双倍）；老年人中得慢性病需要长期服药的患者比较多，往往长期服药会使患者的依从性大大降低；老年人经常是集多种疾病于一身，服用药物较多，容易混淆服用方法。中年人一般都很忙碌，工作和生活的不规律造成了用药的低依从性，特别是一些特殊职业者，比如驾驶员、地质勘探人员、井下作业人员、施工建筑人员、公差外出人员等，他们用药的依从性就更低了。青少年服药是否有高的依从性取决于家长，往往一些粗心的家长忘记按时给孩子服药，还有一些小孩因为药味的苦涩背着家长扔掉，或者因为药味甘甜而偷偷多服药。但总体来说，老年人与儿童的依从性比较低，中年人的依从性比较高。

（2）病人的用药知识不足　有的病人文化层次较低，对治疗方案的理解很有限，甚至是有误，缺少疾病治愈的信念，不清楚该用什么药、怎样用、什么时间及服药需注意的事项。但文化层次和依从性的关系不十分清楚，有时人们即使知道如何用药，却仍不遵循医嘱。病人的一些"自我诊断"也影响用药的依从性。现代人大都有些医学保健知识，许多人在服药过程中就自我诊断，当情况好转时就擅自停药或减少剂量，殊不知这样低的忍耐性与依从性会大大影响治疗效果，有时甚至增加抗药性或产生不良的药物反应。也有一些病人在服药一段时间后，自觉病情没有好转，便认为药物没有作用，擅自增加剂量或停药，不仅造成浪费而且加大了今后治疗的难度。

（3）患者经济因素　有的患者为了省钱而自行换用一些价格便宜的其他药物或者停药，从而导致治疗失败。

3.疾病因素

所患疾病类型不同对病人用药依从性影响比较大。一般说来，感冒等小的疾病，病人的依从性比较高，而一些需要长期用药的慢性病患者的用药依从性比较低。对于慢性疾病的治疗，疾病管理显得尤为重要。原因很简单，因为高血压、高胆固醇、哮喘等慢性病的治疗不像手术那样立即"药到病除"，它的作用是长期的。

四、提高患者用药依从性的方法

1.简化治疗方案，优选药物品种

医生应该不断更新专业知识，提高业务素质，明确常用药物与重要治疗药物的用法、用量、注意事项、配伍禁忌，根据病情应尽量简化治疗方案，将临床联合用药的复杂性降低到最低程度。根据药物特点、病人身体具体情况和经济条件等综合情况选择合适的药物，减少不良反应的发生。

2.加强用药指导，提高安全用药意识

对病人进行用药依从性的教育，鼓励病人提高用药依从性，战胜疾病；在病人取药后，要通俗、简洁、明确、肯定地说明各个药物的服用时间、用法用量；充分考虑所用药物的副作用与不良反应，可能产生的不良反应及应对措施；争取患者家属配合，共同帮助提高患者用药依从性。

3.改进药品包装，便于患者识别与服用

改进药品包装为解决患者不依从性问题提供了一条简捷途径，在发达国家已经实行了单剂量配方制，我国可根据条件学习改进。例如单剂量的普通包装以及1天量的特殊包装，能够促使患者在服药时进行自我监督，以减少差错。

综上所述，非依从性可发生在药物治疗的各个环节。医师、药师制定合理的用药方案、正确地指导患者用药，可以提高患者的用药依从性，进一步促进患者合理用药，提高治疗效果，改善患者的生活质量。

活动二　药品的正确使用方法

> **课堂互动**　药品对人类而言是一把双刃剑，可以预防、治疗疾病，也可因为不合理使用危害人类。WHO（世界卫生组织）统计资料显示：各国住院病人药物不良反应发生率为10%～20%，其中5%因用药不当死亡；全世界死亡人口中有1/3死于用药不当。用药不当包含多个方面，其中用药方式不正确是用药不当的一个重要方面。
>
> 请同学们就此讨论以下几个问题。
>
> 1.最适宜的服药用溶液是什么？能否用牛奶、果汁、茶水、可乐等饮料送药？
>
> 2.有人认为所有的药都应该在饭后服用，以减少对胃肠的刺激。这种看法对吗？
>
> 3.有患者服用一些缓控释制剂后出现了"整吃整排"现象（即粪便中出现药片样物），这属于正常现象吗？

一、部分药品服用的适宜时间

同样一个药物，在不同的时间服用，药物的起效时间、持续时间、药效强度、药物生物利用度及不良反应都有可能不同。所以根据药物特点、人体生理和疾病的规律，选择合适的给药时间可以更大程度上发挥药物的安全性、有效性和经济性，达到以下效果：①顺应人体生物节律的变化，充分调动人体内积极的免疫和抗病因素；②增强药物疗效，或提高药物的生物利用度；③减少和规避药品不良反应；④降低给药剂量和节约医药资源；⑤提高用药依从性。部分药品最佳服用时间详见表4-1。

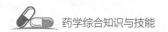

■ 表4-1 部分药品最佳服用时间

服用时间	药品类别	药品名称	注　释
清晨	肾上腺皮质激素	泼尼松、泼尼松龙、地塞米松	肾上腺皮质激素分泌高潮在上午,此时给药可以减少反馈抑制,避免肾上腺皮质功能的下降
	抗高血压药	氨氯地平、依那普利、贝那普利、拉西地平、氯沙坦、缬沙坦、索他洛尔	清晨血压高,夜间血压低,清晨服药可以有效控制血压,睡前服药易致低血压
	利尿药	呋塞米、螺内酯	避免夜间排尿次数过多影响休息
	抗抑郁药	氟西汀、帕洛西汀、瑞波西汀、氟伏沙明	抑郁、焦虑、猜疑等症状常表现为晨重晚轻
	驱虫药	阿苯达唑、甲苯达唑、哌嗪、噻嘧啶	脂肪性食物可促进药物吸收,空腹可减少吸收导致的毒性;增加药物与虫体的接触
	泻药	硫酸镁盐类泻药	可迅速进入肠道发挥作用
餐前	收敛药	鞣酸蛋白	可迅速通过胃进入小肠发挥作用
	促胃动力药	甲氧氯普胺、多潘立酮、西沙必利、莫沙必利	保证在进餐后发挥最大药效。
	降糖药	甲苯磺丁脲、氯磺丙脲、格列本脲、格列齐特、格列吡嗪、格列喹酮、那格列奈	餐后给药影响其吸收,尤其是脂肪餐
	钙磷调节药	阿仑膦酸钠、丙氨膦酸二钠、氯屈膦酸二钠	食物和矿物质可减少其吸收,为便于吸收,早餐前至少30分钟服药
	抗生素	头孢拉定、头孢克洛、氨苄西林、阿奇霉素、克拉霉素	进食可延缓药物吸收
	胃黏膜保护药	氢氧化铝及其复方制剂、复方三硅酸镁、复方铝酸铋	服用后在胃壁上形成保护膜,避免食物刺激或胃酸腐蚀
餐中	助消化药	酵母、胰酶、淀粉酶	发挥酶的助消化作用,避免被胃酸破坏
	降糖药	二甲双胍、阿卡波糖、格列苯脲、瑞格列奈	减小对胃肠道刺激
	非甾体抗炎药	舒林酸、吡罗昔康、伊索昔康、美洛昔康、奥沙普嗪	镇痛作用更持久;减少对胃肠道刺激
	肝胆辅助药	熊去氧胆酸	减少胆固醇在肠道的吸收和向胆汁中的分泌,降低胆汁内胆固醇的饱和度,溶解胆固醇性结石
	抗血小板药	噻氯匹定	减轻胃肠道不良反应
	减肥药	奥利司他	可减少对脂肪的吸收
	抗结核药	乙胺丁醇、对氨基水杨酸钠	减少对消化道的刺激
餐后	非甾体抗炎药	阿司匹林、贝诺酯、对乙酰氨基酚、吲哚美辛、尼美舒利、布洛芬、双氯芬酸、甲氯芬那酸、甲芬那酸	减少对胃肠道的刺激
	维生素	维生素 B_1、维生素 B_2	在小肠特定部位吸收,有饱和现象,缓慢通过有利于充分吸收
	利尿药	氢氯噻嗪	食物可增加在肠道滞留时间,增加生物利用度
睡前	催眠药	司可巴比妥、艾司唑仑、异戊巴比妥、地西泮、苯巴比妥	利于睡眠
	组胺 H_2 受体阻滞剂	西咪替丁、雷尼替丁	使胃酸的分泌有昼少夜多的规律
	平喘药	沙丁胺醇、二羟丙茶碱	因为凌晨1~2点,是哮喘病人对引起支气管痉挛的乙酰胆碱和组胺反应最为敏感的时段
	血脂调节药	洛伐他汀、辛伐他汀、普伐他汀、氟伐他汀	胆固醇主要在夜间合成,所以晚间给药比白天给药更有效
	抗过敏药	苯海拉明、异丙嗪、氯苯那敏、特非那定、赛庚啶、酮替芬	因服用后易出现嗜睡、困乏,睡前服用有助于睡眠
	钙剂	碳酸钙	由于人体的血钙水平在午夜至清晨最低,以清晨和临睡前各服1次最佳,可使钙得到充分的吸收和利用,还可避免食物对吸收的干扰
	缓泻药	比沙可啶、液状石蜡	服后约12小时排便,于次日晨起泻下

二、各种剂型的正确使用方法

1.滴丸

有速释、缓释和控释制剂；可口服或舌下含服或腔道用药，需看好说明书；保存中不宜受热，否则基质易软化。

2.泡腾片

宜用 100～150 毫升凉开水或温水浸泡，完全溶解或气泡消失后再饮用。不应让幼儿自行服用，药液中有不溶物、沉淀、絮状物时不宜服用。严禁直接服用或口含。

二维码18　泡腾片的正确使用

扫一扫

3.舌下片

含服时将药片放于舌下，含后 30 分钟内不宜吃东西或饮水。

4.咀嚼片

常用于维生素类、解热药和治疗胃部疾患的氢氧化铝、硫糖铝、三硅酸镁等制剂。服用时宜注意：①在口腔内的咀嚼时间宜充分，如胃舒平、氢氧化铝片，嚼碎后进入胃中很快地在胃壁上形成一层保护膜，从而减轻胃内容物对胃壁溃疡的刺激；如酵母片，因其含有黏性物质较多，如不嚼碎易在胃内形成黏性团块，影响药物的作用。②咀嚼后可用少量温开水送服。③用于中和胃酸时，宜在餐后 1～2 小时服用。

5.软膏剂、乳膏剂

应用时应注意以下几点。①涂敷前将皮肤清洗干净。②对有破损、溃烂、渗出的部位一般不要涂敷。如急性湿疹，在渗出期采用湿敷方法可收到显著的疗效，若用软膏反可使炎症加剧、渗出增加。对急性无渗出性糜烂则宜用粉剂或软膏。③涂布部位有烧灼或瘙痒、发红、肿胀、出疹等反应，应立即停药，并将局部药物洗净。④部分药物，如尿素，涂后采用封包（即用塑料膜、胶布包裹皮肤）可显著地提高角质层的含水量，增加药物的吸收，亦可提高疗效。⑤涂敷后轻轻按摩可提高疗效。⑥不宜涂敷于口腔、眼结膜。

6.含漱剂

含漱剂中的成分多为消毒防腐药，含漱时不宜咽下；对幼儿、恶心、呕吐者，暂时不宜使用；含漱后不宜马上饮水和进食。

7.滴眼剂

使用滴眼剂时，宜注意以下几点。①清洁双手，将头部后仰，眼向上望，用食指轻轻将眼睑拉开成一钩袋状。②将药液从眼角侧滴入眼袋内，一次滴 1～2 滴。滴药时应距眼睑 2～3 厘米，勿使滴管口触及眼睑或睫毛，以免污染。③滴后轻轻闭眼 1～2 分钟，同时用手指轻轻压鼻梁，用药棉或纸巾擦拭流溢在眼外的药液。④用手指轻轻按压眼内眦，以防药液分流降低眼内局部药物浓度及药液经鼻泪管流入口腔而引起不适。⑤若同时使用 2 种药液，宜间隔 10 分钟。⑥若滴入阿托品、氢溴酸毒扁豆碱、硝酸毛果芸香碱等有毒性的药液，滴后应用棉球压迫泪囊区 2～3 分钟，以免药液经泪道流入泪囊和鼻腔，经黏膜吸收后引起中毒反应，对儿童用药时尤应注意。⑦一般先滴右眼后滴左眼，以免用错药，如左眼病较轻，应先左后右，以免交叉感染。角膜有溃疡或眼部有外伤、眼球手术后，滴药后不可压迫眼球，也不可拉高上眼睑。⑧如眼内分泌物过多，应先清理分泌物，再滴入或涂敷，否则会影响疗效。⑨滴眼剂不宜多次打开使用，如药液混浊或变色时，切勿再用。⑩白天宜用滴眼剂滴眼，反复多次，临睡前应用眼膏剂涂敷，这样附着眼壁时间延长，利于保持夜间的局部药物浓度。

8.眼膏剂

使用眼膏剂宜按下列步骤操作。①清洁双手，用消毒的剪刀剪开眼膏管口。②头部后仰，眼向上望，用食指轻轻将下眼睑拉开成一袋状。③压挤眼膏，使药物呈线状溢出，将约 1 厘米长的眼膏挤进下眼袋内，轻轻按摩 2～3 分钟以增加疗效，注意眼膏管口不要直接接触眼或眼睑。④眨眼数次，尽量使眼膏分布均匀，然后闭眼休息 2 分钟。⑤盖好管帽。⑥多次开管和连续使用超过 1 个月的眼膏不要再用。

9.滴耳剂

主要用于耳道感染或疾患。如耳聋、耳道不通、耳膜穿孔者不要使用。①将滴耳剂用手捂热以使其接近体温。②头部微侧向一侧，患耳朝上，抓住耳垂轻轻拉向后上方使耳道变直，按说明书的使用剂量滴入。③滴入后休息 5 分钟，换另一耳。④滴耳后用少许药棉塞住耳道。⑤注意观察滴耳后是否有刺痛或烧灼感。⑥连续用药 3 日，患耳仍然不适，应停止用药，及时去医院就诊。

10.滴鼻剂

鼻除其外部为皮肤所覆盖外，鼻腔和鼻窦内部均为黏膜覆被，鼻腔又深又窄，滴鼻时应头往后仰，适当吸气，使药液尽量达到较深部位。①滴鼻前先呼气。②头部后仰依靠椅背，或仰卧于床上，肩部放一枕头，使头部后仰。③对准鼻孔，瓶壁不要接触到鼻黏膜，按说明书中给药剂量滴入。④滴后保持仰位 1 分钟，后坐直。⑤如滴鼻液流入口腔，可将其吐出。⑥连续用药 3 日以上，症状未缓解，应向医生咨询。

11.鼻用喷雾剂

使用注意如下。①喷鼻前先呼气。②头部稍向前倾斜，保持坐位。③用力振摇气雾剂并将尖端塞入一个鼻孔，同时用手堵住另一个鼻孔并闭上嘴。④按说明书的剂量，挤压气雾剂的阀门喷药，同时慢慢用鼻子吸气。⑤喷药后将头尽力向前倾，置于两膝之间，10 秒钟后坐直，使药液流入咽部，用嘴呼吸。⑥更换另一个鼻孔重复前一过程，用毕后可用凉开水冲洗喷头。

12.栓剂

栓剂因施用腔道的不同，分为直肠栓、阴道栓和尿道栓。

（1）阴道栓　应用阴道栓时宜注意以下事项。①洗净双手。②患者仰卧床上，双膝屈起并分开，可利用置入器或戴手套，将栓剂尖端部向阴道口塞入，并用手以向下、向前的方向轻轻推入阴道深处。置入栓剂后患者应合拢双腿，保持仰卧姿势约 20 分钟。③在给药后 1～2 小时内尽量不排

二维码19　栓剂的正确使用

扫一扫

尿，以免影响药效。④应于入睡前给药，以便药物充分吸收，并可防止药栓遇热溶解后外流；月经期停用，有过敏史者慎用。

（2）直肠栓　应用时要依次进行。①栓剂基质的硬度易受气候的影响而改变，在夏季，炎热的天气会使栓剂变得松软而不易使用，应用前宜将其置入冰水或冰箱中 10～20 分钟，待其基质变硬。②剥去栓剂外裹的铝箔或聚乙烯膜，在栓剂的顶端蘸少许液状石蜡、凡士林、植物油或润滑油。③塞入时患者取侧卧位，小腿伸直，大腿向前屈曲，贴着腹部；儿童可趴伏在大人的腿上。④放松肛门，把栓剂的尖端插入肛门，并用手指缓缓推进，深度距肛门口幼儿约 2 厘米，成人约 3 厘米，合拢双腿并保持侧卧姿势 15 分钟，以防栓剂被压出。⑤用药前先排便，用药后 1～2 小时内尽量不解大便（刺激性泻药除外）。因为栓剂在直肠的停留时间越长，吸收越完全。⑥有条件的话，在肛门外塞一点脱脂棉或纸巾，以防基质熔化漏出而污染衣被。

13.透皮贴剂

使用时宜注意以下事项。①用药前将所有贴敷部位的皮肤清洗干净，并稍稍晾干。②从包装内取出贴片，揭去附着的薄膜，但不要触及含药部位。③贴于皮肤上，轻轻按压使之边缘与皮肤贴紧，不宜热敷。④皮肤有破损、溃烂、渗出、红肿的部位不要贴敷。⑤不要贴在皮肤的皱褶处、四肢下端或紧身衣服底下。⑥每日更换 1 次或遵医嘱。

14.气雾剂

使用气雾剂时，宜按下列步骤进行。①尽量将痰液咳出，口腔内的食物咽下。②用前将气雾剂摇匀。③将双唇紧贴近喷嘴，头稍微后倾，缓缓呼气尽量让肺部的气体排尽。④于深呼吸的同时揿下气雾剂阀门，使舌头向下；准确掌握剂量，明确 1 次给药揿压几下。⑤屏住呼吸 0～15 秒，后用鼻子呼气。⑥用温水清洗口腔或用 0.9% 氯化钠溶液漱口，喷雾后及时擦洗喷嘴。

15.缓、控释制剂

服用缓、控释剂的药片或胶囊时，需要注意以下事项。①服药前一定要看说明书或请示医师，缓释型口服药的特性可能不同，另有些药用的是商品名，未标明"缓释"或"控释"字样，若在其外文药名中带有 SR、ER 时，则属于缓释剂型。②一般应整片或整丸吞服，严禁嚼碎和击碎分次服用。③缓、控释剂每日仅用 1～2 次，服药时间宜在清晨起床后或睡前。

活动三 服用药品的特殊提示

> **课堂互动** 　1977 年 12 月 24 日，世界著名喜剧大师卓别林在瑞士的韦威设鸡尾酒宴与亲友欢聚。宴会散席后家人及亲友都入睡了，而卓别林还不能入睡，于是他如平日一样服用了几片安眠药，不久就昏昏沉沉地睡着了。第二天当家人来叫他起床时，发现他已死于梦中多时了。后来，美国人对卓别林的死因进行了细致的分析研究，结果提示卓别林是死于酒后服用镇静催眠药引起的中毒。
>
> 　通过上述事件，可以看出服用药品期间如果不注意饮食，会造成严重的后果，同学们，服药期间饮食上还应该注意哪些问题呢？

一、服用后宜多喝水的药物

有些药物服用后可能会导致多尿、腹泻或结石，服用这些药物的时候要多饮水，目的主要是防结晶、防结石、防脱水，增加尿量以冲洗尿道、胆道等。

1.平喘药

服用茶碱或茶碱控释片、氨茶碱、胆茶碱、二羟基茶碱等，由于其可提高肾血流量，具有利尿作用，使尿量增多而易致脱水，出现口干、多尿或心悸；同时哮喘者又往往伴有血容量较低。因此，宜注意适量补充液体，多喝白开水。

2.利胆药

利胆药能促进胆汁分泌和排出，机械地冲洗胆道，有助于排出胆道内的泥沙样结石和胆结石术后少量的残留结石。但利胆药中苯丙醇、羟甲香豆素、去氢胆酸和熊去氧胆酸服后可引起胆汁的过度分泌和腹泻，因此，服用时应尽量多喝水，以避免过度腹泻而脱水。

3.蛋白酶抑制剂

在联合治疗中（鸡尾酒疗法），蛋白酶抑制剂中的雷托那韦、茚地那韦、奈非那韦、安普那韦、洛匹那韦等，多数可形成尿道结石或肾结石，所以在治疗期间应确保足够的水化，为避免

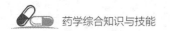

结石的发生，宜增加每日进水量，一日须饮水在 2000 毫升以上。

4.抗痛风药

应用排尿酸药苯溴马隆、丙磺舒、别嘌醇的过程中，应多饮水，一日保持尿量在 2000 毫升以上，同时应碱化尿液，使酸碱度（pH）保持在 6.0 以上，以防止尿酸在排出过程中在泌尿道沉积形成结石。

5.抗尿结石药

服用中成药排石汤、排石冲剂，或优克龙（日本消石素）后，都宜多饮水，保持一日尿量 2500～3000 毫升，以冲洗尿道，并稀释尿液，降低尿液中盐类的浓度，减少尿盐沉淀的机会。

6.磺胺药

主要由肾排泄，在尿液中的浓度高，可形成结晶性沉淀，易发生尿路刺激和阻塞现象，出现结晶尿、血尿、尿痛和尿闭。在服用磺胺嘧啶、磺胺甲噁唑和复方磺胺甲噁唑后宜大量饮水，以尿液冲走结晶，也可加服碳酸氢钠以碱化尿液，促使结晶的溶解度提高，以减少析晶对尿道的伤害。

7.双膦酸盐

双膦酸盐对食管有刺激性，须用 200 毫升以上的水送服；其中阿仑膦酸钠、帕屈膦酸钠、氯屈膦酸二钠在用于治疗高钙血症时，可致水、电解质紊乱，故应注意补充液体，使 1 日的尿量达 2000 毫升以上。同时提示患者在服药后不宜立即平卧，保持上身直立 30 分钟。

8.电解质

口服补液盐（ORS）粉、补液盐 2 号粉，每袋加 500～1000 毫升凉开水，溶解后服下。

9.氨基糖苷类抗生素

链霉素、庆大霉素、卡那霉素、阿米卡星对肾脏的毒性大，虽在肠道不吸收或吸收甚微，但多数在肾脏经肾小球滤过，尿液中浓度高，浓度越高对肾小管的损害越大，宜多喝水以稀释并加快药的排泄。

> **课堂互动** 哪些药在服用时不宜多喝水？服哪些药不宜用热水送服？

二、饮食与吸烟对药品疗效的影响

1.饮酒

酒的主要成分为乙醇，饮用后会跟某些药物产生相互作用，影响药物或乙醇的体内过程。总体上，药与酒的相互作用结果：一是降低疗效；二是增加发生不良反应的概率。因此服药前后，宜注意饮酒对药物疗效的影响。

（1）降低疗效的实例

① 抗痛风药别嘌醇可使尿酸生成减少，降低血中尿酸浓度，此时饮酒，会降低其抑制尿酸生成的效果。

② 服用抗癫痫药苯妥英钠期间，饮酒会加快前者的代谢速度，使药效减弱，癫痫发作不易控制。

③ 服用抗高血压药利血平、复方利血平、复方双肼屈嗪期间如饮酒，非但不降压，反而可使血压急剧升高，导致高血压脑病、心肌梗死。

④ 饮酒可使维生素 B_1、维生素 B_2、烟酸、地高辛、甲地高辛的吸收明显减少。

⑤ 酒可使平喘药茶碱的吸收率增加，还可使茶碱缓释片中的缓释剂溶解，而失去缓释作用，使药效的持续时间缩短。

⑥ 抗癫痫药卡马西平具有抗惊厥和影响精神作用，是控制癫痫发作的首选药。但在治疗期间宜避免饮酒，因为其可降低患者对该药的耐受性。

（2）增加不良反应发生概率的实例

① 乙醇在体内经乙醇脱氢酶的作用代谢为乙醛，有些药可抑制酶的活性，干扰乙醇的代谢，使血中的乙醛浓度增高，出现"双硫仑样反应"，表现有面部潮红、头痛、眩晕、腹痛、胃痛、恶心、呕吐、气促、嗜睡、血压降低、幻觉等症状，所以在使用抗滴虫药甲硝唑、替硝唑，抗生素头孢曲松、头孢哌酮，抗精神病药氯丙嗪等期间应避免饮酒。

② 乙醇本质上为一种镇静剂，可增强镇静药、催眠药、抗抑郁药、抗精神病药对中枢神经的抑制作用，出现嗜睡、昏迷，在服用苯巴比妥、佐匹克隆、地西泮、利培酮等期间应禁酒。

③ 乙醇可刺激胃肠黏膜，引起水肿或充血，刺激胃酸和胃蛋白酶分泌，如同时服用解热镇痛药阿司匹林、吲哚美辛、布洛芬、阿西美辛等，会加重药物对胃肠黏膜的刺激，增加发生胃溃疡或胃出血的危险。

④ 口服降糖药苯乙双胍、格列本脲、格列喹酮、甲苯磺丁脲时忌饮酒，因酒可降低血糖水平，同时加重对中枢神经的抑制，易出现昏迷、休克、低血糖症状，严重时可抑制呼吸中枢而致死。

⑤ 服用呋喃唑酮 1 周前后，即使只饮用少量酒，也会出现面部潮红、心动过速、恶心、呕吐、头痛等反应，这是因为前者可抑制酒精代谢的中间代谢物乙醛的再分解，造成乙醛在体内大量堆积，不能及时排出体外而引起中毒。

⑥ 癌症患者使用氟尿嘧啶、甲氨蝶呤等化疗药时，不宜饮酒，酒可干扰胆碱的合成而增加肝毒性、神经毒性，应避免与乙醇同时应用。

另外，长期饮酒或饮用过量，超过人体肝脏的解毒能力，会造成肝脏损害，形成肝硬化或脂肪肝，使对药物的代谢迟缓。

2. 喝茶

茶叶中含有大量的鞣酸、咖啡因、儿茶酚、茶碱，其中鞣酸能与多种药物结合，影响药物的作用。

（1）鞣酸能够与药中的多种金属离子如钙（乳酸钙、葡萄糖酸钙）、铁（硫酸亚铁、乳酸亚铁、葡萄糖酸亚铁、琥珀酸亚铁）、钴（氯化钴、维生素 B_{12}）结合而发生沉淀，从而影响药品的吸收。

（2）茶叶中的鞣酸，能与胃蛋白酶、胰酶、淀粉酶、乳酶生中的蛋白结合，使酶或益生菌失去活性，减弱助消化药效。

（3）鞣酸也可与生物碱（麻黄碱、阿托品、可待因、奎宁），苷类（洋地黄、地高辛、人参、黄芩）相互结合而形成沉淀。

（4）茶叶中的咖啡因与催眠药（苯巴比妥、司可巴比妥、佐匹克隆、地西泮、硝西泮、水合氯醛）的作用相拮抗。

（5）服用四环素和大环内酯类抗生素时不宜饮茶。另外，服用抗结核药利福平时不可喝茶，以免妨碍其吸收。

3. 喝咖啡

（1）咖啡中的成分是咖啡因，可提高人体的兴奋性，加速新陈代谢，改善精神状态，促进消化功能。但咖啡因易与人体内游离的钙结合，结合物随尿液排出体外，因此，长期大量饮用咖啡易致缺钙，诱发骨质疏松症。

（2）过量饮用咖啡，可致人体过度兴奋，出现紧张、失眠、心悸、目眩、四肢颤抖等；长期饮用者一旦停饮，容易出现大脑高度抑制，表现为血压下降、头痛、狂躁、抑郁等。

（3）咖啡可刺激胃液和胃酸的分泌，对有胃溃疡或胃酸过多的人不宜饮用。

（4）咖啡可兴奋中枢神经，可拮抗中枢镇静药、催眠药的作用，患有失眠、烦躁、高血压者不宜长期饮用。且过量饮用咖啡，也会使抗感染药的血浆药物浓度降低。

4. 食醋

食醋的成分为醋酸，浓度约 5%，pH 值在 4.0 以下，若与碱性药（碳酸氢钠、碳酸钙、氢氧化铝、红霉素、胰酶）及中性药同服，可发生酸碱中和反应，使药物失效。

（1）食醋不宜与磺胺药同服，后者在酸性条件下溶解度降低，可在尿道中形成磺胺结晶，对尿路产生刺激，出现尿闭和血尿。

（2）应用氨基糖苷类抗生素（链霉素、庆大霉素、卡那霉素、奈替米星、阿米卡星）时宜使尿液呈碱性，其目的有二：一是在碱性环境下抗生素的抗菌活性增加；二是此类抗生素对肾脏的毒性大，在碱性尿液中可避免解离。宜多喝水并加快药物的排泄，食醋则会加重其毒性作用。

（3）服用抗痛风药时不宜多食醋，宜同时服用碳酸氢钠，以减少药物对胃肠的刺激和利于尿酸的排泄。

5. 食盐

对某些药物和某些疾病有一定的影响，有肾炎、风湿病伴有心脏损害、高血压患者，要严格限制食盐的摄取，建议一日的摄入量在 6 克以下。

6. 脂肪或蛋白质

（1）口服灰黄霉素时，可适当多食脂肪，因为灰黄霉素主要在十二指肠吸收，胃也能少量吸收，高脂肪食物可促进胆汁的分泌，延缓胃排空的速度，使灰黄霉素的吸收显著增加。

（2）口服脂溶性维生素（维生素 A、维生素 D、维生素 E、维生素 K）或维 A 酸时，可适当多食脂肪性食物，其有利于促进药物的吸收，增进疗效。

（3）口服左旋多巴治疗震颤麻痹时，宜少吃高蛋白食物，因为高蛋白食物在肠内产生大量氨基酸，阻碍左旋多巴的吸收，使药效降低。

（4）服用肾上腺皮质激素治疗类风湿关节炎时，宜吃高蛋白食物，因为皮质激素可加速体内蛋白质的分解，并抑制蛋白质的合成，适当补充高蛋白食物，可防止体内因蛋白质不足而继发其他病变。

（5）服用抗结核药异烟肼时，不宜吃鱼，因为前者可干扰鱼类所含蛋白质的分解，使其中间产物酪胺在人体内积聚，发生中毒，出现头痛、头晕、结膜充血、皮肤潮红、心悸、面目肿胀、麻木等症状。

（6）缺铁性贫血患者在服用硫酸亚铁时，如大量食用脂肪性食物，会抑制胃酸的分泌，从而减少铁的吸收。

> **课堂互动**　哪些药可使小便颜色改变？哪些药可使大便颜色改变？遇到这些药时，请药师谨记给患者提示。

7. 吸烟

烟草中含有许多有害物质，如烟碱、煤焦油、环芳香烃、一氧化碳等，烟碱的致死量极小，大约 40 毫克或 1 滴纯液（相当于 2 支香烟中所含的量）就足够了，但吸烟时烟碱在燃烧中大多数被破坏或烧掉。吸烟时所形成的煤焦油可黏附在咽喉、支气管壁、肺叶诱发刺激，并有潜在的致癌变作用。

吸烟确能影响药品的吸收、作用和药效。

（1）吸烟者服用催眠镇静药地西泮（安定）、氯氮草（利眠宁）时，其血药浓度和疗效均降低。另服用西咪替丁治疗胃溃疡的患者，吸烟可延缓溃疡的愈合，而加重出血。

（2）吸烟可破坏维生素 C 的结构，使血液中维生素 C 的浓度降低。

（3）烟草中的烟碱可降低呋塞米（速尿）的利尿作用；并增加氨茶碱的排泄，使其平喘作用减退、维持时间缩短。

（4）吸烟可使人对麻醉药、镇痛药、镇静药和催眠药的敏感性降低，药效变差，需要加大剂量来维持；同时降低抗精神病药氯丙嗪的作用，使患者易出现头昏、嗜睡、疲乏等不良反应。

（5）吸烟可促使儿茶酚胺释放，减少对胰岛素的吸收，降低胰岛素的作用。

吸烟者在服药时要注意吸烟对药效的影响，特别在服用麻醉药、镇痛药、镇静药、解热镇痛药和催眠药期间，最好不要吸烟。

任务三　药物临床使用的安全性

随着医药技术的飞速发展，药品对于保障人类身体健康和促进社会发展起着不可忽视的作用，但是，其主要的治疗作用和副作用往往相伴而生，如果药物使用不当就可能会导致身体器官和组织的发育障碍，甚至会发生严重的不良反应，造成后遗症。因此药品有着不可预期的风险。近年来随着新药品种的不断增加，不合理用药现象和药品不良事件的发生也随之增多，给社会所带来的危害不可估量。但是由于人们缺乏对药品及药品不良反应的了解，规避和防范药品不良反应风险的能力相对较低，所以，保证临床用药的安全性比治疗疾病更重要。

活动一　重点药物监护

课堂互动　请同学们讨论以下问题。

1. 你感冒时服用过抗生素吗？认为有必要用吗？

2. 抗生素与抗菌药是一个概念吗？

3. 很多老百姓认为抗菌药就是消炎药，这种说法对吗？

一、抗菌药物使用监护

1.抗菌药物滥用的危害

（1）导致细菌对抗菌药物产生广泛而迅速的耐药性，常见致病菌耐药率达 30%～50%，且以每年 5% 的速度增长。

（2）破坏人体内微生态环境的稳定引起菌群失调、二重感染和内源性感染（医院感染）。

（3）引起许多不良反应和药源性疾病。

（4）增加患者经济负担，造成资源浪费。

2.抗菌药物应用指导原则

抗菌药物的应用涉及临床各科，正确合理应用抗菌药物是提高疗效、降低不良反应发生率以及减少或减缓细菌耐药性发生的关键。抗菌药物临床应用是否正确、合理，基于以下两方面：有无指征应用抗菌药物；选用的品种及给药方案是否正确、合理。

知识拓展

2011年全国抗菌药物临床应用专项整治活动目标

医疗机构住院患者抗菌药物使用率不超过60%，门诊患者抗菌药物处方比例不超过20%，抗菌药物使用强度力争控制在40DDD（DDD为每日规定剂量）以下；Ⅰ类切口手术患者预防使用抗菌药物比例不超过30%；住院患者外科手术预防使用抗菌药物时间控制在术前30分钟至2小时，Ⅰ类切口手术患者预防使用抗菌药物时间不超过24小时。

（1）抗菌药物治疗性应用的基本原则

① 诊断为细菌性感染者，方有指征应用抗菌药物　根据患者的症状、体征及血、尿常规等实验室检查结果，初步诊断为细菌性感染者以及经病原检查确诊为细菌性感染者方有指征应用抗菌药物；由真菌、结核分枝杆菌、非结核分枝杆菌、支原体、衣原体、螺旋体、立克次体及部分原虫等病原微生物所致的感染亦有指征应用抗菌药物。缺乏细菌及上述病原微生物感染的证据，诊断不能成立者，以及病毒性感染者，均无指征应用抗菌药物。

② 尽早查明感染病原，根据病原种类及细菌药物敏感试验结果选用抗菌药物。

③ 按照药物的抗菌作用特点及其体内过程特点选择用药。

④ 抗菌药物治疗方案应综合患者病情、病原菌种类及抗菌药物特点制定。

a. 品种选择：根据病原菌种类及药敏结果选用抗菌药物。

b. 给药剂量：按各种抗菌药物的治疗剂量范围给药。治疗重症感染（如败血症、感染性心内膜炎等）和抗菌药物不易达到的部位的感染（如中枢神经系统感染等），抗菌药物剂量宜较大（治疗剂量范围高限）；而治疗单纯性下尿路感染时，由于多数药物尿药浓度远高于血药浓度，则可应用较小剂量（治疗剂量范围低限）。

c. 给药途径：轻症感染可接受口服给药者，应选用口服吸收完全的抗菌药物，不必采用静脉或肌内注射给药。重症感染、全身性感染患者初始治疗应予静脉给药，以确保药效；病情好转能口服时应及早转为口服给药。抗菌药物的局部应用宜尽量避免，抗菌药物的局部应用只限于少数情况，例如全身给药后在感染部位难以达到治疗浓度时可加用局部给药作为辅助治疗。某些皮肤表层及口腔、阴道等黏膜表面的感染可采用抗菌药物局部应用或外用，但应避免将主要供全身应用的品种作局部用药。局部用药宜采用刺激性小、不易吸收、不易导致耐药性和不易致过敏反应的杀菌剂，青霉素类、头孢菌素类等易产生过敏反应的药物不可局部应用。氨基糖苷类等耳毒性药不可局部滴耳。

d. 给药次数：为保证药物在体内能最大地发挥药效，杀灭感染灶病原菌，应根据药代动力学和药效学相结合的原则给药。青霉素类、头孢菌素类和其他 β- 内酰胺类、红霉素、克林霉素等消除半衰期短者，应一日多次给药。氟喹诺酮类、氨基糖苷类等可一日给药一次（重症感染者例外）。

e. 疗程：抗菌药物疗程因感染不同而异，一般宜用至体温正常、症状消退后72～96小时，特殊情况，妥善处理。但是，败血症、感染性心内膜炎、化脓性脑膜炎、伤寒、布鲁菌病、骨髓炎、溶血性链球菌咽炎和扁桃体炎、深部真菌病、结核病等需较长的疗程方能彻底治愈，并防止复发。

抗菌药物的联合应用要有明确指征，单一药物可有效治疗的感染，不需联合用药，由于药物协同抗菌作用，联合用药时应将毒性大的抗菌药物剂量减少，如两性霉素 B 与氟胞嘧啶联合治疗隐球菌脑膜炎时，前者的剂量可适当减少，从而减少其毒性反应。联合用药时宜选用具有协同或相加抗菌作用的药物联合，如青霉素类、头孢菌素类等其他 β- 内酰胺类与氨基糖苷类联合，两性霉素 B 与氟胞嘧啶联合。联合用药通常采用 2 种药物联合，3 种及 3 种以上药物联合仅适用于个别情况，如结核病的治疗。此外必须注意联合用药后药物不良反应将增多。

（2）抗菌药物预防性应用的基本原则

① 内科及儿科预防用药　通常不宜常规预防性应用抗菌药物的情况：普通感冒、麻疹、水痘等病毒性疾病，昏迷、休克、中毒、心力衰竭、肿瘤、应用肾上腺皮质激素等患者。

② 外科手术预防用药　根据手术野是否有污染或污染可能，决定是否预防用抗菌药物。

外科预防用抗菌药物的选择：抗菌药物的选择视预防目的而定。为预防术后切口感染，应针对金黄色葡萄球菌（以下简称金葡菌）选用药物。预防手术部位感染或全身性感染，则需依据手术野污染或可能的污染菌种类选用，如结肠或直肠手术前应选用对大肠埃希菌和脆弱拟杆菌有效的抗菌药物。选用的抗菌药物必须是疗效肯定、安全、使用方便及价格相对较低的品种。

（3）抗菌药物在特殊病理、生理状况患者中应用的基本原则

① 肾功能减退感染患者抗菌药物的应用（表 4-2）　尽量避免使用肾毒性抗菌药物，确有应用指征时，必须调整给药方案；肾功能减退时抗菌药物的选用有以下几种情况：主要由肝胆系统排泄或由肝脏代谢，或经肾脏和肝胆系统同时排出的抗菌药物用于肾功能减退者，维持原治疗量或剂量略减；主要经肾排泄，药物本身并无肾毒性或仅有轻度肾毒性的抗菌药物，肾功能减退者可应用，但剂量需适当调整；肾毒性抗菌药物避免用于肾功能减退者，如确有指征使用该类药物时，需进行血药浓度监测，据以调整给药方案，达到个体化给药；也可按照肾功能减退程度（以内生肌酐清除率为准）减量给药，疗程中需严密监测患者肾功能。

■表4-2　肾功能减退感染患者抗菌药物的应用

抗菌药物					肾功能减退时的应用
红霉素、阿奇霉素等大环内酯类 利福平 克林霉素 多西环素	氨苄西林 阿莫西林 哌拉西林 美洛西林 苯唑西林	头孢哌酮 头孢曲松 头孢噻肟 头孢哌酮 / 舒巴坦	氨苄西林 / 舒巴坦 阿莫西林 / 克拉维酸 替卡西林 / 克拉维酸 哌拉西林 / 三唑巴坦	氯霉素 两性霉素 B 异烟肼 甲硝唑 伊曲康唑口服液	可应用，按原治疗量或略减量
青霉素 羧苄西林 阿洛西林 头孢唑啉 头孢噻吩	头孢氨苄 头孢拉定 头孢呋辛 头孢西丁 头孢他啶	头孢唑肟 头孢吡肟 氨曲南 亚胺培南 / 西司他丁 美罗培南	氧氟沙星 左氧氟沙星 加替沙星 环丙沙星	磺胺甲噁唑 甲氧苄啶 氟康唑 吡嗪酰胺	可应用，治疗量需减少
庆大霉素 妥布霉素 奈替米星 阿米卡星 卡那霉素 链霉素	万古霉素 去甲万古霉素 替考拉宁 氟胞嘧啶 伊曲康唑静脉注射剂				避免使用，确有指征应用者调整给药方案*
四环素 土霉素	呋喃妥因 萘啶酸	特比萘芬			不宜选用

* 需进行血药浓度监测，或按内生肌酐清除率（也可自血肌酐值计算获得）调整给药剂量或给药间期。

② 肝功能减退感染患者抗菌药物的应用（表 4-3） 肝功能减退时抗菌药物的选用及剂量调整需要考虑肝功能减退对该类药物体内过程的影响程度以及肝功能减退时该类药物及其代谢物发生毒性反应的可能性。a. 主要由肝脏清除的药物，肝功能减退时清除明显减少，但并无明显毒性反应发生，肝病时仍可正常应用，但需谨慎，必要时减量给药，治疗过程中需严密监测肝功能。红霉素等大环内酯类（不包括酯化物）、林可霉素、克林霉素属此类。b. 药物主要经肝脏或有相当量经肝脏清除或代谢，肝功能减退时清除减少，并可导致毒性反应的发生，肝功能减退患者应避免使用此类药物，氯霉素、利福平、红霉素酯化物等属此类。c. 药物经肝、肾两途径清除，肝功能减退者药物清除减少，血药浓度升高，同时有肾功能减退的患者血药浓度升高尤为明显，但药物本身的毒性不大。严重肝病患者，尤其肝、肾功能同时减退的患者在使用此类药物时需减量应用。经肾、肝两途径排出的青霉素类、头孢菌素类均属此种情况。d. 药物主要由肾排泄，肝功能减退者不需调整剂量。氨基糖苷类抗生素属此类。

■ 表4-3 肝功能减退感染患者抗菌药物的应用

抗菌药物				肝功能减退时的应用
青霉素 头孢唑啉 头孢他啶	庆大霉素 妥布霉素 阿米卡星等氨基糖苷类	万古霉素 去甲万古霉素 多黏菌素	氧氟沙星 左氧氟沙星 环丙沙星 诺氟沙星	按原治疗量应用
哌拉西林 阿洛西林 美洛西林 羧苄西林	头孢噻吩 头孢噻肟 头孢曲松 头孢哌酮	红霉素 克林霉素	甲硝唑 氟罗沙星 氟胞嘧啶 伊曲康唑	严重肝病时减量慎用
林可霉素	培氟沙星	异烟肼*		肝病时减量慎用
红霉素酯化物 四环素类 氯霉素 利福平	两性霉素 B 酮康唑 咪康唑 特比萘芬	磺胺药		肝病时避免应用

注：* 活动性肝病时避免应用。

③ 老年患者抗菌药物的应用 a. 老年人肾功能呈生理性减退，按一般常用量接受主要经肾排出的抗菌药物时，由于药物自肾排出减少，导致在体内积蓄，血药浓度增高，容易有药物不良反应发生。因此老年患者，尤其是高龄患者接受主要自肾排出的抗菌药物时，应按轻度肾功能减退情况减量给药，可用正常治疗量的 1/2～2/3。青霉素类、头孢菌素类和其他 β- 内酰胺类的大多数品种即属此类情况。b. 老年患者宜选用毒性低并具杀菌作用的抗菌药物，青霉素类、头孢菌素类等 β- 内酰胺类为常用药物，毒性大的氨基糖苷类、万古霉素、去甲万古霉素等药物应尽可能避免应用，有明确应用指征时在严密观察下慎用，同时应进行血药浓度监测，据此调整剂量，使给药方案个体化，以达到用药安全、有效的目的。

④ 新生儿抗菌药物的应用（表 4-4） a. 新生儿期肝、肾均未发育成熟，肝酶的分泌不足或缺乏，肾清除功能较差，因此新生儿感染时应避免应用毒性大的抗菌药物，包括主要经肾排泄的氨基糖苷类、万古霉素、去甲万古霉素等，以及主要经肝代谢的氯霉素。b. 新生儿期避免应用或禁用可能发生严重不良反应的抗菌药物。可影响新生儿生长发育的四环素类、喹诺酮类禁用，可导致新生儿核黄疸及溶血性贫血的磺胺类药和呋喃类药避免应用。c. 新生儿期由于肾功能尚不完善，主要经肾排出的青霉素类、头孢菌素类等 β- 内酰胺类药物需减量应用，以防止药物在体内蓄积导致严重中枢神经系统毒性反应的发生。d. 新生儿的体重和组织器官日益成熟，抗菌药物在新生儿的药代动力学亦随日龄增长而变化，因此使用抗菌药物时应按日龄调整给药方案。

■ 表4-4　新生儿应用抗菌药物后可能发生的不良反应

抗菌药物	不良反应	发生机制
氯霉素	灰婴综合征	肝酶不足，氯霉素与其结合减少，肾排泄功能差，使血游离氯霉素浓度升高
磺胺药	新生儿核黄疸	磺胺药与胆红素竞争蛋白结合部位
喹诺酮类	软骨损害（动物）	不明
四环素类	齿及骨骼发育不良，牙齿黄染	药物与钙络合沉积在牙齿和骨骼中
氨基糖苷类	肾、耳毒性	肾清除能力差，药物浓度个体差异大，致血药浓度升高
万古霉素	肾、耳毒性	肾清除能力差，药物浓度个体差异大，致血药浓度升高
磺胺药及呋喃类	溶血性贫血	新生儿红细胞中缺乏葡萄糖-6-磷酸脱氢酶

⑤ 小儿患者抗菌药物的应用　a. 氨基糖苷类抗生素：该类药物有明显耳、肾毒性，小儿患者应尽量避免应用。b. 万古霉素和去甲万古霉素：该类药也有一定肾、耳毒性，小儿患者仅在有明确指征时方可选用。在治疗过程中应严密观察不良反应，并应进行血药浓度监测，个体化给药。c. 四环素类抗生素：可导致牙齿黄染及牙釉质发育不良。不可用于8岁以下小儿。d. 氟喹诺酮类抗菌药：由于对骨骼发育可能产生不良影响，该类药物避免用于18岁以下未成年人。

⑥ 妊娠期和哺乳期患者抗菌药物的应用（表4-5）　a. 对胎儿有致畸或明显毒性作用者，如四环素类、喹诺酮类等，妊娠期避免应用。b. 对母体和胎儿均有毒性作用者，如氨基糖苷类、万古霉素、去甲万古霉素等，妊娠期避免应用；确有应用指征时，须在血药浓度监测下使用，以保证用药安全有效。c. 药毒性低，对胎儿及母体均无明显影响，也无致畸作用者，妊娠期感染时可选用。青霉素类、头孢菌素类等β-内酰胺类和磷霉素等均属此种情况。

哺乳期患者抗菌药物的应用：少数药物乳汁中分泌量较高，如氟喹诺酮类、四环素类、大环内酯类、氯霉素、磺胺甲噁唑、甲氧苄啶、甲硝唑等。青霉素类、头孢菌素类等β-内酰胺类和氨基糖苷类等在乳汁中含量低。然而无论乳汁中药物浓度如何，均存在对乳儿潜在的影响，并可能出现不良反应，如氨基糖苷类抗生素可导致乳儿听力减退，氯霉素可致乳儿骨髓抑制，磺胺甲噁唑等可致核黄疸、溶血性贫血，四环素类可致乳齿黄染，青霉素类可致过敏反应等。因此治疗哺乳期患者时应避免选用氨基糖苷类、喹诺酮类、四环素类、氯霉素、磺胺药等。哺乳期患者应用任何抗菌药物时，均宜暂停哺乳。

■ 表4-5　抗微生物药在妊娠期应用时的危险性分类

FDA分类	抗微生物药			
A.在孕妇中研究证实无危险性				
B.动物中研究无危险性，但人类研究资料不充分，或对动物有毒性，但人类研究无危险性	青霉素类 头孢菌素类 青霉素类+β-内酰胺酶抑制剂 氨曲南 美罗培南 厄他培南	红霉素 阿奇霉素 克林霉素 磷霉素	两性霉素B 特比萘芬 利福布汀 乙胺丁醇	甲硝唑 呋喃妥因
C.动物研究显示毒性，人体研究资料不充分，但用药时可能患者的受益大于危险性	亚胺培南/西司他丁 氯霉素 克拉霉素 万古霉素	氟康唑 伊曲康唑 酮康唑 氟胞嘧啶	磺胺药/甲氧苄啶 氟喹诺酮类 利奈唑胺	乙胺嘧啶 利福平 异烟肼 吡嗪酰胺
D.已证实对人类有危险性，但仍可能受益多	氨基糖苷类	四环素类		
X.对人类致畸，危险性大于受益	奎宁	乙硫异烟胺 利巴韦林		

二、糖皮质激素类

糖皮质激素副作用和并发症多可见医源性皮质醇增多症、撤药症候群、疾病反跳等。例如在使用大剂量治疗中，突然停药患者会产生疲乏、发热、恶心、肌痛等症状。使用不当引起消化性溃疡或使原有溃疡病复发或恶化；影响儿童生长和骨骼成熟；导致骨质疏松、自发性骨折和无菌性骨坏死、白细胞计数增高、淋巴细胞减少等。

1.用药原则

（1）因人因病而异　根据患者身体和疾病情况，并依据肾上腺皮质分泌的昼夜节律性，确定适宜的给药方法和疗程。

（2）妊娠期用药　①尚未证明对人类有致畸作用。使用药理剂量可增加胎盘功能不全、新生儿体重减少或死胎的发生率。②妊娠时曾接受糖皮质激素者，需注意观察婴儿是否出现肾上腺皮质功能减退的表现。③为避免呼吸窘迫综合征，分娩前给母亲使用地塞米松，以诱导早产儿肺表面活化蛋白的形成。

（3）哺乳期用药　①生理剂量或低药理剂量对婴儿一般无不良影响。②糖皮质激素可由乳汁中排泄，对婴儿造成不良影响，乳母接受大剂量的糖皮质激素，则不应哺乳。

（4）小儿用药　①长期使用需十分慎重，因糖皮质激素可抑制患儿的生长和发育。如确有必要，应采用短效制剂（如可的松）或中效制剂隔日疗法（如泼尼松），避免使用长效制剂（如地塞米松）。②儿童或少年患者长程使用，必须密切观察。因为患儿发生骨质疏松症、股骨头缺血性坏死、青光眼、白内障的危险性都增加。

（5）老年患者用药　老年患者易发生高血压，更年期后的女性易发生骨质疏松。对药品所致的降压作用敏感，可使老年人发生体温过低的现象。

2.糖皮质激素的疗程和用法

（1）大剂量突击疗法　用于严重中毒性感染及各种休克。临床多用甲泼尼龙。

（2）一般剂量长期疗法　用于结缔组织病、肾病综合征、顽固性支气管哮喘、中心性视网膜炎、各种恶性淋巴瘤、淋巴细胞性白血病等。一般开始时口服泼尼松10～20毫克，每日3次，产生临床疗效后，逐渐减量至最小维持量，持续数月。

（3）小剂量替代疗法　用于垂体前叶功能减退、艾迪生病及肾上腺皮质次全切除术后。一般维持量，可的松每日12.5～25毫克，或氢化可的松每日10～20毫克。

（4）隔日疗法　皮质激素的分泌具有昼夜节律性，每日上午7～10时为分泌高潮，午夜12时为低潮。长期疗法中对某些慢性病采用隔日1次给药法，将两日的总药量在隔日早晨一次给予，此时正值激素正常分泌高峰，对肾上腺皮质功能的抑制较小。隔日服药以用泼尼松、泼尼松龙等中效制剂较好。

3.糖皮质激素的合理应用

（1）要有明确的指征和治疗目的并须考虑患者年龄、性别、病情以及有无并发症等情况，做到能不用就不用，能少用就少用，能短期使用就不长期使用。

（2）应根据病情和患者的具体情况确定剂量和疗程，切不可大量长期应用，也不可骤然停药，以防肾上腺危象的发生。

（3）用于感染呈现两重性：给予生理剂量的肾上腺皮质激素可使非肾上腺皮质功能减退患者易发生感染，在激素作用下，原来已被控制的感染可活动起来，最常见者为结核感染复发；但另一方面，可提高肾上腺皮质功能减退症患者对感染的抵抗力，在某些感染时应用激素可减轻组织的破坏、减少渗出、减轻感染中毒症状。

（4）使用过程中注意有无高血压、糖尿病、溃疡病、低血钾、骨质疏松、股骨头坏死和细菌感染等情况发生，如有则应给予相应的处理并停药。

（5）以下情况不宜用糖皮质激素：严重的精神病史，活动性胃、十二指肠溃疡，新近胃肠吻合术后，较重的骨质疏松，明显的糖尿病，严重的高血压，未能用抗菌药物控制的病毒、细菌、真菌感染。

（6）定期检查（老年人尤应注意）：①血糖、尿糖或糖耐量试验，尤其是有糖尿病或糖尿病倾向者；②小儿应定期监测生长和发育情况；③眼科检查，注意白内障、青光眼或眼部感染的发生；④血清电解质和大便隐血；⑤高血压和骨质疏松有关项目的检查。

三、维生素类

1.滥用危害

（1）维生素 A　长期大量服用会出现全身不适、发热、颅内压增高、夜尿增多、毛发干枯、皮肤瘙痒、食欲缺乏、体重减轻、贫血、眼球突出、剧烈头痛、呕吐等中毒现象。

（2）维生素 B　大量使用会引起头痛、眼花、烦躁、心律失常、浮肿和神经衰弱。临产妇女大量使用维生素 B_1 引起出血。妊娠期接受大量维生素 B_6 可致新生儿产生维生素 B_6 依赖综合征。

（3）维生素 C　1日量>1 克可引起腹泻、皮肤红而亮、头痛、尿频；1日量>600 毫克可引起恶心、呕吐、胃痉挛。

（4）维生素 D　长期大量使用就会引起低热、烦躁、哭闹、惊厥、厌食、体重下降、肝脏肿大、肾脏损害、骨骼硬化等病症，比佝偻病的危害更大。

（5）维生素 E　长期大量服用（1日量 400～800 毫克）可引起视物模糊、乳腺肿大、腹泻、头晕、流感样综合征、头痛、恶心、胃痉挛、乏力。

2.合理应用

（1）维生素缺乏症的原因　①摄入不足：如偏食、长期食欲缺乏、牙病、老人吞咽困难等。②吸收障碍：肝胆疾病、胃液分泌不足、肠瘘、胃大部切除术后、慢性腹泻等。③需要量增加：儿童、妊娠期及哺乳期妇女、特殊工种工人、长期患有消耗性疾病的患者。④长期服用广谱抗生素：可使肠道细菌受抑制而不能合成维生素。⑤药物相互作用：如长期服用异烟肼的患者易发生维生素 B_6 缺乏。⑥某些疾病所致：孕妇、哺乳期妇女、疟疾患者出现叶酸缺乏；肝肾功能不全者易发生维生素 C 缺乏；严重肝脏疾患时易出现维生素 K 的合成障碍。

（2）严格掌握剂量和疗程　例如维生素 A：成人超过 150 万单位，小儿超过 7.5 万～30 万单位可发生急性中毒。每日服用 25 万～50 万单位的维生素 A 长达数周甚至数年者，引起慢性中毒。

（3）针对病因积极治疗　大多数维生素缺乏是由于某些疾病所引起，而不应单纯依赖维生素的补充。

（4）掌握用药时间　如水溶性维生素 B_1、维生素 B_2、维生素 C 等会较快地通过胃肠道，宜餐后服用，油溶性维生素 A、维生素 D、维生素 E 等也在餐后服用，因为胃肠道有较充足的油脂，有利于溶解。

（5）与其他药物的相互作用　①液状石蜡可减少脂溶性维生素 A、维生素 D、维生素 K、维生素 E 的吸收，并促进它们的排泄。②口服维生素 B_6 10～25 毫克，可迅速消除左旋多巴的治疗作用。③广谱抗生素会抑制肠道细菌而使维生素 K 的合成减少。④酶促药物，如苯巴比妥、苯妥英钠及阿司匹林等，可促进叶酸的排泄。⑤维生素 C 能破坏维生素 B_{12}。⑥铁剂伴服维生素 C 可增加铁离子的吸收量。⑦维生素 C 和维生素 B_1 不宜与氨茶碱合用，也不宜与口服避孕药同服，以免降低药效。

四、非甾体抗炎药（NSAID）

1.滥用危害

（1）胃肠道损害　不能耐受 NSAID 或大剂量使用 NSAID 者、年老、有胃肠出血史、溃疡史，或同时使用糖皮质激素、抗凝血药，均是造成胃肠道损害的危险因素。

（2）肾损害　肾功能不全的发生率仅次于氨基糖苷类抗生素。引起肾损害的危险因素有：大剂量长期使用 NSAID 或复方 NSAID 制剂，年老伴心、肾、肝等并发症，使用利尿剂者。

（3）肝损害　大多数 NSAID 均可导致肝损害，如长期大剂量使用对乙酰氨基酚可致严重肝脏损害，尤以肝坏死多见；大剂量使用保泰松可致肝损害，产生黄疸、肝炎；特异质患者使用水杨酸类可致肝损害。

（4）心脑血管意外　2004 年，自动撤出市场的罗非昔布在预防肠息肉恶变的临床试验中（连续服用 18 个月）出现心脑血管事件（心肌梗死、脑卒中、猝死）。与塞来昔布有关的心血管事件发生率也与服药疗程及剂量呈正相关（不过医药界对此还有较大争议）。

（5）其他不良反应　①多数 NSAID 可抑制血小板聚集，引起头痛、头晕、耳鸣、视神经炎等中枢神经系统疾病。②阿司匹林、氨基比林、对氨基水杨酸可致粒细胞减少。③阿司匹林、氨基比林、美洛昔康等可引起荨麻疹、瘙痒、剥脱性皮炎等皮肤损害。④布洛芬、舒林酸偶可致无菌性脑膜炎。

2.NSAID 用药原则

（1）发热　治疗高热应先采用物理降温，无效时再考虑选用解热药。解热药不能替代抗感染、抗休克等治疗措施。

（2）疼痛　仅有中等程度的镇痛作用，对于头痛、牙痛、肌肉痛、关节痛、神经痛、月经痛、中等程度的术后疼痛以及肿瘤疼痛的初期效果较好，而对于平滑肌痉挛性疼痛、创伤剧痛、肿瘤晚期剧烈疼痛等无效。

（3）炎症　此类药物的抗炎作用适用于治疗风湿性、类风湿性疾病。但不能影响疾病的免疫病理反应而改变病程，常需合用能够改变病情的二线药物，包括抗疟原虫药、金制剂、青霉胺、柳氮磺吡啶、雷公藤、左旋咪唑等。当伴有严重的血管炎、多脏器损害、持续高热以及严重贫血等指征，或使用非甾体抗炎药或二线药物无效时，考虑使用三线药物糖皮质激素类。

3.合理应用

（1）选择性 COX-2 抑制剂（如昔布类）能明显减少严重胃肠道不良反应，但应尽量使用最低的有效剂量，疗程不宜过长。有心肌梗死史或脑卒中史者禁用。

（2）剂量需要个体化，只有在一种 NSAID 足量使用 1～2 周后无效才更改为另一种。

（3）避免两种或两种以上 NSAID 同时服用，因其疗效不叠加，而不良反应增多。但在服用塞来昔布时不能停服小剂量阿司匹林（防治心血管病），但两者同服会增加胃肠道不良反应。

（4）治疗类风湿关节炎必须与缓解疾病的抗风湿药如柳氮磺吡啶联合应用。

（5）坚持阶梯式增加用药量直至达到最好疗效和阶梯式渐次减少用量。

（6）注意适宜的给药时间与途径，宜餐中服药；胃部不能耐受时可选用肠溶剂型；肠胃不能耐受时可选用另外途径给药，如外涂、塞肛或肌注。

（7）长期应用本类药物的患者应定期检查肝肾功能，肝肾功能不全者应慎用或禁用。

（8）阿司匹林、吲哚美辛等易透过胎盘屏障，诱发畸胎，故孕妇应禁用。特异体质者可引起皮疹、哮喘等过敏反应，以哮喘最多见，因此，哮喘患者禁用。

活动二　不良反应与药物警戒

**课堂
互动**　作为医院的一名药师，需要负责对医院的不良反应进行检测和报告。如果发现不良反应，你如何确认是否与用药有关？通过哪种方式上报？

一、不良反应的概念与影响因素

药品不良反应（ADR）是指合格药品在正常用法用量下出现的与用药目的无关的有害反应。影响药物不良反应产生的因素主要有药物因素、机体因素和其他因素。

1.药物因素

（1）用药方法　用药方法和途径不同，药物在体内的浓度和药效亦不相同，如氯霉素口服比胃肠道以外用药的再生障碍性贫血的发生率高；硫酸镁静脉用药可能发生呼吸抑制、血压下降等严重不良反应，而口服的不良反应则较少。

（2）药理作用　由于药物的化学结构、药理活性等因素，在使用后会导致一些不良反应出现，如长期大量使用肾上腺皮质激素能使毛细血管变性出血。

（3）药物杂质　药物在生产、制剂、储存及使用过程中的增溶剂、崩解剂、抗氧剂、防腐剂、赋形剂等均可导致不良反应发生，如青霉素的降解物青霉噻唑酸、青霉烯酸等均可导致过敏性休克。

（4）药物生物利用度　药物生物利用度改变可导致体内血药浓度过高或过低，不仅可导致不良反应的发生，而且还可影响药效。

（5）药物相互作用　任何两种药物在合并应用时，都可能作用于同样的效应器官，在机体吸收、代谢、排泄过程中发生相互作用，或竞争血浆蛋白的结合。

（6）其他　药物的剂型可影响药物的吸收和血药浓度，即生物利用度不同；药物的剂量过大则可引起中毒，如不注意掌握，均可导致不良反应。

2.机体因素

（1）种族　人类种族对药物的感受性有很大的差异，主要表现为对药物的吸收、分布、代谢和排泄等形式；不同种族个体体内各种酶结构和比例不同，表现出对药理作用、药效、耐受剂量以及不良反应的不同。

（2）性别　不同性别，其生理、生化指标和病理变化有所不同，如药物致恶心呕吐女性高于男性，药物性皮炎男性高于女性。

（3）年龄　儿童机体各方面都处于不断发育时期，但由于其肝肾功能、中枢神经系统及某些酶系统尚未成熟，对药物特别敏感，用药不当，易引起不良反应的发生。老年人体内的神经、内分泌、器官、代谢等功能都逐渐减弱，对药物的耐受性降低，对正常剂量出现不耐受而导致一些不良反应出现。

（4）病理状态　病理状态影响机体各种功能，如神经系统传导减慢、介质水平失调、器官功能紊乱、受体数减少及血流动力学的变化，药物在体内的吸收、结合、分布、转化、排泄等都发生改变，影响药效并易导致不良反应出现。

（5）遗传因素　遗传因素使药物在机体内发生药效学和量与质的变异。影响药物代谢动力学缺陷的遗传缺陷有：乙酰化多态型、乙醇和乙醛脱氢酶多态型、假性胆碱酯酶多态型、次黄嘌呤-鸟嘌呤磷酸核苷转移酶缺陷型等。影响药物动力学缺陷的遗传缺陷有：双香豆素耐受型、葡萄糖-6-磷酸脱氢酶缺陷、家族性自主神经功能异常、高铁血红蛋白还原酶缺陷等。

二、药物不良反应的分类

1.据不良反应的性质分类

（1）副作用　指治疗量下出现的与治疗日的无关的不适反应。如激素治疗时引起的水钠滞留、β受体阻滞剂诱发的支气管哮喘等。

（2）毒性作用　由于病人个体差异、病理状态或合用其他药物引起敏感性增加，在治疗量下出现的身体较重的功能紊乱或组织病理变化，其危害程度与副作用不同。老人、儿童或肝肾功能受损的病人易发生毒性作用。

（3）后遗效应　指停药后血药浓度已降至最低有效浓度以下时残存的生物效应。如服用作用时间长的镇静药后，次日出现的困倦、头昏、乏力等症状。

（4）变态反应　机体被药物致敏后，当药物再次进入机体时发生的抗原抗体反应即为变态反应，该反应常常造成组织结构或生理功能紊乱。

（5）继发反应　是由于药物的治疗作用所引起的不良后果。如广谱抗生素引起菌群失调和二重感染、抗肿瘤药物引起的机体免疫功能低下而导致的二重感染等。

（6）特异质反应　指少数有遗传因素的病人用药后发生的与药理作用无关的反应。如缺乏红细胞葡萄糖-6-磷酸脱氢酶的患者服用伯氨喹后易引起溶血反应。

（7）撤药反应　长期使用某种药物，机体对药物产生了适应性，一旦停药或减量过快使机体调节功能失调，而导致的功能紊乱，病情或症状反跳、回升，疾病加重等现象。

（8）特殊毒性　是药物引起的三种特殊毒性，均为药物和遗传物质或遗传物质在细胞的表达所发生的相互作用的结果，包括致畸作用、致癌作用和致突变作用。

2.据不良反应与药物剂量有无关系分类

（1）A型药物不良反应（量变型异常）　与药物的剂量有直接关系，并随剂量的增加而加重。一般可以预测，发生率高，死亡率低。

（2）B型药物不良反应（质变型异常）　与药物剂量无关，发生率较低，但死亡率高，难以预测，用一般的毒理学筛选难以发现。

三、药物不良反应的因果关系评价

（1）开始用药时间与可疑ADR出现有无合理的先后关系。确定治疗日期和开始用药时间、不良反应出现的时间是非常关键的。

（2）可疑ADR是否符合该药品已知的ADR的类型。查阅有关药品的可疑不良反应资料，是对ADR因果关系进行评价的必要的背景资料，检索ADR数据库可提供有关药品的不良反应的相关信息。

（3）可疑ADR能否用并用药作用、病人的临床状况或其他疗法的影响来解释。

（4）停药或减量后，可疑ADR是否消失或减轻；出现可疑不良反应立即停药或减少剂量后，反应即消失或减轻则可确定该药与不良反应之间的因果关系。如若不良反应强度不能减少，应延长观察时间，不能轻易排除药物的不良反应。

（5）再次接触可疑药品后，是否重新出现同样的反应。在征得患者的同意和确保安全并做好防治准备的情况下，进行激发试验（或减少剂量、减慢速度），密切观察临床结果、过敏反应，可用皮肤试验代替其他给药方式。对反应严重的病例和可能引起较为严重反应的药物，应避免进行激发试验。

（6）符合药物的药理作用特征，并可排除药物以外因素造成的可能性。

（7）病人在以前是否在用同一药物或相似药物之后有相同的反应。

（8）药物浓度水平测定　在各种体液中对可疑药物（或其代谢物）进行定性、定量测定，是对 ADR 与易混淆的原患疾病进行鉴别诊断的重要内容。如不良反应与剂量和浓度相关，且测得药物水平比已知治疗浓度高，则可肯定该药的不良反应。

知识拓展

为什么临床试验发现不了所有的不良反应

每当公众获知某一重大药品安全事件发生时，总会提及为什么在临床试验中没有发现该类安全性问题，这其中有很多原因。

（1）临床试验所选取人群 ADR 的发生率太低，并且临床试验可能缺乏监测上述低发生率事件的能力。

（2）进行临床试验的环境通常与"现实世界"不同，某些 ADR 只有在不同人群中以不同剂量用药时，才能明显地表现出来。

（3）某些不良反应可能有很长时间的潜伏期，因此可能在短期或长期临床试验中很难被发现。

（4）临床试验选取患者入组（出组）的标准意味着有多种疾病和同时使用多药治疗的患者可能被排除在外。另外，试验人群通常具有同质性，而不包括许多特殊群体，如儿童和老人。

四、药品不良反应报告和监测

药品不良反应报告和监测，是指药品不良反应的发现、报告、评价和控制的过程。为了及时、有效控制药品风险，保障公众用药安全，国家实行药品不良反应报告制度。药品生产企业（包括进口药品的境外制药厂商）、药品经营企业、医疗机构应当按照规定报告所发现的药品不良反应。《药品不良反应报告和监测管理办法》于 2011 年 7 月 1 日施行。

药师应当主动收集药品不良反应，指导患者正确对待药品不良反应，做好药品不良反应信息的反馈和宣传工作，获知或者发现药品不良反应后应当详细记录、分析和处理，填写《药品不良反应 / 事件报告表》（表 4-6）并报告。

五、药物警戒

1.药物警戒的概念

药物警戒可定义为与药品不良事件或其他与药品可能相关问题的发现、评估、理解及预防相关的科学与活动。在过去 10 年中，由于综合的交流及数据分析技术的发展，药物警戒学科获得了巨大的发展，成为临床医学实践中保障公众卫生安全的关键学科。

2.病例报告的定义及来源

报告人向制药公司或药品监管部门报告某一不良事件，称为病例报告。报告的内容必须包括以下 4 项基本信息：明确的报告（即：是谁报告的不良事件）、明确的患者（发生不良事件的人）、所怀疑的药品（在不良事件发生前患者服用的药品）及不良事件的具体情况。

除了来自制药企业的病例报告外，还有许多渠道可供收集和使用病例报告，以便进行药物警戒工作。如英国的综合医疗研究数据库（the general practice research database）等数据库、医学文献、临床和流行病研究及国家的药品不良反应 / 事件自愿报告系统。自愿报告系统允许卫生专业人员及患者自愿将药品不良反应 / 事件病例报告提交至药品监督管理部门和制药公司。

■ 表4-6 药品不良反应/事件报告表

首次报告□　　　跟踪报告□　　　　　　　　　　　　　　　　　　　　编码：_____

报告类型：新的□ 严重□ 一般□　　　报告单位类别：医疗机构□ 经营企业□ 生产企业□ 个人□ 其他□____

患者姓名：	性别：男□ 女□	出生日期：　年　月　日 或年龄：	民族：	体重（千克）：	联系方式：

原患疾病：	医院名称： 病历号/门诊号：	既往药品不良反应/事件：有□_____ 无□ 不详□ 家族药品不良反应/事件：有□_____ 无□ 不详□

相关重要信息：吸烟史□ 饮酒史□ 妊娠期□ 肝病史□ 肾病史□ 过敏史□_____ 其他□_____

药品	批准文号	商品名称	通用名称 （含剂型）	生产厂家	生产批号	用法用量 （次剂量、途径、日次数）	用药起止时间	用药原因
怀疑 药品								
并用 药品								

不良反应/事件名称：	不良反应/事件发生时间：　年　月　日

不良反应/事件过程描述（包括症状、体征、临床检验等）及处理情况（可附页）：

不良反应/事件的结果：痊愈□ 好转□ 未好转□ 不详□ 有后遗症□ 表现：_____
　　　　　　　　　　死亡□ 直接死因：_____ 死亡时间：　年　月　日

停药或减量后，反应/事件是否消失或减轻？　　　是□ 否□ 不明□ 未停药或未减量□
再次使用可疑药品后是否再次出现同样反应/事件？　是□ 否□ 不明□ 未再使用□

对原患疾病的影响：不明显□ 病程延长□ 病情加重□ 导致后遗症□ 导致死亡□

关联性评价	报告人评价：　肯定□ 很可能□ 可能□ 可能无关□ 待评价□ 无法评价□ 签名： 报告单位评价：肯定□ 很可能□ 可能□ 可能无关□ 待评价□ 无法评价□ 签名：

报告人信息	联系电话：	职业：医生□ 药师□ 护士□ 其他□_____
	电子邮箱：	签名：

报告单位信息	单位名称：	联系人：	电话：	报告日期：　年　月　日

生产企业请 填写信息来源	医疗机构□ 经营企业□ 个人□ 文献报道□ 上市后研究□ 其他□_____

备　　注	

如英国的黄卡系统就允许卫生专业人员和公众将可疑的药品不良反应/事件递交给英国药品和健康产品管理局。近年来，许多国家的药品监管部门也鼓励通过网络以电子报表的形式报告药品不良反应。同时，也欢迎医疗健康消费者报告他们亲身经历的药品不良反应，该来源的报告比例正在不断增加。

3.药品不良事件、药品不良反应的区别

在深入理解、评估一个病例报告的复杂性之前，我们必须领会药品不良事件（ADE）和药品不良反应（ADR）的区别。

（1）ADE 指患者或临床试验受试者在使用药品过程中发生的任何不利的医疗事件，其中包括与该产品使用相关的某一异常实验检查、症状或疾病，该事件并非一定与该药的使用有因果关系。

（2）ADR 的发生与药品应用有可能的因果关系。所以 ADE 与 ADR 区别的关键在于报告者是否认为在不良事件和药品间存在因果关系的可能性。

（3）药品监管部门通常要求制药企业提交 ADE 报告，但医生和患者通常报告 ADR。至于临床实验，则所有的 ADE 数据都要收集。

活动三　药源性疾病及其防治

一、药源性疾病的定义

药源性疾病（drug induced disease，DID）：在预防、诊断、治疗或调解生理功能过程中，出现的与用药相关的人体功能异常或组织损伤所引起的一系列临床症状。

二、药源性疾病的分类

（1）按病因分类　与剂量有关的药源性疾病，与剂量无关的药源性疾病。

（2）按病理分类　功能性药源性疾病，器质性药源性疾病。

（3）按受害器官分类　如消化系统药源性疾病、循环系统药源性疾病、血液系统药源性疾病等，此种分类较常用。

三、药源性疾病的诱发因素

1.病人因素

（1）年龄因素　婴儿、幼儿肝、肾功能较差，血浆蛋白结合能力弱，用药后容易出现药源性疾病，如新生儿灰婴综合征是由于新生儿肝、肾功能弱，氯霉素在体内蓄积所致。老年人肝、肾功能变弱、血浆蛋白降低都使血浆游离药物增多，也容易诱发药源性疾病。

（2）性别因素　一般来说女性药源性疾病发生率比男性高；另外，女性病人在月经或妊娠期间，用泻药及有刺激性的药物有引起月经过多、流产或早产的风险。

（3）遗传因素　异烟肼的代谢酶 N- 乙酰转移酶，个体差异很大。慢乙酰化者和快乙酰化者服用异烟肼的半衰期有显著差别，前者为 2～4.5 小时，后者为 45～110 分钟。苯妥英钠由羟化酶代谢，正常人的日剂量为 600 毫克，而羟化酶缺乏者日剂量 300 毫克即可引起明显的神经毒性。

（4）病人病理状况　慢性肝病、肾病患者药物的代谢和排泄受到影响，使血浆半衰期延长，血药浓度提高，用药后容易出现药源性疾病。

（5）不良生活方式　吸烟、饮酒可能对药源性疾病的出现有影响。如饮酒可加速某些药物的代谢转化，可损伤肝功能，影响药物的代谢。

（6）过敏体质　过敏反应是一种抗原抗体的免疫反应，与药物的药理作用无关。过敏体质患者使用极小量的药品就能导致致命性严重反应。抗生素、磺胺药、解热镇痛药、抗癫痫药等许多药物都可以引起过敏反应。

2.药品因素

（1）药品的副作用　指与治疗目的无关的其他药理作用，如阿托品治疗胃痛时，也显示其引起口干和散瞳的药理作用。

（2）药品本身的作用　如细胞毒性抗癌药敌我不分，除干扰肿瘤细胞外，也影响正常组织；降糖药引起的低血糖；降压药引起的低血压。

（3）药品的毒性反应　如氨基糖苷类抗生素对第八对颅神经毒性可致听力减退或永久性耳聋。

（4）药品的继发反应　是指药品的间接反应，如异烟肼治疗结核病，可导致维生素 B_6 缺乏；广谱抗生素导致的肠道菌群失调；局部作用的减肥药奥利司他引起的脂溶性维生素缺乏。

（5）药品的后遗反应　如安眠药用后，次晨的宿醉作用；肾上腺皮质激素长期使用停药后，

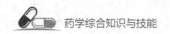

病人的肾上腺功能不能立刻恢复，所以遇应激情况，仍需使用。

3. 药物相互作用因素

（1）药剂学的相互作用　两种或两种以上注射液混合，可产生沉淀，有时沉淀不明显，难免发生事故。例如：20% 的 SD 注射液（pH 值在 9.5～11）与 10% 的葡萄糖注射液（pH 值在 3.2～5.5）混合，pH 值改变，可使 SD 析出结晶，导致周围循环衰竭。再如：氢化可的松注射液用 50% 乙醇作溶剂，当与其他注射液混合时，由于乙醇稀释，可析出不易察觉的沉淀，导致 ADR。

（2）药动学的相互作用　①影响吸收的相互作用：溴丙胺太林可降低胃排空速度，甲氧氯普胺可加速胃排空速度。当与对乙酰氨基酚或阿司匹林合用时，药物到达肠道时间因溴丙胺太林而延缓，因甲氧氯普胺而加速，影响药物的吸收。②竞争代谢酶的相互作用：如阿司咪唑、特非那定、西沙必利等与红霉素等 CYP3A4 抑制剂合用，可导致尖端扭转性室速等严重反应。③竞争与血浆蛋白结合的相互作用：例如氟西汀与血浆蛋白结合力强，能取代已经与血浆蛋白结合的华法林或洋地黄毒苷，两药同服，能导致游离华法林或洋地黄毒苷游离血浆浓度增高，超出安全范围，引起药源性疾病。

（3）药效学的相互作用　①改变受体或组织敏感性：如利尿药可使心脏对强心苷敏感性增强，合用时易出现心律失常。②影响受体以外部位：如麻醉性镇痛药、乙醇、抗组胺药等可加强催眠药的作用。利尿药、麻醉药、中枢神经抑制药和普萘洛尔等能加强降压药的疗效。

4. 药物赋形剂、溶剂、稳定剂、染色剂，副产物、分解产物，污染物、异物因素

（1）药物赋形剂、溶剂、稳定剂、染色剂　如胶囊中的色素常可引起固定性药疹；用二甘醇为溶剂的液体制剂，曾数次酿成严重事故，如 1927 年美国的磺胺酏剂事件、1996 年海地的对乙酰氨基酚口服液事件。

（2）药物副产物、分解产物的因素　20 世纪 60 年代丹麦发生非那西汀中毒死亡事件，是由于副产物对氯乙酰苯胺所致；阿司匹林的分解产物游离水杨酸，可引起腹痛。

（3）污染物及异物因素　美国曾发生三名侏儒儿童用人生长激素，引起克-雅病；血液制品引起艾滋病、乙型肝炎、丙型肝炎；牛源性药品引起疯牛病的问题；输液中的颗粒物可引起肺部肉芽肿。

四、常见药源性疾病

1. 药源性消化系统疾病

（1）引起胃出血、胃肠穿孔、大便潜血的药　非甾体抗炎药、呋塞米、依他尼酸、甲苯磺丁脲、利血平、吡喹酮等。

（2）刺激胃肠黏膜引起恶心、呕吐的药：硫酸亚铁、抗酸药、丙戊酸钠、抗癌药等。

（3）引起肠蠕动减慢或肠麻痹药　抗精神病药、抗组胺药、阿托品、东莨菪碱、苯海索等。

（4）引起腹泻或便秘的药　阿洛司琼、苯乙双胍、硫酸胍生、新斯的明等。

2. 药源性肝病

引起肝功异常、中毒性肝炎、肝衰竭的药：唑类抗真菌药（酮康唑、氟康唑、依曲康唑等）、灰黄霉素、抗结核药（异烟肼、对氨基水杨酸、利福平、吡嗪酰胺）、他汀类降脂药（洛伐他汀、辛伐他汀、普伐他汀、西立伐他汀、氟伐他汀、阿托伐他汀等）、沙坦类降压药、对乙酰氨基酚、乙醇、奎尼丁、甲基多巴及曲格列酮等。

3. 药源性肾病

肾脏是体内药物代谢与排泄的重要器官，这也是肾脏易发生药源性损害的重要因素之一。

（1）抗感染药物　几乎所有类别的抗感染药物都有可能造成肾损害，而且几乎所有类别的抗感染药物都有导致急性间质性肾炎的报道，但最常见的导致急性间质性肾炎的药物还是 β- 内酰胺类，其他包括头孢类、抗结核药（异烟肼和利福平）等。抗感染药所致肾损害还可以表现为急性肾小管坏死，代表药物有氨基糖苷类、万古霉素、抗真菌药物两性霉素等。抗乙肝病毒药阿德福韦酯、抗巨细胞病毒药西多福韦、抗 HIV 药替诺福韦都有致急性肾小管坏死的报道。磺胺的乙酰化代谢产物可能堵塞肾小管，造成急性肾衰竭，同样机制致病的还有抗病毒药物阿昔洛韦、茚地那韦等。抗感染药物还可引起肾小球疾病，如青霉素可以引起肾小球轻微病变、局灶增生或新月体肾炎，利福平也可能引起新月体肾炎。两性霉素还可以通过收缩肾小球入球及出球小动脉，引起肾血流量及肾小球滤过率下降，导致急或慢性肾功能衰竭。

（2）非甾体抗炎药　可以通过多种方式造成肾损害，如减弱前列腺素介导的舒血管反应、减少肾灌注、缺血性急性肾小管坏死、过敏性急性间质性肾炎、肾小球微小病变、急性肾乳头坏死、肾乳头硬化等。

（3）降尿酸药　别嘌呤醇可能诱发过敏性间质性肾炎，苯溴马隆等促尿酸排泄药可能因为尿酸盐结晶肾内沉积而间接导致肾损害。

（4）抗肿瘤化疗药物　如顺铂、甲氨蝶呤、丝裂霉素、长春新碱、博来霉素、阿霉素、亚硝基脲类、白介素 -2 等都有肾毒性。顺铂通过直接肾毒作用导致肾小管间质病变。

（5）免疫抑制剂　引起肾损害的免疫抑制剂主要有神经钙蛋白抑制剂环孢素 A、他克莫司（FK506）以及西罗莫司哺乳动物靶点抑制剂。环孢素 A、FK506 肾损害的机制包括收缩入球小动脉及对肾间质血管的损伤，其发病与药物血浓度有关，临床表现为血肌酐进行性升高。

（6）中草药　有些中草药因服用超量或在禁忌情况下应用，可对肝、肾及消化道等脏器产生损害。含马兜铃酸中药引起的肾损害以慢性肾衰竭最为多见。草乌、苍耳子、苦楝皮、天花粉等中草药都有导致肾脏损害的报道。

4.药源性血液系统疾病

（1）引起再障的药品　氯霉素、解热镇痛药（保泰松、吲哚美辛、安乃近、氨基比林、阿司匹林、对乙酰氨基酚）；抗癌药（氮芥、环磷酰胺、白消胺、甲氨蝶呤、羟基脲）；抗风湿药（金诺芬）；抗疟药（氯喹、甲氟喹等）；抗惊厥药（苯妥英钠）；抗甲状腺亢进药（甲硫氧嘧啶等）；磺胺类药品（磺胺异噁唑、复方新诺明等）。

（2）引起溶血性贫血的药　解热镇痛药（保泰松、甲芬那酸、氟芬那酸、吲哚美辛、非那西丁等）；抗结核药（异烟肼、利福平、对氨基水杨酸）。

5.引起药源性神经系统疾病的药物

（1）锥体外系反应　氯丙嗪及其衍生物、利血平、五氟利多、甲基多巴、左旋多巴、碳酸锂、甲氧氯普胺、吡罗昔康。

（2）癫痫发作　中枢神经兴奋药、抗精神病药、抗抑郁药、抗心律失常药、抗菌药、抗疟药。

（3）听神经障碍　氨基糖苷类、利尿剂等。

五、药源性疾病的诊断方法

1.追溯用药史

医生在诊断疾病时，应经常想到药物作为一种致病因子的可能性，认真仔细地询问患者治疗疾病的过程，了解其用药史是诊断药源性疾病的关键。

2.确定用药时间以及剂量与临床症状发生的关系

从开始用药到发生反应或造成药源性疾病都有一个过程，这一段时间叫作药源性疾病的潜伏期。不同的药源性疾病其潜伏期长短是不同的，例如青霉素过敏性休克可在用药后的几秒钟至几分钟内发生，而药物性肝损害发生在用药后的 1 个月左右。

3.询问既有用药史、药物过敏史和家庭史

有时一种药源性疾病在第 1 次发生时很难确定，在第 2 次用药后，再次发生相同的症状时，才使医生考虑到药源性疾病的可能。另外，有些特异体质的患者常对多种药物发生不良反应，甚至其家族中有多人发生相同的药源性疾病，这就与家族史有关。

4.排除药物以外的因素

注意通过一定的诊疗方法除外原发疾病和其所致的并发症、继发症，以及患者的营养状况和环境因素造成的影响，才能确立药源性疾病的诊断。同时，在药源性疾病诊断过程中，对联合应用的多种药物不能同时停用，以免延误原发病的治疗。

5.进行必要的实验室检查和相关的试验

① 有助于药源性疾病确诊的检查，如嗜酸粒细胞计数、皮试、致敏药物的免疫学检查、血药浓度监测、药物不良反应的激发试验等。这些检查为药源性疾病的诊断提供了可靠的依据。

② 受损器官及其损害程度的检查，如体格检查、血液学和生化学检查、器官系统的功能性检查、心电图、超声波、X 线等理化检查。这些检查为确定药源性疾病的受损器官、严重程度提供了依据，同时也可指导进一步的治疗。

6.进行流行病学调研

有些药源性疾病（尤以新药所致）在单个病例发生时，很难得出正确的诊断，而是要依据许多病例报告，或经流行病学的调研后方能确定。

六、药源性疾病的治疗

1.及时停药，去除病因

这是药源性疾病最根本的治疗措施。绝大多数轻型患者在停用相关药物后疾病可以自愈或停止进展。在不能确定哪一种药物是致病因子时，可按其药物反应的规律，结合具体情况，逐个停用或改用其他药物治疗，进行排查。

2.加强排泄，延缓吸收

对于一些与剂量相关的药源性疾病的治疗，临床医生可采用静脉输液、利尿、导泻、洗胃、催吐、毒物吸附剂以及血液透析等方法加速药物的排泄，延缓和减少药物的吸收。例如，磺胺药、甘露醇引起的肾损害可通过输液、利尿，疏通肾小管，促进药物在肾小管中的排泄。

3.及时拮抗，消除症状

利用药物的相互拮抗作用来降低药理活性，减轻药物不良反应。例如，鱼精蛋白能与肝素结合，使后者失去抗凝活性，可用于肝素过量引起的出血。贝美格有中枢兴奋作用，可用于巴比妥类及其他催眠药引起的深昏迷。谷胱甘肽能激活多种酶，促进药物在体内的代谢，可用于治疗药物性肝炎等。

4.过敏反应，积极处理

（1）过敏性休克的治疗　过敏性休克的治疗必须争分夺秒，就地抢救，切忌延误时机。发现患者休克后立即使患者平卧，抬高下肢，吸氧，开放静脉通道，并注意保暖。肾上腺素是治疗过敏性休克的首选药物，具有兴奋心脏、升高血压、松弛支气管平滑肌等作用，故可缓解过敏性休克的心跳微弱、血压下降、呼吸困难等症状。一般皮下注射或肌注 0.5～1.0 毫克，病情严重者可静脉滴注肾上腺皮质激素，肌注异丙嗪治疗。发生心跳、呼吸骤停者，立即进行心肺复苏抢救治疗。

（2）抗过敏治疗　可使用抗组胺类药物。维生素C及葡萄糖酸钙也能增强抗过敏作用。肾上腺皮质激素既有抗过敏、抗休克作用，也有抗炎作用，可用于严重的过敏性药源性疾病和药物引起的自身免疫性疾病的治疗。

（3）其他症状的处理　对过敏性皮肤损害可对症局部用药，缓解瘙痒症状；对恶心、呕吐等消化道反应可给予止吐剂治疗；对药物引起的发热可用解热镇痛剂治疗等。

5.器官受损，对症治疗

如药源性高血压在停药后血压仍高者，与原发性高血压一样根据患者血压升高的情况选用降压药物治疗。

七、药源性疾病的预防

1.重视药源性疾病的危害性

近百年来已发生多起严重药害事件，造成众多患者致残、致死。但药源性疾病的危害性至今尚未被广大医药卫生工作者充分认识。因此，要大力普及药源性疾病的知识，使广大医务工作者重视和掌握药源性疾病及其诊断和防治，以减少和防止药源性疾病的发生，保障患者的安全。

2.提高临床安全用药水平

药源性疾病有些是可以避免的，有些是难以避免的。但提高临床安全用药水平，并在用药时注意以下几点，无疑有助于减少和预防药源性疾病的发生。

（1）首先应了解患者的过敏史或药物不良反应史，这对有过敏倾向和特异质的患者十分重要。

（2）老年人、新生儿、孕妇、哺乳妇女等用药应慎重选择。

（3）肝病和肾病患者，除选用对肝肾功能无不良影响的药物外，还应适当减少剂量。

（4）用药要有明确的指征，对症用药，切忌随意用药。

（5）选用药物时要权衡利弊，尽量做到个体化给药，并要注意用法与用量。

（6）用药品种应合理，避免不必要的联合用药，还应了解患者自用药品的情况，以免发生药物不良相互作用。

（7）应用新药时，必须掌握有关资料，慎重用药，严密观察。

（8）应用对器官功能有损害的药物时，必须按规定检查器官功能。

（9）用药过程中，应注意发现ADR的早期症状，以便及时停药和处理，防止进一步发展。

（10）应注意药物的迟发反应，这种反应发生于用药数月或数年后，如药物的致癌、致畸作用。

3.加强药物安全信息的收集和交流

药物安全信息对保障临床安全用药具有十分重要的现实意义。医疗机构加强药物安全信息工作，收集药物安全信息，提高信息的质量和数量，加速信息的交流，将有效地指导临床安全、合理用药，预防药源性疾病的发生，造福于民。

活动四　治疗药物监测

一、治疗药物监测的概念

治疗药物监测（therapeutic drug monitoring，TDM）是自20世纪60年代起，在临床药理学、药代动力学和临床治疗学领域基础上，结合现代分析检测技术，形成和发展的一门新的应用性边缘学科。TDM是在药代动力学原理的指导下，应用现代先进的分析技术，测定血液中或其他体液中药物及其代谢物的浓度，并将所测得的数据运用药动学原理拟合成各种数学模型，再根

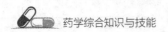

据求得的各种药动学参数制定最佳给药方案，使临床给药方案个体化，达到提高疗效，避免或减少不良反应的目的。同时，它也为药物过量中毒的诊断以及病人的用药依从性提供重要依据。

二、血药浓度与药效的关系

药物治疗作用的强弱与持续时间的长短，理论上取决于受体部位活性药物的浓度，药物需以一定速度和足够浓度达到作用部位（受体部位）才能产生其治疗作用。因此，受体部位活性药物的浓度应当是最能反映药物疗效的指标。但因目前科技水平的限制，受体部位的药物浓度难以直接测定。研究发现受体部位的药物浓度与血浆药物浓度存在平行关系，药物对不同种属的动物，虽然有效剂量差异很大，但产生相同药理作用时的血药浓度却极为相近。随着血药浓度的变化，药物的药理作用及中毒症状也随之发生相应的变化。因此认为，将血药浓度作为一个指标来指导临床用药具有重要的意义。

三、影响血药浓度的因素

相同剂量的相同药物给不同的人服用，血药浓度可能差异很大，进而导致药效上的差异。血药浓度主要受个体的生理（年龄、性别、种族、遗传、体重）、病理因素（肝肾功能不全、心脏疾病、胃肠道疾病）和药物因素的影响。生理病理上的差别，导致药物在体内的吸收、分布、代谢、排泄过程上的差异，从而影响血药浓度。同一药物的不同剂型、不同生产厂家、不同制备工艺等都可以影响药物的吸收，导致药物的血药浓度产生差异。

四、临床需要监测的药物

（1）治疗指数窄，毒性反应强的药物　如强心苷类药物（地高辛，洋地黄毒苷）、抗癫痫药（卡马西平，丙戊酸钠，苯妥英钠，苯巴比妥，氯硝西泮）、平喘类药（茶碱，氨茶碱）、抗心律失常药（利多卡因，普鲁卡因胺，奎尼丁，胺碘酮）、氨基糖苷类抗生素（链霉素，庆大霉素，阿米卡星）、抗癌类药（甲氨蝶呤）、锂盐等。

（2）个体差异大的药物　如三环类抗抑郁药（丙咪嗪，阿米替林，多塞平）。

（3）具有非线性药动学特征的药物　尤其非线性发生在有效血药浓度范围内或小于最低有效血药浓度时，如β受体阻滞剂（普萘洛尔，阿替洛尔）、抗癫痫药（苯妥英钠）。当剂量增加到一定程度时，稍有增加即可引起血药浓度的很大变化。

（4）肝肾功能、胃肠道功能不全患者　肾功能损害，且所使用药物及活性代谢物都由肾排泄；肝病患者且所使用药物及活性代谢物主要在肝脏代谢，或胃肠道功能不良的病人口服某些药物。

（5）长期使用某药物　应定期监测血药浓度，以免发生蓄积中毒；某些药物长期使用后产生耐药性或诱导（或抑制）肝酶活性，而引起药效降低（或升高）以及原因不明的药效变化，如平喘类药（茶碱）、抗癫痫药。

（6）怀疑病人药物中毒　尤其一些药物的中毒症状与所治疗疾病的症状类似，而临床又不能明确辨别，如地高辛。

（7）需要合并使用多种药物的情况　一些患者，尤其是老年人，自身患有多种疾病，需要合并应用多种药物治疗，此时极易引起药物的相互作用，因而需要对某些易发生毒副作用的药物进行 TDM。

五、治疗药物监测常用技术

从本质上说，药物都是化学物质，其检测方法均为临床分析化学的常用技术。但体液中的药物大多以微克／毫升或纳克／毫升水平存在，并且其检测不仅受同时存在的多种结构相似的内源性物质干扰，还受和原型药仅有微小差别的代谢物干扰。而某些药物的TDM除原型药外，还需同时检测具药理活性的代谢物。另一方面，药物的有效浓度范围和中毒水平，是结合大量临床观察确定的，故要求任何实验室建立的测定方法应具有高度可比性。

1.光谱法

有可见分光光度法、紫外分光光度法和荧光光度法，所需仪器一般临床实验室都具备，检测成本低，便于推广。但这些方法都存在需要样品量大、灵敏度低、干扰因素多、专属性不好的问题，仅对个别治疗血药浓度水平较高、经适当方法改良能满足临床需要的药物还有应用。火焰发射光谱法和原子吸收光谱法能用于某些含体内仅微量存在的金属离子药物，在TDM中可供锂盐、铂盐检测用。

2.色谱法

色谱法可将标本中多种理化性质相近的药物分离，进行定性分析和定量分析。但其操作复杂，对样品的要求较高，使用受到了限制。

高效液相色谱（HPLC）分析技术，可同时进行几种药物的定量、定性和动力学研究，现已成为TDM的重要检测技术，并常用作评估其他方法的参考方法。近年来液质联用（HPLC-MS）技术为体内药物检测提供了更加灵敏、特异、高效的浓度测定方法，该方法价格昂贵，操作技术要求高，短期难以普及和广泛使用。

3.免疫化学法

免疫化学法根据标记物性质不同，可分为放射免疫法、荧光免疫法和酶联免疫法三类。根据测定中是否要分离与抗体结合和未结合的标记物，又可分为多相（需分离）和均相（不分离）免疫分析法两种。放射免疫法灵敏度高，标记技术相对成熟，但存在放射性污染、操作繁杂、影响因素多等问题。荧光免疫法操作简便，便于推广。酶联免疫分析技术是目前国外TDM免疫分析中最常采用的方法。

免疫化学法灵敏度极高，大多可达纳克甚至皮克检测水平，可满足所有药物TDM的要求；该法所需标本量少，一般均不需预处理，操作简便，并可制成商品化试剂盒；还可利用一般生化、荧光自动分析仪进行自动化操作。

4.其他检测方法

毛细管电泳法的特点是高效分离、自动化、操作简单、样品量少、精确度高、分析速度快，不需要有机溶剂而仅需缓冲溶液，所用材料成本低廉。主要用于离子型生物大分子如手性药物对映体、多肽、蛋白质、核酸等的分析，还用于糖类、碱性药物、磺胺类、多种氨基酸等药物的分离。

活动五　个体化给药

人体对药物的反应存在着相当大的个体差异，按常规剂量给药时，对有些人而言可能过低，导致治疗失败；而对另一些人而言，则可能引起毒性反应。显然，不同的病人对剂量的需求是不同的。例如，氢氯噻嗪、利血平、胍乙啶等抗高血压药的每日剂量在不同病人相差4～5倍。因此，治疗用药必须遵循"个体化"的原则，才能使药物治疗安全有效。多年来，大量的临床实践证明，开展治疗药物监测和实行个体化给药方案后，临床药物治疗水平有了显著提高。

一、个体化给药的概念

个体化给药即根据不同患者的生理、病理情况，通过监测病人的疗效和毒副作用来调整剂

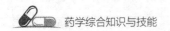

量或给药间隔,以使用药更安全有效。如通过测定凝血酶原时间调整华法林剂量;通过测定体内药物浓度而调整抗癫痫药物的使用剂量等。

二、个体化给药的步骤

(1)首先根据病人的临床诊断,选择合适的治疗药物。

(2)设计用药方案 结合患者情况,确定所用药物的浓度范围,并通过现有人群的药动学参数,估算保持在治疗浓度范围内的给药剂量和间隔。

(3)考察方案是否合理 按以上方案给药后,一面观察临床疗效,一面监测血药浓度。当血药浓度在治疗浓度范围内,临床治疗有效,该用药方案合适;当血药浓度小于最低有效浓度,临床疗效不佳,该用药方法需修改;当血药浓度小于最低有效浓度,而临床治疗有效,该用药方案则不必修改;当血药浓度大于治疗浓度范围,应注意不良反应的发生,如临床治疗无效,则需修改治疗方案。

三、个体化给药的原则

1.肝功能受损患者的个体化给药

(1)需监测的指标 血清谷氨酸转移酶、血清丙氨酸转移酶、血清门冬氨酸氨基转移酶、碱性磷酸酶、血清胆红素;另外还有总蛋白、白蛋白和球蛋白。

(2)个体化给药原则建议

① 尽量避免使用对肝脏有损害的药物,以免雪上加霜,加重病情。

② 治疗必需,则应减小剂量,延长给药间隔,不要长期服用。

③ 随时注意监测和观察,防微杜渐。首先要注意临床观察,如黄疸、肝肿大、肝区叩痛等是很容易发现的;其次是要定期检查肝功能。

④ 要注意生活习惯,戒除烟酒嗜好,不要轻信流医的广告宣传。

2.肾功能受损患者的个体化给药

(1)需监测的指标 血尿素氮、血肌酐、肌酐清除率。

(2)个体化给药原则建议

① 了解患者 首先是要明确诊断,并且了解患者肾功能受损的程度;其次是要了解患者的合并症,对其生理病理过程要准确分析。总之,在考虑适应证的同时还要排除禁忌证。

② 了解药物 尽量避免多种药物长期大量合并使用,尤其是对肾脏损害部位相同的药物更勿合用。

③ 定期化验 应定期验尿,出现尿蛋白和管型应及时停药和换药;定期验血,了解尿素和肌酐情况。一方面让患者的尿量保持在 1500 毫升以上;另一方面让患者的尿 pH 值保持碱性,防治药物沉积。

④ 综合考虑肝肾功能 肝功能受损的患者其肝脏的首过效应会改变,一些药物经肝的生物转化率会下降,使药物的吸收增加,血药浓度升高;另一方面,由于患者血浆白蛋白结合率下降,血中游离药物也会增加。

3.用药物基因组学指导个体化给药

药物基因组学是研究 DNA 和 RNA 特征的变异与药物反应相关性的科学,即研究基因序列的多态性与药物效应多样性之间的关系。药物基因组学可以针对不同的基因型"量身定做"药物,从而将药物的药效充分发挥而不良反应减少到最小。如有学者研究了 CYP2D6 的基因多态性和辛伐他汀降脂作用和副作用发生的关系,携 CYP2D6 缺陷性等位基因患者辛伐他汀降低血清胆固醇的作用是野生型纯合子的 2 倍，而携带重复等位基因患者辛伐他汀降低血清胆固醇的作用仅为野生型纯合子的 1/10。5 例携带 2 个缺陷性等位基因的患者中有 4 例发生严重不良反应（皮疹、血栓性血小板减少性紫癜等）而停药，28 例携带 1 个缺陷性等位基因的患者中有 13 例由于不良反应（腹胀、腹泻、便秘、头痛、失眠等）而停药。说明 CYP2D6 的单核苷酸多态性可以帮助预测辛伐他汀的疗效和副作用。

任务四　特殊人群的用药指导

特殊人群是指小儿、妊娠期和哺乳期妇女、老人和肝肾功能不全的患者等。特殊人群的生理、生化功能与一般人群相比存在着较大差异，这些差异影响着特殊人群用药的药动学和药效学。高度重视特殊人群的特点，做到有针对性地合理用药，对保护特殊人群的健康尤为重要。

活动一　小儿用药指导

课堂互动　　2005 年春节联欢晚会中由中国残疾人艺术团表演的舞蹈《千手观音》带给人们的震撼，不仅仅是因为舞蹈本身的华美，更在于参加这个舞蹈表演的演员全部都是聋哑演员。据有关媒体披露，参加演出的 21 位演员中竟有 18 位是药物性耳聋。
　　通过上述案例，请同学们讨论，小儿用药应该注意哪些问题？

小儿处于生理和代谢过程迅速变化的阶段，对药物具有特殊的反应。小儿发育可分为新生儿期、婴幼儿期和儿童期三个阶段。出生后 28 天内为新生儿期；出生后 1 个月～3 岁为婴幼儿期；3～12 岁为儿童期。小儿在不同成长发育阶段存在不同的用药特点。

一、新生儿用药特点

新生儿的组织器官及生理功能尚未发育成熟，体内酶系统亦不十分健全，对药物的吸收、分布、代谢、排泄等体内过程，不同于其他年龄组儿童，更不同于成年人。为了使新生儿安全有效地用药，必须熟悉新生儿药动学的特点。

1.药物的吸收

（1）局部用药方面　皮肤角化层薄，局部透皮吸收快而多，易中毒。

（2）口服用药方面　胃酸分泌少，胃排空时间长，磺胺药等主要在胃内吸收的药物吸收较完全。

（3）注射给药方面　皮下注射或肌内注射可因周围循环不足而影响吸收、分布，一般新生儿不采用。

（4）静脉给药方面　吸收快，药效可靠，但必须考虑到液体容量、药物制剂和静脉输注液体的理化性质以及输注的速度。

2.药物的分布

新生儿总体液量比例较成人高，水溶性药物在细胞外液稀释后浓度降低，排出也较慢。新生儿血浆蛋白结合力低，游离药物比例大，如苯巴比妥。某些药物如磺胺药、吲哚美辛、苯妥英钠、水杨酸盐、维生素 K、安钠咖、毛花苷丙等可与血胆红素竞争血浆蛋白，使血中游离胆红素增加。新生儿血-脑屏障尚未完全形成，胆红素易进入脑细胞内，使脑组织黄染，导致核

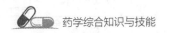

黄疸，甚至引起死亡。

3.药物的代谢

新生儿酶系统尚不成熟和完备，药物代谢缓慢，半衰期延长。新生儿缺乏葡萄糖醛酸转移酶，影响氯霉素代谢，导致血浆游离氯霉素增多，使新生儿皮肤呈灰色，引起灰婴综合征。其他如新生霉素引起高胆红素血症，磺胺类、呋喃类使新生儿出现溶血。一般出生2周后肝脏处理药物的能力才接近成人水平。如新生儿黄疸不退，说明其肝药酶尚未充分发挥解毒作用，应及时请医师处理或给予酶诱导剂产生酶促作用，使胆红素排出，黄疸消退。

4.药物的排泄

新生儿肾脏有效循环血量及肾小球滤过率较成人低30%～40%，对青霉素的清除率仅及2岁儿童的17%。一般新生儿用药后血药浓度高，半衰期延长，故用药量宜小，间隔应适当延长。新生儿肾功能需要8～12个月才能达到成人水平。

二、婴幼儿期用药特点

婴幼儿的药物代谢比新生儿期显著成熟，但从其解剖生理特点来看，发育依然尚未完全，用药仍需予以注意。

（1）影响代谢的因素　肝脏相对重量是成人的2倍，肝药酶、葡萄糖醛酸转移酶等主要代谢酶基本成熟，结果是肝代谢速率比新生儿期加快，某些药物甚至高于成人，使许多经肝代谢的药物 $t_{1/2}$ 比成人短。

（2）影响排泄的因素　肾小球滤过率、肾血流量在6～12个月时达到甚至超过成人水平，肾小管排泄能力在7～12个月接近成人水平，结果是某些以肾清除为主的药物，排泄较成人快，$t_{1/2}$ 比成人短。

（3）口服给药　口服时以糖浆剂为宜；应注意绝不能给睡熟、哭吵或挣扎的婴儿喂油类药，以免引起油脂吸入性肺炎；混悬剂在使用前应充分摇匀。

（4）注射给药　由于婴儿吞咽能力差，且大多数不肯配合家长自愿服药，在必要时或对垂危病儿采用注射方法，但肌内注射可因局部血液循环不足而影响药物吸收，故常用静脉注射和静脉滴注。

（5）服用肠溶片或控释片时，不能压碎，否则其疗效下降，造成刺激，引起恶心、呕吐。

（6）婴幼儿期神经系统发育未成熟，患病后常有烦躁不安、高热、惊厥，可适当加用镇静剂。对镇静剂的用量，年龄愈小，耐受力愈大，剂量可相对偏大。但是吗啡、哌替啶等麻醉药品易引起呼吸抑制，不宜应用。氨茶碱虽然不属于兴奋剂，但却有兴奋神经系统的作用，使用时也应谨慎。

三、儿童期用药特点

（1）儿童正处在生长发育阶段，新陈代谢旺盛，对一般药物的排泄比较快。

（2）注意预防水、电解质平衡紊乱。儿童对水及电解质的代谢功能还较差，如长期或大量应用酸碱类药物，更易引起平衡失调，应用利尿剂后也易出现低钠、低钾现象，故应间歇给药，且剂量不宜过大。

（3）激素类药物应慎用。一般情况下尽量避免使用肾上腺皮质激素如可的松、泼尼松（强的松）等；雄激素的长期应用常使骨骼闭合过早，影响小儿的生长、发育。

（4）骨和牙齿发育易受药物影响，如四环素可引起牙釉质发育不良和牙齿着色变黄。孕妇、哺乳期妇女及8岁以下儿童禁用四环素类抗生素。动物实验证实氟喹诺酮类药物可影响幼动物软骨发育，导致承重关节损伤，因此应避免用于 18 岁以下的儿童。

四、小儿用药注意事项

1. 根据婴幼儿年龄、发育情况选择药物

（1）新生儿期慎用易引起溶血和黄疸的药物，以免加重甚至导致核黄疸。新生儿禁用氯霉素、磺胺药、去甲万古霉素、呋喃妥因、苯海拉明。

（2）2 岁以内的幼儿用药应慎重，很多药品说明书以 2 岁为界限。

（3）选择合适的剂型，尽量选择有小儿剂型的药物，避免由剂量分割不均造成的不良后果；尽量选择小儿易于接受的颗粒剂、糖浆剂、滴剂、口服液等，以减少喂药困难；对于没有小儿剂型的药物，需要严格按照儿童用量进行准确分割，避免药物过量造成的毒性反应；对于同时存在成人剂型和小儿剂型的药物，选择时尽量使用小儿剂型，避免药物浪费，加重患者经济负担。

2. 认真看说明书，严格掌握剂量

（1）按年龄折算　根据年龄计算用药剂量的方法不太实用，很少被儿科医师采用，但对某些剂量不需要十分精确的药物，如镇咳药、助消化药，仍可以按年龄计算。

① 婴儿药物剂量 = 月龄 × 成人剂量 /150

② 小儿药物剂量 =（年龄 × 成人剂量）/（年龄 +12）

（2）按体重计算　如所得结果不是整数，为便于服药可稍做调整。用体重计算年长儿童的剂量时，为避免剂量过大，应选用剂量的下限。反之，对婴幼儿可选用剂量的上限以防药量偏低。

① 若已知儿童的每千克体重剂量，直接乘以体重即可得 1 日或 1 次剂量。

> **课堂互动**　口服氨苄西林，剂量标明为 1 日每千克体重 20～80 毫克，分 4 次服用。如儿童体重为 15 千克，请计算一次剂量为多少？

② 如不知道儿童每千克体重剂量，可按下式计算。

小儿剂量 = 成人剂量 /70× 小儿体重（千克）

③ 如不知道儿童的体重，可按下列公式计算。

1～6 个月小儿体重（千克）= 月龄 ×0.6+3

7～12 个月小儿体重（千克）= 月龄 ×0.5+3

1～10 岁小儿体重（千克）= 年龄 ×2+8

（3）按体表面积计算　最为科学的算法。对于某些特殊的治疗药，如抗肿瘤药、抗生素、激素，应以体表面积计算。

体表面积（平方米）= 体重（千克）×0.035+0.1 （≤30 千克）

体重大于 30 千克的儿童，对于 10 岁以上的儿童，体重每增加 5 千克，体表面积增加 0.10 平方米。体重超过 50 千克时，则体重每增加 10 千克，体表面积增加 0.10 平方米。

① 若已知每平方米剂量，直接乘以个人的体表面积即可。

儿童用药量 = 儿童体表面积 × 儿童剂量 / 平方米

② 若不知每平方米体表面积的剂量，可按下式计算。

儿童剂量 = 成人剂量 × 儿童体表面积（平方米）/1.73 平方米

3. 根据小儿特点，选好给药途径

能吃奶的或耐受经鼻饲给药的婴幼儿，经胃肠给药较安全，应尽量采用口服给药。新生儿

皮下注射容量很小，药物可损害周围组织且吸收不良，故不适用于新生儿。早产儿皮肤很薄，多次肌内注射可发生神经损伤，最好不用。较大的婴幼儿，循环较好，可采用肌内注射。急症、重症患儿多采取注射给药，尤其是静脉滴注。婴幼儿静脉给药，一定要按规定速度滴注，切不可过快过急。要防止药物渗出引起组织坏死。不断变换注射部位，防止反复应用同一血管引起血栓静脉炎。另外，婴幼儿皮肤角化层薄，药物很易透皮吸收，甚至中毒，因此外用药的用药时间不要太长。

活动二　老年人用药指导

课堂互动　　李大爷患有糖尿病、高血压、高血脂等疾病，每次要服用多种药物。最近总是感到头昏，而且频频跌倒，检查后发现正是由于这些药物的联合副作用，才引起头昏。这样的老年患者在临床上很多见，大多是3种疾病以上的心脑疾病患者，且多是在稳定期作为预防保健服用药物引起的。目前老年人在服用药物时，还是按照成人这个模糊概念用药。

请同学们讨论，老年人用药是否需有别于年轻人？老年人服药有什么特点？会出现一些什么样的误区？

一、老年人患病的特点

1.起病隐袭，症状多变

由于老年人反应性低下，故自觉症状常较轻微，临床表现往往不典型。如急性心肌梗死可无疼痛，泌尿道感染时尿频、尿急、尿痛等膀胱刺激症状不明显，容易造成漏诊和误诊。

2.病情进展，容易凶险

老年人各种器官功能减退，机体适应能力下降，故一旦发病，病情常迅速恶化。如老年人溃疡病，平时常无明显胃肠道症状，直至发生消化道大出血才就诊，病情迅速恶化。

3.多种疾病集于一身

老年患者一人多病的现象极为常见。一种是多系统同时患有疾病，另一种是同一脏器、同一系统发生多种疾病。

4.意识障碍，诊断困难

老年患者无论患何种疾病，均容易出现嗜睡、昏迷、躁动或精神错乱等意识障碍和精神症状，可能与老年人脑动脉硬化、血压波动、电解质紊乱及感染中毒等有关，给老年人疾病的早期诊断增加困难。

5.此伏彼起，并发症多

老年患者随着病情变化，容易发生并发症。主要有：①肺炎，肺炎在老年人的死亡原因中占35%，故有"终末肺炎"之称；②失水和电解质失调；③血栓和静脉栓塞症；④多脏器衰竭，一旦受到感染或严重疾病，可发生心、脑、肾、肺2个或2个以上脏器衰竭；⑤其他，如出血倾向、褥疮等。

二、老年人的药动学特点

1.吸收

胃黏膜萎缩，胃酸降低；胃肠血流减少；胃肠道吸收表面积因细胞减少而减小；胃肠排空减慢。这些胃肠道功能的变化对被动扩散方式吸收的药物几乎没有影响，如阿司匹林、对乙酰氨基酚、保泰松、复方磺胺甲噁唑等。但对于按主动转运方式吸收的药物如维生素 B_1、维生素 B_6、维生素 B_{12}、维生素 C、铁剂、钙剂等这些需要载体参与吸收的药物则吸收减少。

2.分布

细胞内液和脂肪组织减少，导致药物分布容积减少（和新生儿相反）。血浆蛋白含量降低（与新生儿相似），直接影响药物与蛋白的结合，使游离药物浓度增加，作用增强。如华法林、地高辛、地西泮等，易出现中毒。

3.代谢

老年人的肝脏重量比年轻时减少 15%，代谢能力明显降低。肝酶的合成减少，酶的活性降低，药物转化速度减慢，半衰期延长。如利多卡因、苯巴比妥、咖啡因、普萘洛尔、阿司匹林、保泰松等。由于老年人的肝功能低下，对于一些药物的首过效应能力减低，肝细胞合成白蛋白的能力降低，血浆白蛋白与药物结合能力也降低，游离型药物浓度增高，药物效力增强。如普萘洛尔造成的肝性脑病，就是因为血浆中游离普萘洛尔多而造成心输出量减少，供应脑组织的血流量减少，引起大脑供血不足，出现头晕、昏迷等症状。

4.排泄

老年人的肾单位仅为年轻时的一半，加上肾小球和肾小管的变性以及肾血流量的减少都严重影响药物的排泄，当老年人使用经肾排泄的常量药物时，就容易蓄积中毒。特别是使用地高辛、氨基糖苷类抗生素、苯巴比妥、四环素类、头孢菌素类、磺胺类、普萘洛尔等药物时要慎重。解热镇痛药中的非那西丁、中药朱砂（含汞）以及关木通中的马兜铃酸对肾损害很大，老年人要避免使用。

三、老年人的药效学特点

（1）对中枢神经系统药物的敏感性增高。

（2）对抗凝血药的敏感性增高。

（3）对利尿药、抗高血压药的敏感性增高。

（4）对肾上腺素 β 受体激动药与拮抗药的敏感性降低。

四、老年人常用药物的不良反应

老年人因用药不当而引起不良反应，其发生率为 15%～20%，且药物反应比较严重。下面几点尤应注意。

1.镇静安眠药

如地西泮（安定）、氯氮䓬（利眠宁）等，易引起神经系统抑制，表现有嗜睡、四肢无力、神志模糊及讲话不清等。长期应用苯二氮䓬类药物可使老年人出现抑郁症。

2.解热镇痛药

如阿司匹林、对乙酰氨基酚等，对于发热尤其高热的老年人，可导致大汗淋漓，血压及体温下降，四肢冰冷，极度虚弱甚至发生虚脱。长期服用阿司匹林、吲哚美辛等可导致胃出血、呕吐咖啡色物及黑便。

3.降压药

如胍乙啶、利血平、甲基多巴长期应用易致精神抑郁。

4.抗心绞痛药

如硝酸甘油可引起头晕、头胀痛、心跳加快，可诱发或加重青光眼；硝苯地平（心痛定）

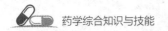

可致面部潮红、心慌、头痛等反应。

5.抗心律失常药

如胺碘酮可出现室性心动过速。美西律（慢心律）可出现眩晕、低血压、手震颤、心动过缓和传导阻滞。

6. β 受体阻滞剂

如普萘洛尔（心得安）可致心动过缓、心脏停搏，诱发哮喘，加重心衰。

7.利尿剂

如呋塞米（速尿）、氢氯噻嗪可致脱水、低血钾等不良反应。

8.抗菌药

庆大霉素、卡那霉素与利尿剂合用可加重耳毒性反应，可致耳聋，还可使肾脏受损。由于一些药物对肾脏产生毒性，老年人应当避免使用四环素、万古霉素等药物，羧苄西林、庆大霉素、头孢菌素类、多黏菌素需要减量或适当延长间隔时间。大量长期应用广谱抗生素，可导致肠道菌群失调或真菌感染等严重并发症。

9.降糖药

如胰岛素、格列齐特等，因老年人肝肾功能减退，易发生低血糖。

10.洋地黄类药物

如地高辛等强心药可引起室性早搏、传导阻滞及低钾血症等洋地黄中毒反应 。

11.抗胆碱药物

老年前列腺增生的病人使用阿托品、苯海索（安坦）和抗抑郁药丙咪嗪等，可抑制排尿括约肌而导致尿潴留。阿托品亦可诱发或加重青光眼，甚至可致盲。

12.抗过敏药

如苯海拉明、氯苯那敏（扑尔敏）等可致思睡、头晕、口干等反应。

13.皮质激素类药物

如泼尼松（强的松）、地塞米松等长期应用可致水肿、高血压 ，易使感染扩散，可诱发溃疡病出血。

14.维生素及微量元素

如维生素 A 过量可引起中毒，表现为厌食、毛发脱落、易发怒、激动等；维生素 E 过量会产生严重副作用，如静脉血栓形成、头痛及腹泻等；微量元素锌补充过量可致高脂血症及贫血；硒补给过多，可致慢性中毒，引起恶心、呕吐、毛发脱落、指甲异常等。

五、老年人用药注意事项

1.不用或少用药物

老年人除急症或器质性病变外，一般应尽量少用药物。老年人用药的原则是：应用最少药物和最低有效剂量来治疗。作用类型相同或副作用相似的药物合用，在老年人更容易发生不良反应。比如抗抑郁药、抗精神病药、抗胆碱药、抗组胺药均有抗胆碱作用，合用会出现口干、视物模糊、便秘、尿潴留等症状；镇静剂、抗抑郁药、抗高血压药、利尿药均可引起直立性低血压，合用更易出现，故尽量不要合用。

2.合理选择药物

抗菌药中对肾与中枢神经系统有毒性的如链霉素、庆大霉素尽量不用。肾上腺皮质激素容易导致骨质疏松和股骨头坏死，尽量不用，如必须用，需加钙剂及维生素 D。解热镇痛药吲哚美辛、保泰松、安乃近等损害肾脏、致出汗过多，易致虚脱。利尿药虽可以降压，但不可利尿过猛，否则会引起有效循环血量不足和电解质紊乱。噻嗪类不宜用于糖尿病患者和痛风患者。老年人易发生直立性低血压，血压不能降得太低。最好不用利血平，因其能加重老年人的抑郁症状。老年人利尿降压宜选用吲达帕胺。

3.选择适当的剂量

一般来说，老年人初始用药应从小剂量开始，逐渐增加到最合适的剂量，每次增加剂量至少间隔 3 个半衰期。60 岁以上的老年人一般给予成人剂量的 3/4，初始剂量为成人剂量的 1/3~1/2，使用时可根据患者体质、肝肾功能、药物性质等多方面因素酌情决定。假如增加到成人剂量仍无效，则应该进行治疗浓度监测。

4.药物治疗要适度

老年人高血压大多有动脉粥样硬化的因素，使血压降至 135/85 毫米汞柱即可，更低可能会影响脑血管及冠状动脉的灌注，甚至诱发缺血性脑卒中；癫痫 2 年没有发作应停药。

5.注意药物对老年人其他疾病的影响

6.提高老年人用药依从性

老年人的听力、理解力、记忆力、视力均下降，加上用药品种较多，易出现用药依从性差。要采取有效措施提高老年人用药的依从性，比如简化给药方案，尽量减少给药次数；进行用药指导，耐心说明用药目的；药品及使用方法应标记清楚；痴呆及瘫痪者应在家属监控下用药等。

活动三 妊娠期和哺乳期妇女用药指导

> **课堂互动** 1956 年在德国上市了一种药品——沙利度胺。因它能有效地改善怀孕妇女恶心、呕吐反应，因此又名"反应停"。沙利度胺上市后，因治疗效果好，迅速流行于欧洲、亚洲（以日本为主，中国未上市）、北美、拉丁美洲等很多国家。到 1960 年左右，上述国家突然发现许多新生儿的上肢、下肢特别短小，甚至没有臂部和腿部，手脚直接连在身体上，其形状酷似"海豹"，部分新生儿还伴有心脏和消化道等畸形。海豹儿事件发生后，沙利度胺于 1962 年在全球范围内被禁用，但此时沙利度胺已经在全世界造成了巨大的伤害。据后来统计，全球 46 个国家有 12000 名"海豹肢畸形"患儿出生，其中只有 8000 名活过了第一年。这就是"沙利度胺不良反应事件"。
>
> 通过上述案例，请同学们分析妊娠期用药应该注意哪些问题？掌握什么原则？

整个妊娠期长达 10 个月，在此漫长的时间内，孕妇可能会遇到一些疾病需要药物治疗。在妊娠期，胚胎或胎儿处于发育的不同阶段，各器官功能尚不完善，如用药不当对胚胎或胎儿可能造成不良影响。我国在妊娠期用药上目前存在的问题表现在两方面：一方面，孕妇患有各种疾病需要用药物治疗时拒绝用药，以致病情加重，延误治疗；另一方面，孕妇患病需要用药物治疗，药物选择不合理。因此，如何在妊娠期选择安全、有效的药物，适时适量用药，对提高胎儿质量非常重要。

一、妊娠期用药

1.药物对孕妇的影响

妊娠早期（妊娠初始 3 个月）是胚胎器官的分化期，易受药物的影响而引起胎儿畸形。如雌激素、孕激素等常可致胎儿性发育异常；甲氨蝶呤可致颅骨和面部畸形、腭裂等。妊娠后期用依托红霉素引起阻塞性黄疸的可能性增加。妊娠期用药应避免选用对孕妇有明显不良反应的药物，如妊娠期服用阿司匹林可引起过期妊娠、产程延长和产后出血。妊娠期对泻药、利尿药和刺激性较强的药物比较敏感。为保证胎儿生长的需要和维持良好的营养状况，在孕妇营养不足的情况下，应适当补充铁、钙、叶酸盐、维生素 B_1 和维生素 B_6，对于钩虫病和血吸虫病高发区和贫血孕妇应常规补充铁。

2.药物对妊娠的危险性分级

对妊娠期孕妇用药的安全性分类有好几种办法，其中美国食品药品管理局（FDA）制定的标准，含义明确、科学客观，所以为各国医生所接受。FDA 将药品的安全性分为 A、B、C、D、X 五类，有些药物有两个不同的危险度等级，是因为其危害性可因其用药持续时间不同而不同。FDA 5 个等级分类标准如下。

A：在有对照组的早期妊娠妇女中未显示对胎儿有危险（并在中、晚期妊娠中亦无危险的证据），可能对胎儿的伤害极小。

B：在动物生殖试验中并未显示对胎儿的危险，但无孕妇的对照组，或对动物生殖试验显示有副作用（较不育为轻），但在早孕妇女的对照组中并不能肯定其副作用（并在中、晚期妊娠亦无危险的证据）。

C：在动物的研究中证实对胎儿有副作用（致畸或使胚胎致死或其他），但在妇女中无对照组或在妇女和动物研究中无可以利用的资料。药物仅在权衡对胎儿的利大于弊时给予。

D：对人类胎儿的危险有肯定的证据，但尽管有害，对孕妇需肯定其有利，方予应用（如对生命垂危或疾病严重而无法应用较安全的药物或药物无效）。

X：动物或人的研究中已证实可使胎儿异常，该药禁用于已妊娠或将妊娠的妇女。

3.不同孕期用药对胎儿致畸的影响

（1）细胞增殖早期 为受精后至 18 天左右，细胞尚未开始分化，不会致畸，但会造成流产、胚胎死亡等。

（2）器官分化期 受精后 3 周至 3 个月为器官分化期，此时如胚胎接触毒物，最易发生先天畸形，药物对胎儿的致畸作用可表现为形态，也可表现为功能。

（3）胎儿形成期 为妊娠 3 个月至足月，为胎儿发育的最后阶段，器官形成过程已大体完成，除中枢神经系统或生殖系统可因有害药物致畸外，其他器官一般不致畸。

4.药物对胚胎及胎儿的不良影响的表现

（1）畸形 沙利度胺、雌激素、孕激素、雄激素、烷化剂、氮芥类、抗癫痫药、抗凝药、酒精等均能引起畸形。

（2）神经中枢抑制和精神系统损害 妊娠期妇女服用镇静药、安定药、麻醉药、止痛药、抗组胺药等；产程中给予孕妇麻醉剂、镇痛药、安定药等。

（3）溶血 抗疟药、磺胺类、硝基呋喃类、解热镇痛药如氨基比林、大剂量脂溶性维生素 K 等。

（4）出血 双香豆素类抗凝药、大剂量苯巴比妥或长期服用阿司匹林等。

（5）其他不良影响 氨基糖苷类抗生素可致永久性耳聋及肾脏损害；四环素可造成婴儿牙齿黄染，牙釉质发育不全，骨生长障碍；噻嗪类利尿药可引起死胎、电解质紊乱、血小板减少症等；孕妇摄入过量维生素 D 导致新生儿血钙过高，智力障碍，肾或肺小动脉狭窄及高血压；分娩前应用氯霉素可引起新生儿循环障碍和灰婴综合征。

5.妊娠期妇女用药注意事项

（1）安全选药，谨慎使用　尽量选用对孕妇及胎儿安全的药物；用药时间宜短不宜长，剂量宜少不宜多。

（2）要谨慎使用可引起子宫收缩的药物　垂体后叶素、缩宫素等宫缩剂小剂量即可使子宫阵发性收缩，大剂量可使子宫强直性收缩。临床主要用于不完全流产、引产、产程中加强宫缩及宫缩激惹试验。用于催产时，如果产妇骨盆小、粘连变形、胎儿大、分娩有困难，用此类药引产则有子宫破裂之危险，故禁用。对催产素有禁忌证的产妇绝对不能应用，对适合用缩宫素的产妇，应用时也要特别谨慎，如果发现子宫收缩过强、过频或胎心异常时，应立即停用。麦角胺、麦角新碱等也可引起子宫强直性收缩，其作用亦较持久，临床主要用于产后出血，但在胎儿娩出前禁用此药，否则可引起胎儿窒息死亡。

（3）妊娠期绝不滥用抗菌药　对疑有感染的孕妇，必须进行详细的临床检查和细菌学检查，最好根据药敏试验结果兼顾药物对孕妇和胎儿的影响来选药。

6.妊娠妇女禁用的药物

抗感染药物：链霉素、琥乙红霉素、氯霉素、多西环素等。

神经系统用药：左旋多巴、卡马西平、地西泮（前3个月禁用）、奥沙西泮等。

循环系统用药：洛伐他汀、非诺贝特、尼群地平等。

呼吸系统用药：厄多司坦、喷托维林、氯哌斯汀、曲尼司特。

消化系统用药：哌仑西平、枸橼酸铋钾、胶体果胶铋等。

泌尿系统用药：布美他尼（前3个月禁用）、醋甲唑胺、醋羟胺酸、鞣酸加压素。

皮肤科用药：维A酸、异维A酸、阿达帕林。

血液及造血系统用药：巴曲酶、云南白药、华法林等。

激素有关药物：雌二醇、苯乙双胍、降钙素等。

抗过敏药物及免疫调节药物：苯海拉明（孕早期禁用）、青霉胺、环孢素等。

抗肿瘤药：氮芥、美法仑、异环磷酰胺、阿柔比星、长春新碱等。

生物制品：森林脑炎灭活疫苗、伤寒疫苗等。

生化制品：降纤酶、促红细胞生成素、阿糖腺苷。

维生素、营养及调节水、电解质和酸碱平衡药物：丙氨膦酸二钠、羟乙膦酸钠、阿仑膦酸钠、伊班膦酸钠、葡萄糖酸锌。

二、哺乳期用药

母乳喂养新生儿，药物可通过乳汁进入体内，几乎所有母亲服用的药物都可在乳汁中排泄，但其量很少超过摄入量的1%～2%，一般不致带来危害，不同的药物在乳汁中的排泄量有较大的差异。如母体服用地高辛后，乳汁中含量甚微；服用酒精、异烟肼及甲硝唑等药物后，乳汁中含量较高。新生儿每日可吸吮乳汁约800毫升，吸吮了含有药物的乳汁后，有些药物会对新生儿生长发育产生不良影响，故此哺育期用药应慎重。

1.影响药物进入乳汁的因素

（1）药物的相对分子质量，相对分子质量＞200的物质难以穿透细胞膜。

（2）药物在脂肪和水中的溶解度　在脂肪和水中都有一定溶解度的物质较易通过细胞膜。

（3）药物与母体血浆蛋白的结合能力　只有在母亲血浆中处于游离状态的药物才能进入乳汁，而与母亲血浆蛋白牢固结合的药物，如抗血凝的华法林不会在乳汁中出现。

（4）药物的离解度　离解度越低，乳汁中的药物浓度也越低。电解质锂易进入乳汁中并可达高浓度。

（5）药物的酸碱度　碱性药物如红霉素易在乳汁中排泄，而酸性药物如青霉素G、磺胺噻唑较难排泄。

2.哺乳期妇女用药原则

（1）选药慎重，权衡利弊。

（2）适时哺乳，防止蓄积。

（3）非用不可，选好替代。

（4）代替不行，人工哺育。

3.哺乳期妇女禁用的药物

抗感染药物：链霉素、氯霉素、多西环素、环丙沙星等。

神经系统用药：左旋多巴、金刚烷胺、卡马西平、苯巴比妥、奥沙西泮等。

循环系统用药：地尔硫䓬、洛伐他汀、非诺贝特、西拉普利等。

呼吸系统用药：厄多司坦、喷托维林、氯哌斯汀、右美沙芬、倍氯美松。

消化系统用药：泮托拉唑、胶体酒石酸铋、米索前列醇等。

泌尿系统用药：环噻嗪、苄噻嗪、乙酰唑胺、醋甲唑胺等。

血液及造血系统用药：双香豆素乙酯、茴茚二酮、去纤酶、氯贝丁酯等。

激素有关药物：雌二醇、苯乙双胍、降钙素等。

抗变态反应药物及免疫调节药物：苯海拉明、青霉胺、环孢素等。

抗肿瘤药：氮芥、美法仑、异环磷酰胺、阿柔比星、亮丙瑞林等。

生物制品：森林脑炎灭活疫苗、伤寒疫苗等。

生化制品：降纤酶。

维生素、营养及调节水、电解质和酸碱平衡药物：阿仑膦酸钠、伊班膦酸钠、葡萄糖酸锌。

活动四　肝、肾功能不全者用药指导

课堂互动　在一些药品说明书上有"肝功能不全病人慎用"或"肝肾功能严重损害者禁用"等提示语。请同学们讨论肝、肾功能不全患者用药需注意哪些事项？

一、肝功能不全者用药指导

1.肝功能不全时药动学和药效学特点

一般来说，不同程度的肝功能损害时，药动学主要的改变是药物的吸收、体内分布及代谢清除。药效学的改变主要是药理效应可表现为增强或减弱。

（1）吸收　肝脏疾病时，可出现肝内血流阻力增加，门静脉高压，肝内外的门体分流以及肝实质损害，肝脏内在清除率下降。药物不能有效地经过肝脏的首关作用，使主要在肝脏内代谢清除的药物生物利用度提高，同时体内血药浓度明显增高而影响药物的作用，而药物的不良反应发生率也可能升高。

（2）分布　药物在体内的分布主要通过与血浆蛋白结合而转运。药物的血浆蛋白结合率主要与血浆蛋白浓度减少程度密切相关，血浆中与药物结合的蛋白质主要是白蛋白、脂蛋白和α_1-酸性糖蛋白。酸性药物主要与白蛋白结合，碱性药物主要与脂蛋白和α_1-酸性糖蛋白结合。在罹患肝脏疾病时，肝脏的蛋白合成功能减退，血浆中白蛋白浓度下降，使药物的血浆蛋白结合率下降，血中结合型药物减少，而游离型药物增加，虽然血药浓度测定可能在正常范围，但具有活性的游离型药物浓度增加，使该药物的作用加强，同时不良反应也可能相应增加，尤其对于蛋白结合率高的药物，其影响更为显著。

（3）代谢　在罹患肝脏疾病时，口服阿司匹林、普萘洛尔等血药浓度上升，生物利用度增强。某些需要在体内代谢后才具有药理活性的前药如可待因、依那普利、环磷酰胺等药理效应也降低。

2.肝功能不全患者用药原则

（1）明确诊断，合理选药。

（2）避免或减少使用对肝脏毒性大的药物。

（3）注意药物相互作用，特别应避免肝毒性药物的合用。

（4）肝功能不全而肾功能正常的病人可选用对肝毒性小，并且从肾脏排泄的药物。

（5）初始用药宜小剂量，必要时进行 TDM，做到给药方案个体化。

（6）定期检查肝功能，及时调整治疗方案。

3.肝病患者慎用对肝脏有损害的药物

（1）代谢性药肝　氯丙嗪、三环类抗抑郁药、抗癫痫药、抗菌药、巴比妥类等。

（2）急性实质性药肝　对乙酰氨基酚等。

（3）药物引起的脂肪肝　异烟肼等。

（4）慢性实质性药肝　甲基多巴等。

（5）药物引起的胆管病变——硬化性胆管炎　氟尿嘧啶。

（6）药物引起的肝血管病变　口服避孕药等。

（7）肝脏肿瘤　口服避孕药等。

二、肾功能不全者用药指导

1.肾功能不全时药动学和药效学特点

（1）吸收　肾单位数量减少、肾小管酸中毒。

（2）分布　酸性药物蛋白结合率下降，碱性药物蛋白结合率不变。

（3）代谢　可能发生改变。

（4）排泄　经肾脏排泄的药物消除减慢。

（5）机体对药物的敏感性发生改变。

2.肾功能不全患者用药原则

（1）明确诊断，合理选药。

（2）避免或减少使用对肾毒性大的药物。

（3）注意药物相互作用，特别应避免肾毒性药物的合用。

（4）肾功能不全而肝功能正常的病人可选用双通道排泄的药物。

（5）根据肾功能的情况调整用药剂量和给药间隔时间，必要时进行 TDM，设计个体化给药方案。

3.肾病患者慎用的药物

非甾体抗炎药（解热镇痛药）、抗生素（氨基糖苷类、青霉素、头孢类）、磺胺类、利尿剂、抗癫痫药、抗结核药、免疫抑制剂。

活动五　驾驶员用药指导

课堂互动　　随着经济文化的发展，驾驶车辆的人员与日俱增，但许多人并不知道服药后驾驶也会酿成交通事故。从交通事故的事后分析中发现，驾驶员因服用有关药物而导致交通肇事的现象所占比例在逐年上升。奥地利科学家柯瓦格涅夫调查了9000例交通事故的原因，发现16%是因为驾驶员服药后所致。

　　请同学们讨论驾驶员生病服药对安全驾驶有何影响？哪些药可以服用，哪些药不能服用？

　　在日常各项工作中，驾驶员（包括驾驶飞机、车船，操作机械、农机具手和高空作业人员）常因服药后影响其正常反应，出现不同程度的疲倦、嗜睡、困乏和精神不振、视物模糊、辨色困难、多尿、平衡力下降等。因此，为了行车安全和健康，驾驶员对一些药物必须慎重使用。

一、驾驶员应慎用的药物

1.可引起驾驶员嗜睡的药物

抗感冒药、抗过敏药、镇静催眠药、质子泵抑制剂。

2.可使驾驶员出现眩晕或幻觉的药物

镇咳药（右美沙芬、那可丁、喷托维林）、解热镇痛药（双氯芬酸）、抗病毒药（金刚烷胺）、抗血小板药（双嘧达莫）、周围血管扩张药（氟桂利嗪）。

3.可使驾驶员视物模糊或辨色困难的药物

解热镇痛药（布洛芬、吲哚美辛）、解除胃肠痉挛药（东莨菪碱、阿托品）、抗心绞痛药（硝酸甘油）、抗癫痫药（卡马西平、苯妥英钠、丙戊酸钠）、扩张血管药（双氢麦角碱）。

4.可使驾驶员出现定向力障碍的药物

镇痛药（哌替啶）、抗消化性溃疡药（西咪替丁、雷尼替丁、法莫替丁）。

5.可导致驾驶员多尿或多汗的药物

利尿药、抗高血压药。

二、防范措施

（1）开车前4小时慎用上述药物，或服后休息6小时再开车。

（2）注意复方制剂中有无对驾驶能力有影响的成分。

（3）对易产生嗜睡的药物，服用的最佳时间为睡前半小时，既能减少给日常生活带来不便也能促进睡眠。有些感冒药分为日片或夜片，如日夜百服宁片、白加黑感冒片，日片不含抗过敏药，极少引起嗜睡，在白天宜尽量选用日片。

（4）改用替代药，如过敏时尽量选用对中枢神经抑制作用小的抗过敏药如咪唑斯汀、氯雷他定、地氯雷他定；感冒时选用不含镇静药和抗过敏药的日片。

（5）如患糖尿病，在注射胰岛素和服用降糖药后稍事休息，如血糖过低或头晕、眼花、手颤，可进食少量食物或巧克力、水果糖。

（6）千万不要饮酒或含酒精饮料，乙醇是一种中枢神经抑制剂，可增强催眠药、镇静药、抗精神病药的毒性。

（7）注意药品的通用名和商品名，有时同一药品有不同的商品名，医师和药师要注意辨认，并向患者交代清楚。

活动六　运动员禁用的药物

课堂互动　　2009 年 10 月 22 日，在第十一届全运会女子百米飞人大战中，福建选手王某以 11 秒 50 的成绩夺冠。但是，就在赛后的药检中，她的兴奋剂检测呈阳性，被取消冠军资格，并遭到最为严厉的终身禁赛。

　　请同学们讨论什么是兴奋剂？运动员为什么禁止服用兴奋剂？哪些药物出售给运动员时要特殊交代？

一、兴奋剂的概念和分类

　　兴奋剂是指运动员参赛时禁用的药物，具体是指能起到增强或辅助增强自身体能或控制能力，以达到提高比赛成绩的某些药物或生理物质。兴奋剂品种不断增多，国际奥委会的禁用药物目录已达 100 余种。它分为六类：一是精神刺激剂，如麻黄碱、可卡因、苯丙胺等；二是合成类固醇，如甲睾酮、苯丙酸诺龙等；三是利尿剂，如呋塞米、依他尼酸、螺内酯（安体舒通）等；四是麻醉镇痛剂，如可待因、哌替啶、芬太尼等；五是 β 受体阻滞剂，如普萘洛尔等；六是肽激素类，如人生长激素、人促红素（EPO）或重组人促红素（rhEPO）、促性腺激素等。

　　具体兴奋剂的品种可查阅国家体育总局、商务部、卫健委、海关总署和国家药品监督管理局每年联合制定的兴奋剂目录。

二、兴奋剂的危害

1.精神刺激剂

　　如麻黄碱能提高运动员的呼吸功能，改善循环，增加供氧能力，并能振奋精神，但长期服用，会有头痛、心慌、焦虑、失眠、耳鸣、颤抖等不良反应。严重中毒时，会因心力衰竭和呼吸衰竭而死亡。

2.合成类固醇

　　因能促使体格强壮、肌肉发达，增强爆发力，并缩短体力恢复时间，故常被短跑、游泳、投掷、摔跤、柔道、健美、自行车、滑雪、橄榄球等运动员使用。但它潜在有较大的毒副作用：男性长期应用，会导致阳痿、睾丸萎缩、精子生成减少，甚至无精子，而影响生育；女性长期应用，可导致月经紊乱，甚而闭经和不孕，同时还会出现男性化症状，像多毛、长胡须、声音变粗、脱发、性功能异常等，即使停药也不可逆转。更为严重的是，不论男女，均会诱发高血压、冠心病、心肌梗死、脑动脉硬化和脑血管破裂，以及引起肝癌、肾癌等疾患。

3.利尿剂

　　可帮助人短时间内急速降低体重，易造成人体严重脱水、肾衰竭。常被自行车、柔道、摔跤和举重选手滥用。

4.麻醉性镇痛剂

　　其作用是让运动员能长时间忍受肌肉疼痛，但其能使伤口进一步恶化，导致呼吸困难和药物依赖。常被游泳和长跑选手使用。

5.β 受体阻滞剂

　　有镇静效果，如射击、体操、滑雪、赛车等项目的运动员用后，可降低血压、减慢心率、减少心肌耗氧量，增强人体平衡功能和运动耐力，尤其能消除运动员比赛前的紧张心理，使之正常或超常发挥竞技水平，取得良好成绩。但滥用此类药物，会引起头晕、失眠、抑郁、幻觉、心动过缓、低血压，严重者可诱发支气管哮喘。若长期使用后突然停药，则会引发心跳过速、心肌梗死，乃至突然死亡。

6.肽激素类

如人生长激素（HGH）的作用是刺激骨骼、肌肉和组织的生长发育。其危害表现为手、足、脸以及内部器官的不正常发育。常被田径、举重等选手使用。

学习小结

项　目		内容要点
用药咨询服务	患者用药咨询服务	主要咨询内容；特殊提示；需要特别关注的问题
	医师用药咨询服务	主要咨询内容；服务程序；抗菌药物的特殊指导
	护士用药咨询服务	主要咨询内容；不宜选用氯化钠注射液和葡萄糖注射液作溶剂的药品；注射药物的滴速
	公众用药咨询服务	提高安全用药意识，纠正错误用药习惯
药品的正确使用	用药依从性	缺乏依从性产生的后果 影响用药依从性的因素 提高患者用药依从性的方法
	药品的正确使用方法	药品服用的适宜时间；剂型的正确使用（滴丸、泡腾片、舌下片、咀嚼片、软膏剂、含漱剂、滴膏剂、眼膏剂、滴耳剂、滴鼻剂、鼻用喷雾剂、栓剂、透皮贴剂、膜剂、气雾剂、缓控释制剂）
	服用药品的特殊提示	服用后宜多喝水的药物；饮酒、喝茶、喝咖啡、食盐、脂肪或蛋白质、食醋、吸烟与药物的相互作用
药物临床使用的安全性	重点药物监护	抗菌药物；糖皮质激素；维生素；非甾体抗炎药
	不良反应与药物警戒	不良反应的概念、影响因素、分类 药物不良反应的因果关系评价 药品不良反应报告和监测 药物警戒
	药源性疾病及其防治	药源性疾病的诱发因素 常见药源性疾病 药源性疾病的诊断方法、预防与治疗
	治疗药物监测（TDM）	血药浓度与药效的关系 影响血药浓度的因素 临床需要监测的药物 治疗药物监测常用技术
	个体化给药	个体化用药的步骤与原则 肝、肾功能受损患者的个体化给药
特殊人群的用药指导	小儿用药指导	新生儿用药特点 婴幼儿期用药特点 儿童期用药特点 小儿用药注意事项
	老年人用药指导	老年人患病的特点 老年人的药动学与药效学特点 老年人常用药物的不良反应 老年人用药注意事项
	妊娠期和哺乳期妇女用药指导	药物对妊娠的危险性分级 不同孕期用药对胎儿致畸的影响 妊娠期妇女用药注意事项及禁用药物 哺乳期妇女用药原则及禁用药物
	肝、肾功能不全者用药指导	肝、肾功能不全时药动学特点 肝、肾功能不全患者用药原则 肝病患者慎用对肝脏有损害的药物
	驾驶员用药指导	驾驶员应慎用的药物 防范措施
	运动员禁用的药物指导	兴奋剂的危害 兴奋剂目录

课堂练习

一、A型题（单选题）

1. 可导致老年人脱水、低血钾等不良反应的药品是（　　）。

A. 地西泮 　　　　　　　　　B. 氨氯地平 　　　　　　　　　C. 呋塞米

D. 普萘洛尔 　　　　　　　　E. 氯苯那敏

2. 接受清洁手术者，在术前给予抗菌药物的适宜时间是（　　）。

A. 0.5～2 小时 　　　　　B. 2～3 小时 　　　　　C. 2～4 小时

D. 3～6 小时 　　　　　　E. 4～8 小时

3. 老年人用庆大霉素时应谨慎，主要是因为老年人（　　）。

A. 肾功能降低，药物半衰期延长，耳、肾毒性增加

B. 血浆蛋白含量降低，使游离性药物增加

C. 对药物处于高敏状态，影响中枢神经系统的功能

D. 肝功能降低，使血药浓度升高

E. 消化腺分泌减少，药物吸收增加

4. 下列药物中，有效血药浓度与中毒浓度相近的是（　　）。

A. 阿司匹林 　　　　　　　　B. 苯妥英钠 　　　　　　　　C. 阿托品

D. 氢氯噻嗪 　　　　　　　　E. 四环素

5. 孕妇需用解热镇痛药时可选用（　　）。

A. 对乙酰氨基酚 　　　　　　B. 阿司匹林 　　　　　　　　C. 吲哚美辛

D. 可的松 　　　　　　　　　E. 哌替啶

6. 禁用于围产期妇女及 12 岁以下儿童的药是（　　）。

A. 喹诺酮类药物 　　　　　　B. 青霉素类药物 　　　　　　C. 头孢菌素类药物

D. 中和胃酸的药物 　　　　　E. 抗贫血药物

7. 目前推荐的抑制胃酸分泌药物的给药方法是（　　）。

A. 早晨 1 次顿服 　　　　　B. 每 12 小时服 1 次 　　　　C. 每 8 小时服 1 次

D. 晚上 1 次顿服 　　　　　E. 午饭后 1 次顿服

8. 不需要进行治疗药物监测的是（　　）。

A. 治疗指数低的药物 　　　　B. 安全范围窄的药物 　　　　C. 毒副作用强的药物

D. 胃肠不吸收的药物 　　　　E. 具非线性药动学特征的药物

9. 含钙量高，日服 1 次的钙制剂的最佳服用时间是（　　）。

A. 空腹 　　　　B. 睡前 　　　　C. 餐前 　　　　D. 餐后 　　　　E. 餐中

10. 非甾体抗炎药最常见的不良反应是（　　）。

A. 胃肠道损害 　　　　B. 肾损害 　　　　C. 肝损害

D. 出血时间延长 　　　　E. 粒细胞减少

二、B型题（配伍选择题）

[1～3] 　A. 适当多食脂肪 　　　B. 少食盐 　　　C. 少食醋 　　　D. 不吸烟 　　　E. 不饮酒

1. 服用脂溶性维生素时宜（　　）。

2. 用抗生素头孢哌酮时宜（　　）。

3. 用麻醉药利多卡因时宜（　　）。

[4~7]　A.严禁直接口服　　　B.禁用于红肿部位　C.使用后不宜马上饮水
　　　　　D.一般应整片吞服　　E.保持舌下含服至少5分钟，仰卧姿势约20分钟

4. 含漱剂（　　　）。

5. 缓控释制剂（　　　）。

6. 透皮贴剂（　　　）。

7. 泡腾片剂（　　　）。

[8~11]　A.呋塞米　　　　　　B.普伐他汀　　　　　C.甲氧氯普胺
　　　　　D.格列苯脲　　　　E.阿司匹林

8. 宜于清晨服用的药品是（　　　）。

9. 宜于餐前服用的药品是（　　　）。

10. 宜于餐后服用的药品是（　　　）。

11. 宜于睡前服用的药品是（　　　）。

[12~15]　A.黑色大便　　　B.口干和视物模糊　　C.便秘
　　　　　D.幻觉、定向力障碍　　　　　　　　E.疲乏、嗜睡

12. 硫糖铝服后可能导致（　　　）。

13. 枸橼酸铋钾服后可能导致（　　　）。

14. 哌仑西平服后可能导致（　　　）。

15. 雷尼替丁服后可能导致（　　　）。

[16~18]　A.氨基糖苷类　　B.氮芥类　　　　　C.甲巯咪唑
　　　　　D.头孢菌素类　　E.胰岛素

16. 妊娠早期妇女使用可引起胎儿畸形的药品是（　　　）。

17. 妊娠期妇女使用可致胎儿永久性耳聋的药品是（　　　）。

18. 妊娠期妇女使用可致胎儿甲状腺功能低下的药品是（　　　）。

[19，20]　A.右美沙芬　　　B.甲睾酮　　　　　C.非洛地平
　　　　　D.非诺贝特　　　E.布洛芬

19. 运动员禁用的药品是（　　　）。

20. 驾驶员驾车时，慎用的药品是（　　　）。

[21~24]　A.四环素类　　　B.青霉素类　　　C.氯霉素
　　　　　D.磺胺甲噁唑　　E.氨基糖苷类抗生素

21. 可致过敏反应的是（　　　）。

22. 可致乳儿骨髓抑制的是（　　　）。

23. 可致核黄疸、溶血性贫血的是（　　　）。

24. 可导致乳儿听力下降的是（　　　）。

[25，26]　A.口服给药　　　B.静脉给药　　　C.局部给药
　　　　　D.全身给药　　　E.肌内注射给药

25. 轻症感染及重症感染病情好转后治疗可（　　　）。

26. 青霉素类、头孢类易产生过敏反应的药物不可（　　　）。

三、X型题（多选题）

1. 关于婴幼儿期用药特点的叙述正确的有（　　　）。

A.口服给药时以糖浆剂为宜　　　　　　　B.肌内注射给药不影响吸收

C. 使用吗啡易引起呼吸抑制　　　　　　　D. 使用氨茶碱无兴奋神经系统作用

E. 应用中枢镇静药时年龄愈小耐受力愈大

2. 下列关于肾功能不全患者用药原则叙述正确的有（　　　）。

A. 明确诊断，合理选药

B. 避免或减少使用肾毒性大的药物

C. 注意药物相互作用，特别应避免与肝毒性药物的合用

D. 肾功能不全，而肝功能异常者可选用双通道（肝肾）排泄的药物

E. 设计个体化给药方案，必要时进行 TDM

3. 长期应用糖皮质激素可发生（　　　）。

A. 二重感染　　　　　　　　　　　　　B. 医源性皮质醇增多症

C. 撤药综合征　　　　　　　　　　　　D. 骨质疏松

E. 肾病综合征

4. 为增加依从性，应该向患者介绍药物的一般知识，其中包括（　　　）。

A. 药物的化学结构式和合成路线　　　　B. 根据治疗目的选择适当的给药途径

C. 药物的效期、包装及储藏保管　　　　D. 药物的禁用、慎用、相互作用等

E. 特殊病人应遵循特殊的给药方案

5. 药品不良反应报告制度的目的有（　　　）。

A. 为了保障患者用药安全

B. 为了防止历史上药害事件的重演

C. 为评价、整顿、淘汰药品提供服务和依据

D. 为临床用药提供信息

E. 为了作为诉讼的依据

6. 目前，药师向医师提供用药咨询服务的内容主要包括（　　　）。

A. 新药信息　　　　　　　　　B. 合理用药信息　　　　　　　　C. 药品不良反应信息

D. 药品价格信息　　　　　　　E. 治疗药物监测

7. 关于药师向患者提供咨询服务应特别关注的问题正确的是（　　　）。

A. 问询女性适龄患者是否处于妊娠期或哺乳期

B. 尽量使用描述性语言而不用数字

C. 为用药依从性不好的患者提供书面材料

D. 尊重患者的意愿，保护患者的隐私

E. 及时地全部给予当场解答

实训指导　用药咨询服务和安全用药指导

一、实训任务

1. 运用课堂教学所学的理论知识，对感冒、高血压和糖尿病案例进行分析，强化对临床常用感冒药、抗高血压药和降糖药合理应用相关知识的理解，培养独立分析问题和解决问题的能力。

2. 通过角色扮演，给予感冒、高血压和糖尿病患者有效的用药指导和非药物治疗的建议。

二、实训学时数

4 学时。

三、实训指导

1. 感冒初期治疗原则是抗过敏和缓解卡他症状如鼻腔黏膜血管充血、喷嚏、流涕等，故选用含盐酸伪麻黄碱或氯苯那敏的制剂；感冒发作期对于发热、咽痛、头痛或全身关节、肌肉酸痛可选用对乙酰氨基酚、布洛芬等解热镇痛药，轻咳可选用含右美沙芬止咳成分药物；感染期除对症治疗外，根据病情可加入抗生素或抗病毒药物。

2. 高血压分为原发性高血压和继发性高血压，一般患者的降压目标为 140/90 毫米汞柱以下，对合并糖尿病或肾病等高危患者，应酌情降至更低。降压药物种类有：①利尿药；②β受体阻滞剂；③钙通道阻滞剂；④血管紧张素转换酶抑制剂；⑤血管紧张素Ⅱ受体阻滞剂。改善生活行为有：①减轻并控制体重；②减少钠盐摄入；③补充钙和钾盐；④减少脂肪摄入；⑤增加运动；⑥戒烟、限制饮酒；⑦减轻精神压力，保持心理平衡。

3. 糖尿病分为Ⅰ型糖尿病和Ⅱ型糖尿病，糖尿病的诊断标准为：空腹血糖≥7.0 毫摩尔/升，或耐糖量试验中服糖后 2 小时血糖≥11.1 毫摩尔/升，或糖尿病症状加任意时间血糖≥11.1 毫摩尔/升。Ⅰ型糖尿病以注射胰岛素为主，Ⅱ型糖尿病以口服降糖药为主。

四、实训准备

第一组：感冒药

1. 教师或模拟药房。

2. 案例：张某，男，50 岁，司机，感冒发热伴全身酸痛 3 天，出现头痛、鼻塞、全身疼痛，服用维 C 银翘片无效，后出现发热、咽喉红肿、口渴、咳嗽无痰，故来药店买药。患者既往有高血压病史，无药物过敏史。检查：体温 38℃，脉搏 85 次/分钟，呼吸 21 次/分钟，血压 130/98 毫米汞柱。神志清醒，体型中等。面色较红，声音嘶哑，咽部充血，心律齐，肺部未见干湿啰音。

3. 常用感冒药品种。

第二组：抗高血压药

1. 教师或模拟药房。

2. 案例：一位 50 岁男士患有十二指肠溃疡 4 年，平常不喝酒，喜欢吃肥肉，口重，不常锻炼，其父母患有高血压。在 3 个月前体检时，测量血压值为 158/95 毫米汞柱，其余未见明显异常，服用了医生建议的硝苯地平后觉得有头痛、头晕等不适，就自主停药，现在血压160/100 毫米汞柱。

3. 常用降压药的口服品种：硝苯地平、卡托普利、氯沙坦、复方降压片等。

第三组：降糖药

1. 教师或模拟药房。

2. 案例：患者，男，46 岁，一年前退休在家。其父有糖尿病，自述多尿、消瘦、时有头晕、乏力近一年，曾服用消渴丸、六味地黄丸等，但效果不理想，几天前去看医生，化验得知：血糖 13.6 毫摩尔/升，尿糖（++++），初步诊断为 2 型糖尿病。

3. 常用口服降糖药品种。

4. 血糖仪及其配套材料。

五、实训操作

第一组：感冒药

1. 学生分组，对临床合理用药案例或处方进行讨论、分析，教师巡视指导，每组推选代表发言，最后教师点评、总结。

讨论题目：

（1）如患者出现发热、头痛如何选择药物？

（2）如患者出现感冒发热、鼻塞、流涕、咳嗽、咳痰，选用何种成分药物？

（3）如患者出现流感发热、头疼、全身疼痛、咽喉痛等症状，除用解热镇痛药外，还需要选用何种药物？

2. 分组进行合理用药指导模拟训练，最后每组推选代表登台表演。

第二组：抗高血压药

1. 熟悉案例，分组讨论、分析，教师巡视指导，每组推选代表发言，最后由老师点评、总结。

讨论题目：

（1）简述常用抗高血压药物的分类。

（2）高血压患者的非药物治疗应注意什么？

（3）对合并其他疾病高血压患者如何正确选药？

（4）说出常用降压药的主要不良反应。

2. 每组推选"药师""顾客"各一名，根据案例设计问药以及推荐药物的情景对话，分组进行角色扮演。

第三组：降糖药

1. 熟悉案例，分组讨论、分析，教师巡视指导，每组推选代表发言，最后由教师点评、总结。

讨论题目：

（1）糖尿病的类型及其特点有哪些？

（2）糖尿病的综合治疗包括哪些？常用口服降糖药有哪些？

（3）糖尿病患者发生低血糖反应时应该如何处理？

（4）Ⅱ型糖尿病患者在什么情况下需要用胰岛素进行治疗？

2. 每组推荐"药师""顾客"各一名，根据案例设计问病荐药的情景对话，分组进行角色扮演。

3. 互相进行血糖检测

（1）清洗双手，待干，备好血糖仪、血糖试纸、采血器等。开机，仪器校正。

（2）乙醇消毒待采血的手指。

（3）将采血针装入采血笔中。用75%乙醇擦拭采血部位，用拇指关节顶紧要采血的指尖关节，用采血针在指尖一侧刺破皮肤（根据皮肤厚度选择刺入深度，刺皮后勿使劲加力挤压，以免组织液混入血样造成检测结果偏差），弃去第一滴血，将第二滴血靠近试纸条的吸血区让其直接吸进试纸，将试纸条插入测量显示器中。

（4）从血糖仪上读出血糖值，并记录检测时间和血糖值。

六、实训考核

1. 考核说明

（1）病情与用药分析。

（2）用药咨询全面性、完整性。

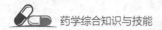

2. 实践项目考核表

感冒药/降压药/降糖药用药咨询服务和安全用药指导实训考核表

项目	考核要求	分值	得分
案例分析	病情分析	10	
	用药和药物不良反应分析	20	
	非药物治疗分析	20	
情景对话	用药咨询语言	10	
	用药咨询完整性	20	
	用药咨询全面性	20	

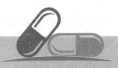

项目五

临床常见中毒物质的解救

学习目标
◎ 掌握中毒的一般处理方法；
◎ 了解常见药物、食物中毒的机制及表现；
◎ 掌握常见中毒的对症、对因治疗方法。

技能要求
◎ 能根据中毒物的不同性质选择一般处理方法；
◎ 能根据中毒物的特点及中毒情况选择合适的药物解救方案。

　　凡能损害机体的组织与器官，并能在组织与器官内发生生物化学或生物物理学作用，扰乱或破坏机体的正常生理功能，使机体发生病理变化的物质，称之为毒物，而毒物引起的疾病称之为中毒。

任务一　中毒的一般处理

课堂互动　我们平时见到过哪些中毒情况？是药物中毒、农药中毒还是食物中毒？如果遇到这种情况，我们应该采取什么解救措施呢？

　　中毒的一般处理措施适用于大多数中毒情况，是中毒解救需掌握的基本原则。一般处理程序：第一是减少毒物的进一步吸收；第二是加速已吸收毒物从体内的清除；第三是对毒物产生的病理症状进行拮抗。

活动一　清除未吸收的毒物

一、吸入性中毒

　　吸入性毒物包括吸入性气体、挥发性液体、固体粉尘等。应尽快使患者脱离中毒环境，呼吸新鲜空气，必要时给予氧气吸入、进行人工呼吸。

二、经皮肤和黏膜吸收中毒

　　（1）除去污染的衣物，清除皮肤、黏膜上的毒物。清洗被污染的皮肤与黏膜；皮肤接触腐蚀性毒物者，冲洗时间要求达15～30分钟，并用适当的中和液或解毒液冲洗。

（2）对由伤口进入或其他原因进入局部的药物中毒，要用止血带结扎，尽量减少毒物吸收，必要时进行局部引流排毒。

（3）眼内污染毒物时，必须立即用清水冲洗至少5分钟，并滴入相应的中和剂；对固体的腐蚀性毒物颗粒，要用器械的方法取出结膜和角膜异物。

三、经消化道吸收中毒

对神志清醒的患者，只要胃内尚有毒物，均应采取催吐、洗胃的方法以清除胃内毒物。

1.催吐

（1）方法　清醒患者可饮水500～600毫升，刺激咽弓和咽后壁使之呕吐。当呕吐时，患者头部应放低或转向一侧，以防呕吐物吸入气管发生窒息或引起肺炎。

（2）不宜催吐的情况　昏迷患者；孕妇；中毒引起抽搐、惊厥未被控制之前；患有食管静脉曲张、主动脉瘤、胃溃疡出血、严重心脏病等患者。

2.洗胃

（1）方法　对水溶性药物中毒，洗胃比较适用。清醒患者饮洗胃液200～400毫升后，用压舌板刺激咽部，促使呕吐，并反复进行，直到呕吐出清水而无特殊气味为止。也可采用胃管插入进行洗胃，对急性中毒患者尽量将胃内容物抽出后再进行洗胃，洗胃时每次用液体300毫升，洗胃应多次反复冲洗，直到洗出液与注入的液体一样清澈为止。应将胃内容物抽出做毒物分析鉴定。常用洗胃液见表5-1。

■ 表5-1　常用洗胃液及特点

洗胃液	适应证	注意事项
微温开水、1%～2%氯化钠溶液或生理盐水	用于毒物不明的急性中毒。砷化物、硝酸银中毒，可用生理盐水	避免使用热溶液，以防血管扩张，促进毒物吸收
1:（2000～5000）高锰酸钾溶液	常用于巴比妥类、阿片类、士的宁、氰化物等中毒	可氧化破坏毒物。但1065、1059、3911、乐果等氧化后毒性增强，故不能用高锰酸钾洗胃
0.2%～0.5%活性炭混悬液	用于一切化学物质毒物中毒洗胃（氰化物除外）	为强力吸附剂，可阻止毒物吸收
微温浓茶或1%～4%鞣酸液	用于重金属盐，生物碱、吗啡、阿托品、士的宁、毒蕈或草酸等中毒	沉淀作用
2%碳酸氢钠溶液	用于生物碱、汞、铁及有机磷中毒（敌百虫除外）	为碱性溶液，可沉淀多数生物碱、中和胃酸、亦可结合某些金属，但不能用于敌百虫中毒洗胃。本溶液在体内易产生气体。腐蚀性毒物中毒忌用
过氧化氢溶液（双氧水）10毫升加水100毫升	常用于无机磷及阿片类、士的宁、氰化物等中毒	作用机制：见高锰酸钾溶液，本品易产生气体。腐蚀性毒物中毒时忌用

（2）注意事项　①毒物进入人体内时间在4～6小时应洗胃，超过4～6小时毒物大多已被吸收，但是服毒物量很大或所服毒物存在胃-血-胃循环，尽管超过6小时，仍有洗胃的指征。②中毒引起的惊厥未被控制之前禁止洗胃，操作过程中如发生惊厥或呼吸停止应立即停止洗胃并对症治疗。③每次灌入洗胃液为300～400毫升，最多不超过500毫升，过多则易将毒物驱入肠中。④强腐蚀剂中毒者禁止洗胃，因可能引起食管及胃穿孔。⑤洗胃时要注意减少注入液体压力，以防胃穿孔。⑥挥发性烃类化合物（如汽油）口服中毒患者不宜洗胃，因胃反流后可引起类脂质性肺炎。

3.导泻

一般将硫酸钠或硫酸镁15～30克溶解于200毫升水中内服导泻，以硫酸钠较为常用。

注意事项：毒物引起的严重腹泻，不能用导泻法；腐蚀性毒物中毒或极度衰弱者禁用导泻法；镇静催眠药中毒时，避免使用硫酸镁导泻。

4.洗肠

洗肠一般用 1% 微温盐水、1% 肥皂水或清水，或将药用炭加于洗肠液中，以加速药物吸附后排出。

活动二　加速毒物排泄

一、利尿

大多数毒物进入机体后由肾脏排泄，因此强化利尿是加速毒物排泄的重要措施之一。通常采用的方法是静脉补液后，给予静注呋塞米 20～40 毫克，也可选用其他利尿剂。

注意事项：由于利尿剂作用较强，对电解质平衡影响较大，所以必须在密切观察下使用，以免发生电解质紊乱；肾衰竭者不宜使用强利尿剂。另外需考虑心脏负荷情况。

二、血液净化

由于毒性强烈或者大量毒物突然进入体内，在短时间内导致中毒患者心、肾等脏器功能受损，血液净化法可以迅速清除体内毒物，使重症中毒患者的预后大为改善。血液净化的方法主要有血液透析、腹膜透析、血液灌注、血液滤过和血浆置换等。

活动三　中毒后药物的拮抗

某些毒物有特效的拮抗剂，因此在进行排毒的同时，应积极使用特效拮抗剂。拮抗剂可分为三类。

一、物理性拮抗药

药用炭等可吸附中毒物质，蛋白、牛乳可沉淀重金属，并对黏膜起保护润滑作用。

二、化学性拮抗

如弱酸中和强碱，弱碱中和强酸，二巯丙醇夺取已与组织中酶系统结合的金属物等。

三、生理性拮抗

生理拮抗剂能拮抗中毒毒物对机体生理功能的扰乱作用，例如，阿托品拮抗有机磷中毒、毛果芸香碱拮抗颠茄碱类中毒。

活动四　了解特殊解毒剂及其使用

使用特殊解毒剂时需注意：要抓紧时间，使用适时；注意剂量，不多不少；适应禁忌，了如指掌。常用特殊解毒剂如下。

1.二巯基丙醇（BAL）

【适应证】用于砷、汞、金、铋及酒石酸锑钾中毒。

【用法用量】肌注，0.1～0.2 克，极量 0.2 克，最初两日每日注射 4 次，以后可减少次数，全疗程 7～14 日。

【不良反应与注意事项】可有恶心、呕吐、头痛、心跳加快。肝、肾功能减退者慎用。

2.二巯基丁二钠（二巯琥珀酸钠）

【适应证】 用于锑、铅、汞、砷中毒的中毒治疗，并预防镉、钴、镍的中毒。

【用法用量】 （1）肌注，每次 0.5 克，每日 2 次。

（2）缓慢静注。①急性中毒，首次 2 克，用注射用水稀释，以后每次 1 克，每小时 1 次，共 4～5 次。②慢性中毒，每次 1 克，每日 1 次，疗程 5～7 日，可间断用药 2～3 疗程。

【不良反应与注意事项】 头痛、恶心、四肢酸痛等。数小时后自行消失。此药放置后，如出现混浊应不用。

3.依地酸钙钠（解铅乐、EDTANa-Ca）

【适应证】 用于铅、锰、铜、镉等中毒的中毒治疗，尤以铅中毒疗效好，也可用镭、钚、铀、钍中毒的治疗。

【用法用量】 （1）肌注，每次 0.2～0.5 克，每日 2 次。（2）静滴，每次 0.5～1.0 克，每日 2 次，用生理盐水或葡萄糖注射液稀释成 0.25%～0.5% 的浓度，总剂量不超过 30 克。（3）内服，每次 1～2 克，每日 2～4 次。3 日为一疗程。注射一般可连续给药 3～5 疗程。

【不良反应与注意事项】 可有短暂的头晕、恶心、腹痛。用药期间应做尿常规检查，如有异常应停药。肾脏病人禁用。与 BAL 伍用可增效。

4.青霉胺

【适应证】 用于铜、汞、铅中毒的解毒，治疗肝豆状核变性病。

【用法用量】 （1）口服治疗肝豆状核变性病，每日剂量 20～50 毫克 / 千克，长期服用，好转后可间歇给药。（2）治疗铅、汞等中毒，每日 1 克，分 4 次服，5～7 日为一疗程，停药 2 日后，开始第 2 疗程，一般 1～3 疗程。

【不良反应与注意事项】 偶见头痛、咽痛、乏力、恶心、腹痛。对肾有刺激，对骨髓有抑制作用。青霉素过敏者禁用。

5.亚甲蓝（美蓝）

【适应证】 用于氰化物中毒的解救，小剂量可治疗高铁血红蛋白症（亚硝酸盐中毒等）。

【用法用量】 静注，治疗氰化物中毒，每次 10 毫克 / 千克，治疗高铁血红蛋白血症，每次 1～2 毫克 / 千克，用 25% 的葡萄糖注射液稀释后缓慢静脉注射。

【不良反应与注意事项】 解救氰化物中毒时应与硫代硫酸钠交替使用，大剂量时可出现全身发蓝。

6.硫代硫酸钠（次亚硫酸钠）

【适应证】 主要用于氰化物中毒的解救，也用于砷、汞、铅等中毒的解救。

【用法用量】 （1）氰化物中毒：每次 12.5～25 克，缓慢静注。（2）砷、汞、铅等中毒：每次 0.5～1.0 克，静注或肌注。解救氰化物中毒时应先给予作用快的其他药物，然后再用此药。

【不良反应与注意事项】 有头晕、乏力等反应。一般用生理盐水稀释成 5%～10% 后再用。

7.碘解磷定（解磷定）

【适应证】 用于有机磷中毒的解救。

【用法用量】 （1）轻度中毒：静注 0.4 克，必要时 2 小时后重复给药 1 次。（2）中度中毒：静注 0.8～1 克，以后每小时给 0.4～0.8 克。（3）重度中毒：缓慢静注 1.0～1.2 克，30 分钟后不显效，可重复给药，好转后逐步停药。

【不良反应与注意事项】 头痛、胸闷、恶心、呕吐。用于重症解救时，可与阿托品合用。

8.氯解磷定（氯磷定）

【适应证】 用于有机磷中毒的解救。

【用法用量】 （1）轻度：肌注 0.25～0.5 克，必要时 2 小时后重复给药 1 次。（2）中度中毒：肌注 0.5～0.75 克。（3）重度中毒：静注 1 克，用注射用水 20 毫升稀释，其余解毒方法与解磷定同。

【不良反应与注意事项】 副作用与解磷定同，中、重度中毒必须合用阿托品注射液。

9. 双复磷

【适应证】 用于有机磷中毒的解救。其特点是能通过血 - 脑屏障。

【用法用量】 （1）轻度中毒：肌注 0.125～0.5 克。（2）中度中毒：肌注或静注 0.5 克，2～3 小时后再注射 0.25 克，必要时可重复 2～3 次。（3）重度中毒：静注 0.5～0.75 克，2 小时后再注射 0.5 克，以后酌情使用。

【不良反应与注意事项】 注射过快可出现全身发热、口干、面部潮红，少数人有头胀、心律失常、口、舌发麻。用于重症解救时，与阿托品合用。

10. 双解磷

【适应证】 用于有机磷中毒的解救。但其不能通过血 - 脑屏障。

【用法用量】 （1）轻度中毒：肌注 0.15 克。（2）中度中毒：肌注或静注 0.3～0.45 克，必要时可重复 2～3 次。（3）重度中毒：静注 0.3～0.75 克，4 小时后再静注 0.3 克，以后酌情使用。

【不良反应与注意事项】 可见阵发性抽搐、心律失常等反应。

11. 亚硝酸钠

【适应证】 治疗氰化物中毒。

【用法用量】 静注，每次 0.3～0.5 克，于 5～10 分钟注完。

【不良反应与注意事项】 给药量不宜过小，以免达不到迅速解毒的效果。

12. 盐酸烯丙吗啡

【适应证】 主要用于吗啡、哌替啶急性中毒的解救。

【用法用量】 皮下注射、肌内注射或静注，每次 5～10 毫克，必要时隔 10～15 分钟可重复给药，但总药量不超过 40 毫克。

【不良反应与注意事项】 可出现眩晕、嗜睡、出汗、感觉异常等反应。

13. 谷胱甘肽

【适应证】 主要用于丙烯腈、氟化物、一氧化碳、重金属等中毒的解救。

【用法用量】 肌注或静注，每次 50～100 毫克，每日 1～2 次。使用时，以抗坏血酸注射液作溶剂，溶解后注射。

【不良反应与注意事项】 本品不得与维生素 B_{12}、维生素 K_3、泛酸钙、抗组胺制剂、磺胺类、四环素类制剂合用。

14. 乙酰胺（解氟灵）

【适应证】 有机氟杀虫农药中毒的解毒剂。

【用法用量】 肌注，每次 2.5～5 克，每日 2～4 次。或每日 0.1～0.2 克 / 千克，分为 2～4 次注射。一般连续给药 5～7 天。

【不良反应与注意事项】 本品局部注射有疼痛感。

15. 乙酰半胱氨酸

【适应证】 用于治疗对乙酰氨基酚过量引起的中毒。

【用法用量】 口服，初始剂量 140 毫克 / 千克，70 毫克 / 千克为后续量，4 小时 1 次，连续 17 次可达解救的负荷量。病情严重时可将药物溶于 5% 葡萄糖注射液 200 毫升中静脉给药。

【不良反应与注意事项】 可发生皮疹、瘙痒、恶心、呕吐、喘鸣、血管神经性水肿、心动过速、支气管哮喘、高血压、皮肤潮红和低血压；每日测定 ALT 及 AST、血胆红素和凝血时间，以监测肝功能。此解毒剂应用得越早越好，以减少肝脏损害，静注与口服给药无显著性差异。

16. 纳洛酮

【适应证】 用于急性阿片类中毒（表现为中枢抑制和呼吸抑制）及急性乙醇中毒的解救。

【用法用量】 肌内注射或静注，一次 0.4～0.8 毫克。

【不良反应与注意事项】 肺水肿、室颤。阿片成瘾者可出现急性戒断综合征。与其他兴奋剂合用可出现激动不安、高血压、室性心律失常。

17. 氟马西尼

【适应证】 用于苯二氮䓬类药物过量或中毒的解救。

【用法用量】 静注或静滴，开始时静注 0.3 毫克，60 秒内若尚未清醒，再注射 0.3 毫克，直至清醒或总量达到 2 毫克为止。如清醒后又困倦，则可静滴 0.1～0.4 毫克 / 小时，滴速个体化，直至清醒为止。

【不良反应与注意事项】 焦虑、头痛、眩晕、恶心、呕吐、震颤等，可能引起急性戒断症状；对本品过敏者、对苯二氮䓬类药物或乙醇曾经出现过戒断症状者，对苯二氮䓬类药物有躯体性依赖者、癫痫患者和颅内压较高者禁用。

活动五 支持与对症治疗

支持与对症治疗的目的在于保护及恢复重要器官的功能，维持机体的正常状态，帮助患者恢复。主要措施如下。

（1）卧床休息，保暖，密切观察生命体征。

（2）输液和鼻饲以维持营养和电解质平衡。

（3）昏迷病人注意保持呼吸道通畅，定时翻身，以预防肺炎和褥疮。

（4）根据具体情况适当选用抗生素，预防和治疗继发感染。

（5）中毒性高热必须物理降温，如果没有禁忌证可以考虑同时使用氯丙嗪化学降温。

（6）中毒性肾功能衰竭应尽早进行血液透析或腹膜透析。

任务二 镇静催眠药中毒

课堂互动 回忆药理学中镇静催眠药的种类、作用机制及不良反应。

镇静催眠药是中枢神经系统抑制药，具有镇静、催眠作用，过多剂量可麻醉全身，包括延脑中枢。镇静催眠药中毒多是由于服用过量的镇静催眠药而导致的一系列中枢神经系统过度抑制病症。一次服用大剂量可引起急性镇静催眠药中毒；长期滥用催眠药可引起耐药性和依赖性而导致慢性中毒，表现为意识障碍和轻躁狂状态、智能障碍和人格变化；突然停药或减量可引起戒断综合征，主要表现为自主神经兴奋性增高和神经精神症状。

活动一 巴比妥类镇静催眠药中毒

一、常见巴比妥类药物

巴比妥类镇静催眠药主要有苯巴比妥、异戊巴比妥、司可巴比妥等。

二、中毒症状

1.中枢神经系统症状

轻度中毒时，有头部木胀感、眩晕、头痛、语言迟钝、动作不协调、嗜睡、感觉障碍、瞳孔缩小或扩大、血压下降、恶心、呕吐等。重度中毒可有一段兴奋期，病人可发生狂躁、谵妄、幻觉、惊厥、瞳孔放大（有时缩小）、全身弛缓，角膜、咽、腱反射均消失，瞳孔对光反射存在，昏迷逐渐加深。

2.呼吸系统症状

轻度中毒时，一般呼吸正常或稍缓慢。重度中毒时，由于呼吸中枢受抑制，呼吸减慢、变浅不规则，或呈潮式呼吸。如并发肺部感染时，则有呼吸困难及发绀，严重时可引起呼吸衰竭。

3.循环系统症状

皮肤发绀、湿冷、脉搏快而微弱，尿量减少或尿闭。由于下丘脑 - 垂体功能受阻，进而通过交感 - 肾上腺系统引起血流动力学及微循环的改变，致使血管扩张及血管通透性增加引起血浆渗出，导致血压下降，终致休克。

4.消化系统症状

轻度中毒可有恶心、呕吐。重度中毒可发生中毒性肝炎，出现黄疸、出血及肝功能异常。

5.皮肤症状

对本类药物有过敏反应者，可出现各种形态的皮疹。

三、中毒解救

（1）洗胃，洗肠，导泻。

一般可用 1 : 5000 的高锰酸钾溶液洗胃或洗肠；洗胃后可留置硫酸钠溶液于胃内（成人 20～30 克）导泻。

（2）利尿、碱化尿液，加速毒物排泄。

一般用 20% 甘露醇或 20% 山梨醇注射液 200 毫升静注或快速滴注，3～4 小时后可重复使用；给予 5% 碳酸氢钠液静滴以碱化尿液，加速排泄。

（3）急性中毒可采用人工呼吸、给氧等支持治疗；深昏迷时可酌用贝美格、尼可刹米或洛贝林等中枢兴奋剂，但注意防止惊厥和心律失常。

活动二　苯二氮䓬类镇静催眠药中毒

一、常见苯二氮䓬类镇静催眠药

常用的苯二氮䓬类镇静催眠药有地西泮、硝西泮、氯硝西泮、氟西泮、三唑仑（俗称迷药、蒙汗药、迷魂药）。

二、中毒症状

（1）可有口干、嗜睡、眩晕、运动失调、精神错乱、尿闭、便秘、乏力、头痛、反应迟钝等症状。

（2）偶可发生过敏性皮疹、白细胞减少症和中毒性肝炎。

（3）严重中毒时，可出现昏迷、血压降低、呼吸抑制、心动缓慢和晕厥。

三、中毒解救

（1）误服大量药物应立即催吐、洗胃、硫酸钠导泻，以排除药物。

（2）血压下降时，选用升压药如去甲肾上腺素、间羟胺、美芬丁胺等，也可用盐酸哌酸甲酯和安钠咖。

（3）输液，保持体液平衡并促进药物从肾脏排出。

（4）呼吸抑制时给氧，必要时做人工呼吸，酌用呼吸中枢兴奋药如尼可刹米、二甲弗林、戊四氮等。

（5）特异性治疗药物为氟马西尼，能通过竞争抑制苯二氮䓬受体而阻断苯二氮䓬类药物的中枢神经系统作用。

阿普唑仑与其他苯二氮䓬类药物混合中毒时可引起死亡。另外，阿普唑仑和酒精混合中毒，也可引起死亡。

任务三　抗癫痫药中毒

课堂互动　回忆药理学中常用抗癫痫药的种类、作用机制及不良反应。

癫痫为神经系统多发病和常见症状，患病率约 0.5%。以反复发生的神经元异常放电引起的短暂脑功能异常，如意识丧失、肢体抽搐、精神障碍等为特征。几乎所有的抗癫痫药物都有其副作用，正是因为这些不良反应导致了癫痫患者的抗癫痫药物中毒，归纳起来主要有以下几点。第一类的副作用与个人的特异体质有关，是过敏反应。第二类的副作用与剂量有关，就是引起昏睡，嗜睡的作用，抗癫痫药物只要大量服，大多可能引起昏睡。第三类的副作用是可能破坏内脏功能，尤其是对肝脏、肾脏或骨髓的造血功能的破坏，因此服用此类药物的病人，必须定期做肝功能、肾功能或血细胞数的检查，当自己发现异常情况，更应该赶快找医师检查。这类抗癫痫副作用造成的中毒现象不多，但对人体内脏功能的伤害较大。

活动一　苯妥英钠中毒

一、中毒症状

苯妥英钠（大仑丁、二苯乙内酰脲）轻度中毒表现为眩晕、头痛、全身乏力、失眠、手颤。当血药浓度达 20～40 微克／毫升时，引起急性中毒，主要表现为眼球震颤、复视、共济失调等；当血药浓度高于 40 微克／毫升时，可致神经紊乱；超过 50 微克／毫升则可发生严重的昏睡以致昏迷状态。慢性中毒可致小脑萎缩（表现为眼球震颤、共济失调、言语障碍、复视、肌张力低等），神经障碍（性欲减退、嗜睡、失眠、幻觉、迟钝等）。

二、中毒解救

（1）对清醒患者，可催吐、洗胃、导泻等。

（2）严重中毒，应用烯丙吗啡减轻呼吸抑制，先静注 5～10 毫克，10～15 分钟后可重复注射，总量不应超过 40 毫克。

（3）如有心动过缓及传导阻滞用阿托品治疗，血压下降应用升压药。

（4）如有造血系统障碍，用重组人粒细胞集落刺激因子、重组人粒细胞巨噬细胞集落刺激因子和肾上腺皮质激素等治疗。

（5）其他对症治疗。

活动二　卡马西平中毒

一、中毒症状

（1）最初出现中毒症状是在服药后 1～3 小时，神经肌肉失调最为突出。意识障碍可以严重至昏迷、狂躁，尤其是幼儿，表现有动作不安、肌肉痉挛、震颤、窒息、眩晕、角弓反张、共济失调、瞳孔放大、眼球震颤，先是反射亢进，后是反射迟钝。

（2）恶心、呕吐、呼吸不规则、呼吸抑制、无尿或少尿、尿潴留。

（3）心律失常、高血压或低血压、休克或房室传导紊乱。

（4）实验室检查　白细胞减少、糖尿或酸尿、心电图显示出心律失常等。

（5）合并中毒　与酒精、巴比妥类药物、三环类抗抑郁药、马普替林、阿米替林合用时，会加重中毒症状。

二、中毒解救

（1）催吐，洗胃，利尿。

（2）保持呼吸通畅，必要时行气管插管、人工呼吸和输氧，防止呼吸抑制。

（3）加强呼吸、心脏、肾脏、膀胱等功能以及血压、体温、瞳孔反射等监护。

任务四　杀虫农药中毒

农药中毒是中毒和意外死亡的主要病因之一，以急性生活性中毒为多，主要是由于误服或自杀、滥用农药引起。生产作业环境污染所致农药中毒，主要发生于农药厂的包装工和农村施用农药人员。在田间喷洒农药或配药及检修施药工具时，皮肤易被农药污染，均容易经皮肤和呼吸道吸收发生急性中毒。在接触农药过程中，如果农药进入人体的量超过了正常人的最大耐受量，使人的正常生理功能受到影响，出现生理失调、病理改变等一系列中毒临床表现，就是农药中毒现象。杀虫农药按照化学结构可分为七类：有机磷类、有机氮类、拟除虫菊酯类、有机硫类、有机氯类、杂环类和其他类等，我们主要介绍常见的前三类。

活动一　有机磷类农药中毒

课堂互动　患者男，28 岁，菜农。因腹痛 5 小时，呼吸困难，抽搐 1 小时急诊入院。上午在菜地喷洒杀虫药 1605 时，未按操作规程工作，时有药液溅身。中午自觉头晕、恶心、轻度腹痛，未作更衣及清洗即卧床休息。此后腹痛急剧，不时呕吐，出汗较多。来院前呼吸急促，口鼻有大量分泌物，两眼上翻，四肢抽搐。入院时神志不清，呼吸困难，口唇青紫，两侧瞳孔极度缩小，颈胸部肌束颤动，两肺可闻及水泡音，大小便失禁。

诊断：急性有机磷农药中毒。

治疗：①脱去棉衣，清洗皮肤；②阿托品 10 毫克静注，随后每 5～10 分钟静注 5 毫克，直至"阿托品化"后调整剂量；③解磷定 0.8 克，缓慢静脉注射，半小时后减半量重复 1 次，随后解磷定 1 克溶于 1000 毫升盐水中静滴。

请同学们根据上述案例分析：

1. 阿托品能解除病人的哪些症状？应用时应注意哪些问题？"阿托品化"的标志有哪些？

2. 解磷定应用时应注意哪些问题？它解救有机磷中毒的机制是什么？能否取代阿托品或被阿托品取代？

一、有机磷类农药的毒性

有机磷农药是目前应用最广泛的杀虫剂，可将毒性分为以下几类。

（1）剧毒类　内吸磷（1509）、对硫磷（1605）。

（2）高毒类　甲基对硫磷、敌敌畏。

（3）中毒类　敌百虫、乐果。

（4）低毒类　马拉硫磷。

二、有机磷类农药中毒机制

有机磷农药中毒的机理，一般认为是抑制了胆碱酯酶的活性，造成组织中乙酰胆碱的积聚，引起胆碱能受体活性紊乱，而使有胆碱能受体的器官功能发生障碍。凡由脏器平滑肌、腺体、汗腺等兴奋而引起的症状，与毒蕈中毒所引起的症状相似，故称毒蕈样症状；凡由交感神经节和横纹肌活动异常所引起的症状，与烟碱中毒所引起的症状相似，故称烟碱样症状。另外还有中枢神经系统症状。

三、中毒解救

（1）脱离中毒环境，脱去被污染的衣物，用肥皂水或1%～5%的碳酸氢钠溶液反复清洗被污染的皮肤和头皮。

（2）洗胃，用20%碳酸氢钠（敌百虫中毒者忌用）或1：5000的高锰酸钾溶液（硫磷中毒者忌用）反复洗胃，然后给予硫酸镁导泻。

（3）应用解毒剂

① 阿托品1～2毫克（肌内注射或静注，严重中毒时可加大5～10倍），每15～20分钟重复一次，直到青紫消失，继续用药到病情稳定，然后用维持量，有时需用药2～3日。

② 解磷定和氯解磷定。

（4）危重患者可输血或换血，以补充胆碱酯酶。

（5）对症治疗，维持呼吸功能，防止脑水肿、心脏骤停及感染。中毒症状缓解后要继续观察3～5天，以防复发。

四、应用阿托品的注意事项

（1）阿托品的作用在于能拮抗乙酰胆碱的毒蕈碱样作用，对烟碱样作用无效，故不能制止肌肉纤维震颤及抽搐，对呼吸肌麻痹也无效。轻度中毒者，可单用阿托品治疗；中度与重度中毒者，则必须与解磷定等胆碱酯酶复活剂同时应用。

（2）阿托品应用原则是病情缓解或达到"阿托品化"后改为维持量。"阿托品化"的标志如瞳孔较前散大；口干，皮肤干燥；颜面潮红；肺部啰音减少或消失；心率加快等。必须全面分析，不可只根据一两个指征就判断为"阿托品化"而失去抢救机会。

（3）严重缺氧的中毒患者，使用阿托品时有发生室颤的危险，应同时给氧。

（4）对伴有体温升高的中毒患者，应物理降温，并慎用阿托品。阿托品与胆碱酯酶复活剂合用时，阿托品剂量应适当减少。

（5）患者如出现谵妄、躁动、幻觉、全身潮红、高热、心率加快甚至昏迷时，则为阿托品中毒，应立即停用阿托品，并可用毛果芸香碱解毒，但不宜使用毒扁豆碱。

五、应用胆碱酯酶复活剂的注意事项

（1）切勿两种或三种复活剂同时应用，以免其毒性增加。

（2）复活剂对内吸磷、乙硫磷、特普、对氧磷、甲基内吸磷、苯硫磷等急性中毒效果良好；对敌百虫、敌敌畏疗效次之；对乐果、马拉硫磷、八甲磷则效果较差；对二嗪农、谷硫磷等效果不明显。此种情况应以阿托品治疗为主。

（3）复活剂用量过大、注射过快或未经稀释直接注射，均可引起中毒，须特别注意；此类药物在碱性溶液中不稳定，可以水解生成剧毒的氰化物，故不能与碱性药物并用。

（4）中毒已超过3日或慢性中毒患者，体内的乙酰胆碱酯酶已老化使用复活剂无效。

活动二　氨基甲酸酯类农药中毒

有机氮类农药按化学结构可分为：氨基甲酸酯类、甲脒类、其他（酰胺、脲、胍及苯胺）类等，本活动主要学习氨基甲酸酯类农药的中毒解救。

一、氨基甲酸酯类农药的种类

氨基甲酸酯类农药的种类目前有：维西因、呋喃丹、叶蝉散、速灭威（万灵）、兹克威、虫特威、涕灭威、灭杀威、抗蚜威、禾大壮、丁硫威、茂巴、燕麦灵（巴尔板）、燕麦敌、燕麦畏、杀草丹、磺草灵、氯苯胺灵、丁草丹（莠丹）、除草丹、害扑威、仲丁威等。

二、中毒机制

氨基甲酸酯类农药是毒扁豆碱类似物，中毒机制与有机磷相似，主要是抑制乙酰胆碱酯酶。其作用特点首先是作用快，氨基甲酸酯类进入体内不需要经代谢活化，即可直接与胆碱酯酶结合形成复合物，胆碱酯酶被氨基甲酰化后失去对乙酰胆碱的水解能力，遂造成体内乙酰胆碱大量蓄积；其次是恢复快，氨基甲酸酯与胆碱酯酶的结合是可逆的，即氨基甲酰化酶易水解，一般在4小时左右胆碱酯酶即可恢复活性。因此，中毒后发病迅速，临床表现较轻，症状消失也快。中毒后如果脱离接触，在几分钟内即开始恢复，在几小时内完全恢复。

三、中毒表现

中毒后主要表现为毒蕈碱样症状、烟碱样症状、中枢神经系统症状和皮肤黏膜刺激症状。轻度中毒者一般只表现为较轻的毒蕈碱样症状，中度中毒者则出现烟碱样症状，重度中毒者则有呼吸困难、肺水肿、脑水肿、休克等。呕吐物及洗胃液无蒜臭味，而有机磷农药的呕吐物及洗胃液有明显蒜臭，可作为鉴别要点之一。

四、中毒解救

（1）皮肤、黏膜中毒者用肥皂水、碳酸氢钠溶液或清水清洗表面毒物；口服中毒者催吐、碳酸氢钠溶液洗胃、硫酸镁导泻、呋塞米利尿。

（2）特殊治疗　以阿托品、氢溴酸东莨菪碱等抗胆碱药为首选。常使用阿托品，用药原则同有机磷中毒一样，应早期足量给药。轻度中毒者，每次口服或肌注 1～2 毫升，1～2 小时给予 1 次，至"阿托品化"后改为每 4～6 小时肌注 0.1～1 毫克。重度中毒者，首剂 3～5 毫克，必要时可加大至 10～50 毫克，静脉给药，以后每 5 分钟给药 1 次，"阿托品化"后改为每 30～60 分钟肌注 0.5～2 毫克。根据病情逐渐减量，1～3 日后停药。

（3）对症治疗及支持疗法　控制感染，使用糖皮质激素防治脑水肿、肺水肿，抗休克，给氧，输血等。禁用吗啡、琥珀胆碱、溴吡斯的明、毒扁豆碱，避免使用苯巴比妥等镇静剂。

（4）注意事项　禁用解磷定、氯解磷定等肟类复活剂，因肟类化合物可使本类农药与胆碱酯酶结合的可逆反应减慢甚至终止，抑制胆碱酯酶活力的自然恢复。

（5）本类农药与有机磷类农药混合中毒时，应先使用阿托品，使氨基甲酰化胆碱酯酶恢复后，再使用肟类复活剂，避免用量过大，必须同时使用阿托品。

活动三　拟除虫菊酯类农药中毒

一、拟除虫菊酯类农药的种类

拟除虫菊酯类农药包括二氯苯醚菊酯（除虫精）、溴氰菊酯（敌杀死）、氯氰菊酯、多虫畏、氰戊菊酯（速灭杀丁）、百树菊酯、氯氟氰菊酯等许多品种。它们是一类模仿天然除虫菊素化学结构的人工合成杀虫剂。目前急性中毒以溴氯菊酯、速灭菊酯和二氯苯醚菊酯较为多见。

二、中毒表现

（1）在中毒发作期间，经皮中毒的全身中毒表现较口中毒轻，但黏膜、皮肤的刺激症状明显，如感觉异常、麻木、烧灼感、瘙痒、刺痛等，并常有面红。

（2）经口中毒则全身症状明显。消化系统主要表现为恶心、呕吐及腹痛。呼吸系统有气促和呼吸困难，也可发生肺水肿。心血管系统一般是先抑制后兴奋，也可出现各类心律失常。

（3）神经系统是这类农药主要的靶组织，可出现头昏、头痛、乏力、多汗、流涎、口唇及肢体麻木、烦躁不安、肌肉颤动和抽搐、意识模糊和昏迷等，其中抽搐常比较突出，可反复发作。

三、中毒解救

1. 一般处理

（1）口服中毒者，催吐、碳酸氢钠溶液洗胃、硫酸镁导泻。

（2）经皮肤或眼部中毒者，先用弱碱性溶液清洗，再用清水清洗。

（3）吸入中毒者，可给予乙酰半胱氨酸雾化吸入 15 分钟。

2. 对症治疗

（1）抽搐、惊厥等严重神经系统症状，可用镇静剂。

（2）流涎、口鼻分泌物增多，可用小剂量阿托品。

（3）心血管损害严重者，可用地塞米松、氢化可的松等皮质激素。

任务五　常用有毒中药中毒

课堂互动　中药是否像某些企业宣传的那样纯天然无任何毒副作用呢？你都知道哪些中药毒性比较强烈？

活动一　乌头类药物中毒

一、乌头类药物种类

（1）中药材　川乌、草乌、附子、雪上一枝蒿。

（2）中成药　舒筋活络丸、追风丸、活络丹、大活络丹、三七伤药片、附子理中丸、金匮肾气丸、木瓜丸、正天丸、右归丸等。

二、中毒表现

主要有毒成分为乌头碱，一般中毒量为 0.2 毫克，致死量为 2～4 毫克。主要毒性是对神经系统，尤其是迷走神经等，使其先兴奋、后抑制，并可直接作用于心脏，产生异常兴奋，可致心律失常，甚至引起室颤而死亡。其主要表现如下。

（1）神经系统表现为口舌、四肢及全身麻木、头痛、头晕、精神恍惚、语言不清或小便失禁，继而四肢抽搐、牙关紧闭、呼吸衰竭等。

（2）循环系统表现为心悸气短、心律失常、血压下降、面色苍白、口唇发绀、四肢厥冷等。

（3）消化系统表现为流涎、恶心、呕吐、腹痛、腹泻、肠鸣音亢进。

三、中毒解救

（1）在早期应尽快催吐，并立即用 1：（2000～5000）的高锰酸钾溶液或 2% 盐水或浓茶反复洗胃，再用硫酸钠 20～30 克导泻。必须注意，催吐或洗胃均应在无惊厥、无呼吸困难及心率正常情况下进行，如已有严重吐、泻，洗胃后可不必再服泻剂。病人如无大便，可用 2% 盐水做高位灌肠。

（2）静脉输入高渗或等渗葡萄糖注射液，以促进毒物的排泄。

（3）注射阿托品，以对抗迷走神经的兴奋，解除平滑肌的过度紧张，抑制腺体分泌，一般是每 4 小时皮下注射或肌内注射硫酸阿托品 1～2 毫克，总量 4～5 毫克。需要时可延长使用。用药数次后，多数症状即行消失，严重病人在开始治疗时即可适当增大剂量、缩短间隔时间，必要时 0.5～1 毫克静脉缓慢注射。但需防止尿潴留和显著烦躁不安，注意个体耐受性等，以免中毒。云南某医院报道 305 例乌头类中毒病例中有 256 例用阿托品，其中总量最多的 1 例达368 毫克，未发现中毒症状，5 天后治愈出院。

活动二　马钱子及含马钱子的中成药中毒

课堂互动 　　患者，男，58 岁。因右肩肩周疼痛复发，求诊于中医内科，病人自诉已有 10 年病史。经检查，该病人右肩肩周压痛感明显，且右臂外展功能受阻，并伴外感风寒症状，诊断为外感风寒诱发的风寒湿型肩周炎。拟以祛风除湿、活血通络兼温里散寒法治之，方药为：制附子 5 克，生麻黄 5 克，海风藤 15 克，防风 10 克，秦艽 10 克，泽兰 10 克，羌活 10 克，当归 15 克，威灵仙 15 克，川芎 10 克，老鹳草 15 克，姜黄 10 克，穿山龙 10 克，伸筋草 30 克，路路通 30 克，丝瓜络 30 克，制马钱子（吞）0.5 克。病人服至第 4 帖时，出现了药物反应，症见呼吸困难、牙关紧闭、颈肌强硬、角弓反张、惊厥抽搐、意识模糊。遂来就诊，经过吸氧、静脉缓慢注射戊巴比妥钠（剂量为 0.2 克）以及静脉滴注葡萄糖生理盐水治疗，约 6 小时后，中毒症状消失，意识恢复正常。病人追诉服用前几帖时，曾有焦虑躁动、呼吸不畅感。

　　试对上述案例进行分析。

一、马钱子及含马钱子的中成药

含马钱子的中成药：九分散、山药丸、舒筋丸、疏风定痛丸、疏络养肝丸、伤科七味片、九转回生丹等。

二、中毒机制

马钱子含番木鳖碱即士的宁，毒性大。成人服用 5～10 毫克即可中毒，一次服用 30 毫克即可致死。首先能兴奋中枢神经系统，引起脊髓强直性痉挛，继而兴奋呼吸中枢及血管运动中枢。

三、中毒表现

初期出现头晕、头痛、烦躁不安，面部肌肉紧张，吞咽困难；进而伸肌与屈肌同时做极度收缩。发生典型的士的宁惊厥、痉挛，甚至角弓反张，可因呼吸肌痉挛窒息或心力衰竭而死亡。

四、对症治疗

（1）立即将病人安置在黑暗安静的环境中，避免外界刺激（如声音、光线）引起反射性惊厥发作。

（2）尽快使用中枢抑制药以制止惊厥，如异戊巴比妥钠、戊巴比妥钠 0.3～0.5 克，或安定 10～20 毫克静注，遇有呼吸抑制时宜暂停注射。病人发生躁动又一时得不到上述药物，可用乙醚做轻度麻醉，或立即用 10% 水合氯醛 30 毫升灌肠。但不宜用吗啡，因有兴奋脊髓作用。不宜用全身麻醉剂或长效巴比妥类药物，也不宜用安钠咖作中枢兴奋剂，因咖啡因对士的宁有协同作用。不能用浓茶洗胃。

（3）惊厥控制后，如认为胃内余毒尚存，可谨慎插入胃管，选用鞣酸、高锰酸钾液（1∶2000）、20% 药用炭混悬液等，注入胃中，用洗胃法将胃内容物洗出，亦可直接用上述液体洗胃，洗胃后灌入 20% 药用炭混悬液 30 毫升，或通用解毒剂 15～20 克。

活动三　雄黄及含雄黄的中成药中毒

一、雄黄及含雄黄的中成药

含雄黄的中成药有：牛黄解毒丸（片）、六神丸、安宫牛黄丸、牛黄清心丸、牛黄镇惊丸、牛黄抱龙丸、三品一条枪、砒枣散等。雄黄主要成分含二硫化二砷（As_2S_2），其毒性较大。

二、中毒表现

（1）消化系统表现为口腔咽喉干痛、烧灼感、口中有金属味、流涎、剧烈恶心呕吐、腹痛腹泻，严重时类似霍乱。

（2）各种出血症状，如吐血、咯血、眼结膜充血、鼻衄、便血、尿血等。

（3）肝肾功能损害而引起转氨酶升高、黄疸、血尿、蛋白尿等。

（4）严重者因心力衰竭、呼吸衰竭而死亡。

（5）长期接触可引起皮肤过敏，出现丘疹、疱疹、痤疮样皮疹等。

三、中毒解救

清除毒物，如催吐、洗胃、导泻、输液，服用牛奶、蛋清、豆浆、药用炭等吸附毒物，保护黏膜，必要时可应用二巯基丙醇类。

任务六　其他物质中毒

活动一　麦角和麦角胺中毒

一、中毒症状

急性中毒：头痛、恶心、腹泻，严重者可发生神志异常、共济失调、局灶性瘫痪、感觉障碍、体温调节异常与惊厥，甚至可因昏迷、呼吸及心脏停搏而死亡等。

慢性中毒：可有与急性中毒相似的症状，亦可出现瘫痪、惊厥与精神症状，或因发生周围循环障碍而导致四肢坏疽。

二、中毒解救

（1）麦角胺中毒无特效解毒剂，需立即停药。

（2）口服中毒时，应立即洗胃并给予硫酸钠 30 克导泻。

（3）如恶心、呕吐和肠痉挛可肌注硫酸阿托品或者氯丙嗪缓解。

（4）周围血管舒张不全为其重要的中毒表现，可用血管舒张药与神经节阻滞药。

（5）发生惊厥时可使用抗惊厥药物。

活动二　异烟肼中毒

一、中毒症状

（1）消化系统症状　恶心、便秘，严重者出现中毒性肝炎、AST 升高、黄疸甚至肝坏死。

（2）神经系统症状　头痛、头晕、不安、失眠、耳鸣、视神经炎、视神经萎缩、肌肉抽搐、共济失调、排尿困难等，严重时可出现精神异常、癫痫样大发作、惊厥、周围神经炎等。

二、中毒解救

（1）洗胃，口服活性炭吸附，导泻，渗透性利尿。

（2）静脉给予与摄入异烟肼等量的维生素 B_6，如剂量未知给予维生素 B_6 5 克。

活动三　乙醇（酒精）中毒

> **课堂互动**　请同学们描述饮酒过量后的表现。考虑一下醉酒会出现什么严重后果？醉酒人员出现什么症状需要我们送医院治疗？如何解救？

急性乙醇中毒绝大多数是因为饮酒过量引起的以神经、精神症状为主的急性疾病，俗称"醉酒"或酒精中毒。酒中的主要成分是乙醇，各种酒类所含乙醇量各不相同：白酒 39%～60%；果酒 10%～20%；米酒 6%～20%；啤酒含 10% 以下。中毒的程度往往与饮酒的种类、饮酒量及个体对乙醇的敏感性有关。一般成人饮用乙醇中毒剂量为 70～80 克（相当于白酒 150～200 毫升），致死量为 250～500 克（相当于白酒 500～1000 毫升），空腹饮酒可使乙醇吸收得更快。

一、乙醇中毒的机制

进入人体的乙醇首先作用于大脑，使其先兴奋，后抑制（昏睡、昏迷），严重中毒者抑制了延髓心血管中枢和呼吸中枢，病人因呼吸中枢麻痹引起呼吸停止而死亡。饮酒后 5 分钟血中就可查出酒精，约 1 小时血中浓度达高峰，16 小时排泄完毕。

二、乙醇中毒的三期表现

（1）兴奋期　病人呼气带酒味，面色红，兴奋多语，举止粗鲁，或哭或笑，也有人在此期沉默寡言，自行入睡。此期病人血中乙醇含量：每 100 毫升血液中含 100～150 毫克（100～150 毫克/分升）。

（2）共济失调期　病人动作笨拙，步态不稳，行走蹒跚，语言含混不清或语无伦次，常摔倒在路边。此期血中乙醇浓度：每 100 毫升血液 150～250 毫克（150～250 毫克/分升）。

（3）昏睡期　神志不清，面色苍白，体温下降，皮肤湿冷，口唇发绀，呼吸缓慢而有鼾声，心率快，大小便失禁，瞳孔散大或正常。此期乙醇浓度：每 100 毫升血液 250 毫克以上（250 毫克/分升）。如果血中乙醇浓度 600 毫升/分升以上，常导致死亡。死亡原因主要是延髓受抑制，引起呼吸和血管运动中枢麻痹，发生呼吸衰竭和循环衰竭。昏迷 10 小时以上则预后差。

三、解救措施

（1）催吐、洗胃。

（2）严重者，静注 50% 葡萄糖液 60～100 毫升，皮下注射胰岛素 15～30 单位（成人）；同时肌注维生素 B_1、维生素 B_6 及烟酸各 100 毫克，以加速酒精在体内氧化，促进清醒。以后根据病情，可每 6～8 小时重复注射 1 次。

（3）对昏迷患者可选用中枢兴奋剂，如肌注安钠咖，每次 0.25～0.5 克；肌注哌甲酯 10～20 毫克。亦可用麻黄碱、二甲弗林、纳洛酮等。

（4）呼吸深度抑制时，除用呼吸兴奋剂尼可刹米、二甲弗林外，可吸入含 5% 二氧化碳的氧气；如无二氧化碳，可用鼻导管法间歇给氧。

（5）由于脑水肿所致的颅内压升高者，可选用 50% 葡萄糖注射液 60～100 毫升，20% 甘露醇注射液 200 毫升，静注，同时限制入水量。必要时可用呋塞米 20 毫克缓慢静注。

（6）烦躁不安、过度兴奋者，可用苯二氮䓬类；有惊厥者可酌用地西泮。勿用吗啡及巴比妥类药物，以防加重呼吸抑制。

（7）支持治疗：保温，有脱水现象者，应即补液；低血压时用升压药物。

活动四　含有毒性物质的食物中毒

一、含亚硝酸盐食物中毒

1.中毒原因

服药或进食可疑食物，误服过量亚硝酸盐，进食含亚硝酸盐较多的食物（如腐烂变质的蔬菜、腌制不久的咸菜、存放过久的蔬菜及使用过量亚硝酸盐腌的肉）可中毒。中毒的机制是亚硝酸盐将血红蛋白的二价铁氧化成三价铁，使血红蛋白变成高铁血红蛋白而失去携氧功能，造成机体缺氧。

2.中毒表现

头痛、头晕、口腔黏膜及指甲发绀，血液呈紫蓝色，血中高铁血红蛋白含量明显高于正常。

3.中毒解救

（1）1：5000 高锰酸钾溶液洗胃，导泻，吸氧。休克者抗休克治疗。

（2）1% 亚甲蓝、维生素 C 和葡萄糖注射液。亚甲蓝是亚硝酸盐的特效解毒剂。

二、瘦肉精中毒

知识拓展

　　瘦肉精是指能促进动物瘦肉增长、抑制脂肪生长的物质，包括克伦特罗、莱克多巴胺等，曾用于动物添加剂，以提高猪肉的瘦肉率。由于瘦肉精在动物体内尤其是动物内脏有残留，人食用含瘦肉精的肉后会引起中毒，故我国已禁止在动物饲料中添加瘦肉精。但受利益驱使，一些不法分子私自生产、销售和使用瘦肉精，添加入动物饲料中，加上肉制品生产企业检验措施不到位，使许多含有瘦肉精的肉类流向市场。2011 年中央电视台曝光双汇瘦肉精事件后引起国家有关部门的高度重视，加强了对肉类产品中瘦肉精的检测。盐酸克伦特罗是 β_2 受体激动剂，能扩张支气管平滑肌，作平喘药使用，目前我国仅有一个生产企业的一个品种即盐酸克伦特罗栓在临床使用。此外，2011 年兴奋剂目录中亦有克伦特罗，属于运动员禁用物质。

　　瘦肉精（药品通用名为克伦特罗）属强效 β_2 受体激动剂，可引起交感神经兴奋，治疗剂量下呈松弛支气管平滑肌的作用。

1. 中毒表现

　　轻度中毒：面部、眼睑部肌肉震颤。重度中毒：恶心、呕吐，心电图异常，表现为窦性心动过速，可见室内早搏，ST 段压低与 T 波倒置。

2. 中毒解救

　　轻度中毒：停止饮食，平卧，多饮水，静卧半小时后可好转。重度中毒：催吐、洗胃、导泻；监测血钾，适量补钾；口服或静滴 β 受体阻滞剂。

学习小结

项　　　目		内容要点
临床常见中毒物质与解救	中毒的一般处理	清除未吸收的毒物	脱离有毒环境；清除表面毒物；催吐；洗胃；导泻
		加速毒物排泄	利尿；透析
		中毒药物的拮抗	物理性拮抗；化学性拮抗；生理性拮抗
		特殊解毒剂	重金属；氰化物；有机磷；吗啡，阿片；催眠药
		支持与对症治疗	休息；营养；防感染；对症治疗
	镇静催眠药中毒	巴比妥类	一般处理；碱化尿液；中枢兴奋药
		苯二氮䓬类	一般处理；人工呼吸；氟马西尼
	抗癫痫药中毒	苯妥英钠	一般处理；烯丙吗啡、阿托品等对症治疗
		卡马西平	一般处理；防呼吸抑制
	杀虫农药中毒	有机磷类	一般处理；阿托品化；胆碱酯酶复活剂；对症治疗
		氨基甲酸酯类	一般处理；阿托品化；胆碱酯酶复活剂；对症治疗
		拟除虫菊酯类	一般处理；对症治疗
	有毒中药中毒	乌头类药物	一般处理，阿托品拮抗
		马钱子类	一般处理，中枢抑制药拮抗
		雄黄类	一般处理
	其他物质中毒	麦角和麦角胺中毒	一般处理；对症治疗
		异烟肼中毒	洗胃；导泻；渗透性利尿；维生素 B_6
		乙醇（酒精）中毒	一般处理；中枢兴奋药；其他对症治疗
		食物中毒	亚硝酸盐中毒用亚甲蓝；瘦肉精中毒补钾

课堂练习

一、A型题（单选题）

1. 亚硝酸盐食物中毒的解毒剂是（　　）。
A. 氟马西尼　　　　B. 维生素 B₁　　　　C. 维生素 K　　　　D. 普萘洛尔　　　E. 亚甲蓝

2. 应用胆碱酯酶复活剂应注意（　　）。
A. 切勿两种或三种复活剂同时使用，以免毒性增加
B. 复活剂对毒蕈碱样作用较强
C. 复活剂不需稀释，直接注射
D. 中毒已超过 3 日，使用复活剂仍然有效
E. 与阿托品联合应用无协同作用

3. 下列不用于苯二氮䓬类药物中毒解救的是（　　）。
A. 抗生素　　　　B. 二甲弗林　　　　C. 氟马西尼　　　　D. 尼可刹米　　　E. 亚甲蓝

4. 1605、乐果中毒时洗胃禁用（　　）。
A. 肥皂水　　　　　　　　　　　　B. 20% 碳酸氢钠溶液
C. 1%～2% 氯化钠溶液　　　　　　D. 1：（2000～5000）高锰酸钾溶液
E. 微温的清水

5. 阿片类药物中毒的首选拮抗剂为（　　）。
A. 美沙酮　　　　B. 纳洛酮　　　　　C. 士的宁　　　　D. 阿托品　　　E. 尼可刹米

二、B型题（配伍选择题）

[1～4]　A. 水银中毒　　B. 有机磷中毒　　C. 硫酸铜中毒　　D. 氰化物中毒　　E. 吗啡中毒

1. 二巯丙醇用于解救（　　）。

2. 依地酸二钠用于解救（　　）。

3. 氯解磷定用于解救（　　）。

4. 烯丙吗啡用于解救（　　）。

[5～7]　A. 1：（2000～5000）高锰酸钾溶液
　　　　B. 药用炭两份，鞣酸、氧化镁各一份的混合物 5 克加温水 600 毫升
　　　　C. 3% 过氧化氢溶液 10 毫升加入 100 毫升水中
　　　　D. 1%～2% 氯化钠溶液或生理盐水
　　　　E. 3%～5% 鞣酸溶液

5. 常用于中毒药物不明的急性中毒的洗胃液是（　　）。

6. 可吸附、沉淀或中和药物的洗胃液是（　　）。

7. 可使大部分有机及无机化合物沉淀的洗胃液是（　　）。

[8～12]　A. 双解磷　　B. 亚硝酸钠　　　C. 盐酸烯丙吗啡　　D. 谷胱甘肽　　E. 乙酰胺

8. 主要用于丙烯腈、氟化物、一氧化碳等中毒的解毒剂是（　　）。

9. 以抗坏血酸注射液做溶剂溶解后注射的是（　　）。

10. 主要用于吗啡、哌替啶急性中毒解救的是（　　）。

11. 用于治疗氰化物中毒的解救药物是（　　）。

12. 重金属中毒时，不应该用的解救药品是（　　）。

三、X型题（多选题）

1. 氨基甲酸酯类中毒解救（　　）。

A. 口服中毒可用 2%～3% 碳酸氢钠洗胃，50% 硫酸镁导泻

B. 以阿托品、氢溴酸东莨菪碱等抗胆碱药为首选

C. 对症治疗及支持疗法禁用吗啡、琥珀酸胆碱、新斯的明、毒扁豆碱及吩噻嗪类药物

D. 中毒抢救禁用解磷定、氯解磷定等肟类解毒剂

E. 本类农药与有机磷农药混合中毒时，应先使用阿托品

2. 下列用于抢救苯妥英钠中毒的措施，正确的是（　　　）。

A. 催吐、洗胃、用硫酸镁导泻

B. 静滴 10% 葡萄糖注射液以加速排泄

C. 有呼吸抑制者注射烯丙吗啡

D. 有心动过速者可用阿托品

E. 选用维生素 B_6 治疗造血系统障碍现象

3. 治疗巴比妥类药物中毒可采用（　　　）。

A.1∶5000 高锰酸钾溶液洗胃

B. 洗胃后可将高锰酸钾溶液留于体内以促进药物排泄

C.20% 甘露醇 200 毫升静注利尿

D.5% 碳酸氢钠静滴碱化尿液，加速排泄

E. 深昏迷时可选用尼可刹米

项目六

药品的保管与养护

◎ 了解影响药品质量的因素；
◎ 掌握药品外观检查的内容和方法；
◎ 掌握各类药品的保管方法。

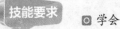
◎ 学会药品保管与养护的基本方法。

任务一　药品质量与检查

活动一　了解影响药品质量的因素

> **课堂互动**　在很多药品说明书的储藏项可见这样的提示："密封保存""遮光、密闭保存""常温干燥处，避光、密闭储存"等。
> 　　请同学们讨论，如果不按规定条件储存，对药品质量会有何影响？

药品的有效期是指药品在规定的储存条件下，能够保持质量合格的期限。在药品保管的过程中，影响药品质量的因素具体如下。

一、环境因素

1.日光

日光中所含有的紫外线，对药品变化常起着催化作用，能加速药品的氧化、分解等。

2.空气

对药品质量影响比较大的为空气中的氧气和二氧化碳。O_2易使某些药物发生氧化作用而变质；CO_2被药品吸收，碳酸化而使药品变质。

3.湿度

湿度太大或太小均对药品的质量影响很大，库内的相对湿度一般在45%~75%。

湿度太大能使药品吸收空气中的水蒸气而引湿，其结果使药品潮解、液化、稀释、变质或霉败。易引湿的药品如胃蛋白酶、甘油等；湿度太小，则容易使某些药品风化。风化后的药品，其化学性质一般并未改变，但在使用时剂量难以掌握。特别是毒性药品，可能因超过用量而造成事故。易风化的药品如硫酸阿托品、磷酸可待因、硫酸镁、硫酸钠及明矾等。

4.温度

温度过高或过低都能使药品变质。因此，药品在储存时要根据其不同性质选择适宜的温度。例如，青霉素加水溶解后，在25℃放置24小时，即大部分失效；又如脊髓灰质炎疫苗温度过高，会很快失效，而温度过低又易引起冻结或析出沉淀。

5.时间

即使储存条件适宜，时间过久也会变质、失效。必须注意药品的有效期。

二、人为因素

（1）人员设置，如养护人员的安排是否合理等。药学人员的素质对药品质量的优劣起着关键性的影响。

（2）药品质量监督管理情况，如药品质量监督管理规章制度建立、实施及监督管理状况。

（3）药学人员药品保管养护技能以及对药品质量的重视程度、责任心的强弱，身体条件、精神状态的好坏等。

三、药物本身因素

水解是药物降解的主要途径，属于这类降解药物的主要有酯类（包括内酯）、酰胺类。

氧化也是药物变质最常见的反应。具有酚类、烯醇类、芳胺类、吡唑酮类、噻嗪类结构的药物较易氧化。药物氧化后，不仅效价损失，而且可能产生颜色或沉淀。易氧化的药物要特别注意光、氧气、金属离子对它们的影响。

药品的包装材料对药品质量也有较大的影响。

活动二　药品的检查

一、药品的包装、容器、标签检查

`课堂互动` 组织学生观察各药品的外包装和内包装，找出药品的标签、说明书，查验有关项目。

1.包装

应检查药品的包装是否符合质量要求，能否达到防潮、防挤压、防震动、防污染的目的；检查包装的形态、颜色有无变化；包装箱有无响动，各种指示标记、封口、说明等内容。

（1）注意检查片剂、冲剂、胶囊剂的薄型塑料袋封口，伪品多采用加热钢锯条手工熔封，常出现皱缩、焦痕、袋内空气等现象。

（2）在假针剂中可以发现在同盒内有多厂家多批号的针剂混装现象。

（3）有的药品利用回收的标签完好的旧瓶、箱、盒来分装，常可见不同程度的污染，偶可发现纸盒或玻璃瓶的假标签下覆盖有旧标签的痕迹。

2.容器

均应无毒、洁净，内容物与容器不应发生化学变化。容器是否避光、有裂缝。对针剂检查：

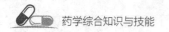

是否是曲颈易折安瓿（因直颈安瓿不准使用），封口是否良好，铝盖有无松动等。

3.标签

标签或者说明书上必须注明药品的品名、规格、生产企业、批准文号、产品批号、主要成分、适应证、用法、用量、禁忌、不良反应和注意事项，注意进行逐一检查；还要注意标签的颜色、字体的大小、批号等印制质量。

假标签一般印制粗糙、字迹变形、模糊不清、色彩光洁度差、标签上的文字说明出现差错；以及乱打商标、厂家、批准文号、批号、效期，印错药品拉丁文等。

4.针剂安瓿印制真伪鉴别

生产厂家用机器印字，字迹清楚，药名字体高度一致，笔画粗细均匀，多为长方形字体，其容量、含量、批号文字较小，油墨均匀一致。伪品多是它药改制或手工制造，安瓿印字多采用打字机将药品的名称、批号、规格打印在蜡纸上，药名与容量、含量、批号字体一致，用油墨汁滚动安瓿而成，多是手工操作，印字高度很难一致，字歪斜不整，字迹不清，油墨不均，沾染等。

二、药品的外观检查

> **课堂互动** 学生以组为单位（3～4人为一组）在模拟药房对教师提供的药品进行外观检查，掌握常见药品剂型的外观检查方法和判断标准。完成后，请同学们讨论，怎样从药品的外观性状上判断药品是否变质？
>
> 注意：有毒或有刺激性及未知成分的药品，不可随意口尝或用鼻子嗅，以免造成事故。

大多数药品的质量变异，可在外观上反映出来。药品的外观质量检查是通过人的视觉、触觉、听觉、嗅觉等对药品进行检查。检查时将包装容器打开，对药品的剂型、颜色、味道、气味、形态、重量、粒度、大小等情况进行重点检查。药品外观质量是否合格应依据药品质量标准、药剂学及药品说明书的相关内容进行判断。药学人员应熟悉各种合格产品的外观性状，掌握药品外观的基本特性。

1.片剂

应形状一致，色泽均匀，片面光滑，无毛糙起孔现象；无附着细粉、颗粒；无杂质、污垢；包衣颜色均一，无色斑，且厚度均匀，表面光洁，破开包衣后，片芯的颗粒应均匀，颜色分布均匀，无杂质，片剂的硬度应适中，无磨损、粉化、碎片及过硬现象，其气味、味感正常，符合该药物的特异物理性状。注意检查有无吸潮、变形、变色、裂片等。

2.胶囊剂

应外形大小一致，无瘪粒、变形、膨胀等现象，胶囊壳无脆化，软胶囊无破裂漏油现象。胶囊结合状况良好。颜色均匀，无色斑、变色现象，壳内无杂质。注意检查有无软化、破裂、变形、内容物收缩、结块等。

> **知识拓展**
>
> ### 常见药品简易测试方法
>
> 1.谷维素片
>
> 性状：本品为白色或类白色片。
>
> 鉴别（经验鉴别）：口嚼微甜，有米糠味。

2. 安乃近片

性状：本品为白色片，味微苦。

鉴别（经验鉴别）：①口尝味苦且持久；②火试极易燃烧。

3. 维生素 C 片

性状：本品为白色片，无臭，味酸。

鉴别（经验鉴别）：口尝有特殊酸味。

4. 干酵母片

性状：本品为淡黄色至淡黄棕色片，有酵母的特臭，味微苦，不应有异味。

鉴别（经验鉴别）：有光泽，手感松软，易捏碎，有发酵的酸味。

5. 镇脑宁胶囊

性状：胶囊内容物为棕黄色粉末，有特异香气。味微苦。

鉴别（经验鉴别）：内容物为棕黄色粉末，有较浓鱼腥味。

6. 神奇枇杷止咳冲剂（枇杷止咳冲剂）

性状：本品为黄棕色颗粒，味甜。

鉴别（经验鉴别）：正品装量一致，黄棕色颗粒，味甜；伪品装量差异大，味淡有焦味。

7. 999 感冒灵冲剂

性状：本品为棕色的颗粒或块状冲剂，味甜，微苦。

鉴别（经验鉴别）：①装量应不低于标示量的10%；②铝塑袋封口整齐、牢固；③内容物呈棕色、干燥、颗粒状（伪品多成粉状）。

3. 颗粒剂

应检查外形、大小、气味、口感、溶化性是否符合标准等，观察有无潮解、结块、发霉、生虫等。

4. 散剂

应检查有无吸潮结块、发黏、生霉、变色等。

5. 丸剂

检查有无虫蛀、霉变、粘连、色斑、裂缝等。

6. 注射剂

液体注射剂的包装应严密，药液澄明度好（无白点、白块、玻璃、纤维、黑点），色泽均匀，无变色、沉淀、混浊、结晶、霉变等现象。粉针剂检查是否粘瓶、结块、变色等。

7. 口服液

外包装应严密，无爆瓶、外凸、漏液、霉变现象，药液颜色正常，药液气味、黏度符合该药品的基本物理性状。

8. 喷雾剂、糖浆剂、栓剂

主要检查有无结晶析出、混浊沉淀、异物、霉变、破漏、异物、酸败、溶解结块、风化等现象。

9. 软膏剂

应检查均匀度、细腻度，有无异臭、酸败、干缩、变色、油层析出等变质现象。

10. 生物制品

液体生物制品检查有无变色、异臭、摇不散的凝块及异物，冻干生物制品应为白色或有色疏松固体，无融化迹象。

凡外观发霉、生虫、生活螨的药品，作不合格处理。液体制剂瓶盖周围有发霉或活螨者作不合格处理。

活动三　仓库温度、湿度管理

课堂互动　温度和湿度是影响药品质量的重要因素，而仓库的温、湿度又直接受室外气候变化的影响。请同学们想一想，仓库的温度和湿度变化有何特点？如何监测仓库的温、湿度？有何措施可以调节仓库的温、湿度？

应按药品的温、湿度要求将其存放于相应的库中，药品经营企业各类药品储存库均应保持恒温。对每种药品，应根据药品标示的储藏条件要求，分别储存于冷库（2～10℃）、阴凉库（20℃以下）或常温库（0～30℃）内，各库房的相对湿度均应保持在45%～75%。

企业所设的冷库、阴凉库及常温库所要求的温度范围，应以保证药品质量、符合药品规定的储存条件为原则，进行科学合理的设定，即所经营药品标明应存放于何种温、湿度下，企业就应当设置相应温、湿度范围的库房。如经营标识为15～25℃储存的药品，企业就应当设置15～25℃恒温库。

对于标识有两种以上不同温、湿度储存条件的药品，一般应存放于相对低温的库中，如某一药品标识的储存条件为：20℃以下有效期3年，20～30℃有效期1年，应将该药品存放于阴凉库中。

任务二　药品的保管方法

课堂互动　学生以组为单位（3～4人为一组）在模拟药房负责管理某些药品。要求各组学生分别根据影响药物稳定性的因素和实际存储条件选取重点养护品种，并填写重点养护药品品种确定表（表6-1），制定养护措施。

■表6-1　重点养护药品品种确定表

序号	药品通用名称（商品名）	剂型	规格	生产厂家	效期	货位	确定理由	养护重点	备注

活动一　药品的一般保管方法

不同性质药品有不同的保管方法。

一、受光线影响而变质药品的保管方法

（1）凡遇光易引起变化的药品，如银盐、过氧化氢溶液等，为避免光线对药品的影响，可采用棕色瓶或用黑色纸包裹的玻璃器包装，以防止紫外线的透入。

（2）需要避光保存的药品，应放在阴凉干燥、光线不易直射到的地方（门、窗可悬挂遮光用的黑布帘、黑纸，以防阳光照射）。

（3）不常用的怕光药品，可储存于严密的药箱内，存放怕光的常用药品的药橱或药架应以不透光的布帘遮蔽。

（4）见光容易氧化、分解的药物如肾上腺素、乙醚等，必须保存于密闭的避光容器中，并尽量采用小包装。

（5）部分易受光线影响而变质的药品举例

① 生物制品　肝素、核糖核酸、抑肽酶注射剂、泛癸利酮片等。

② 维生素类　维生素 C、维生素 K、维生素 B_1、维生素 B_2、维生素 B_6、维生素 B_{12} 片剂及注射剂，复方水溶性维生素（水乐维他）、赖氨酸、谷氨酸钠注射液等。

③ 抗休克药　多巴胺、肾上腺素、硝酸甘油、硝普钠、香丹注射液等。

④ 外用消毒防腐药　过氧化氢溶液（双氧水）、乳酸依沙吖啶溶液（利凡诺）、呋喃西林溶液、聚维酮碘溶液（碘仿）、磺胺嘧啶银乳膏。

二、易受湿度影响而变质药品的保管方法

（1）对易吸湿的药品，可采用玻璃瓶软木塞塞紧、蜡封、外加螺旋盖盖紧的疗法。对易挥发的药品，应密封，置于阴凉、干燥处。

（2）控制药库内的湿度，可设置除湿机、排风扇或通风器，也可辅用吸湿剂如石灰、木炭等。此外，根据天气条件，分别采取下列措施：即在晴朗、干燥的天气，可打开门窗，加强自然通风；当雾天、下雨或室外湿度高于室内时，应紧闭门窗，以防室外潮气侵入。

（3）部分不能受潮的药品举例

① 维生素　维生素 B_1 片、维生素 B_6 片、维生素 C 片及泡腾片、复合维生素 B 片、鱼肝油丸、复方氨基酸片或胶囊、多种维生素和微量元素片。

② 助消化药　胰酶片、淀粉酶片、胃蛋白酶片及散剂、含糖胃蛋白酶散、多酶片、酵母片、硫糖铝片、甘珀酸钠片及胶囊。

③ 含水溶性基质的栓剂　甘油栓、克霉唑栓、醋酸氯己定栓。

三、易受温度影响而变质药品的保管方法

一般药品储存于室温即可，"室温"指 1～30℃。如指明"阴凉处"或"凉暗处"是指不超过 20℃，"凉暗处"同时还需遮光；"冷处"是指 2～10℃。通常，对多数药品储藏温度在 2℃以上时，温度越低，对保管越有利。

部分易受温度影响的常用药品举例。

1.需要在阴凉处储存的常用药品

抗菌药物（头孢拉定、诺氟沙星等）、镇静催眠药（艾司唑仑片、氯硝西泮）、钙通道阻滞剂（维拉帕米片及注射剂）、抗心力衰竭药（洋地黄毒苷片、地高辛片）等。

2.需要在凉暗处储存的常用药品

抗过敏药（色甘酸钠胶囊）等。

3.需要在冷处储存的常用药品

（1）胰岛素制剂　胰岛素、胰岛素笔芯（诺和灵、优泌林、优泌乐）、低精蛋白胰岛素、珠蛋白锌胰岛素、精蛋白锌胰岛素（含锌胰岛素）、重组人胰岛素、单组分猪胰岛素、中性胰岛素。

（2）人血液制品　胎盘球蛋白、人血球蛋白、人血丙种球蛋白、乙型肝炎免疫球蛋白、破伤风免疫球蛋白、人血白蛋白、人纤维蛋白原、健康人血浆。

（3）抗毒素、抗血清　精制破伤风抗毒素、精制白喉抗毒素、精制肉毒抗毒素、精制气性坏疽抗毒素、精制抗炭疽血清、精制抗蛇毒血清、精制抗狂犬病血清、旧结核菌素。

（4）生物制品　促肝细胞生长素、促红细胞生长素。

（5）微生态制剂　双歧三联活菌（培菲康）胶囊。

（6）降钙素（蛋白质类药物）。

（7）子宫收缩及引产药　缩宫素、麦角新碱、垂体后叶素等。

（8）抗凝药　尿激酶、链激酶、凝血酶、巴曲酶、降纤酶。

（9）抗心绞痛药　亚硝酸异戊酯吸入剂。

知识拓展

在规定的储存条件下仍易变质的品种

（1）**易氧化的药物**　包括：溴化钠、碘化钙、硫酸亚铁、硫代硫酸钠、亚硝酸钠、亚硫酸钠、苯甲醇、麻醉乙醚、肾上腺素、水杨酸钠、吗啡类、左旋多巴、己烯雌酚、维生素E、磺胺、盐酸普鲁卡因、安乃近、盐酸异丙嗪、盐酸氯丙嗪、奋乃静、松节油、维生素A、维生素D、维生素C、叶酸等。

（2）**易水解的药物**　包括：硝酸甘油、阿司匹林、葡糖丙酸睾酮、甲丙氨酯、氯化琥珀胆碱、棕榈氯霉素、盐酸普鲁卡因、硝酸毛果芸香碱、葡醛内酯、氯霉素、四环素类、青霉素类、头孢菌素类、巴比妥类、洋地黄毒苷、毒毛花苷等。

（3）**易吸湿的药物**　包括：蛋白银、枸橼酸铁铵、氯化钙、山梨醇、甘油、乳酸、胃蛋白酶、淀粉酶、青霉素类、洋地黄粉等。

（4）**易风化的药物**　包括：硫酸钠、咖啡因、磷酸可待因等。

（5）**易挥发的药物**　包括：麻醉乙醚、乙醇、挥发油、樟脑、薄荷脑、碘仿、酊剂、十滴水等。

（6）**具有升华性的药物**　包括：碘、碘仿、樟脑、薄荷脑、麝香草酚等。

（7）**具有熔化性的药物**　包括：以香果脂、可可豆脂为基质的栓剂，以及水合氯醛、樟脑、薄荷脑等。

（8）**易发生冻结的药物**　包括：鱼肝油乳、松节油搽剂、镁乳、氢氧化铝凝胶等。

（9）**具有吸附性的药物**　包括：淀粉、药用炭、白陶土、滑石粉等。

4.不宜冷冻的常用药品

（1）胰岛素制剂　胰岛素、胰岛素笔芯（诺和灵、优必林）、低精蛋白胰岛素、珠蛋白锌胰岛素、精蛋白锌胰岛素。

（2）人血液制品　人血白蛋白、胎盘球蛋白、人血球蛋白、人血丙种球蛋白、乙型肝炎免疫球蛋白、破伤风免疫球蛋白、人纤维蛋白原。

（3）静脉大输液　脂肪乳（力能、英特利匹特、力基）、甘露醇、氨基酸注射液、羟乙基淀粉氯化钠注射液。

（4）局部麻醉药　盐酸罗哌卡因注射液（耐乐品）、丙泊酚（得普利麻、静安）。

（5）外用消毒防腐药　甲醛（福尔马林）。

活动二　中药材和中成药的保管方法

一、中药材的保管方法

药材在采集以后，经过初步的加工处理或复杂的炮制过程之后，就可以入库或使用。中药饮片中常含糖类、淀粉、脂肪等有机物质，在储藏过程中，主要应避免虫蛀、发霉、变色、气味散失、枯朽、风化、融化粘连等变异现象。其中防虫蛀和防霉这两项是最重要的注意事项。

1. 易生虫药材

对易生虫的药材，在保管过程中除了要勤检查以外，还必须从杜绝害虫来源、控制其传播途径、消除繁殖条件等方面着手，才能有效地保证其不受虫害。因此，储存这类药材，如党参、款冬花、薏苡仁、乌蛇等，首先要选择干燥通风的库房。库内地面潮湿的，应加强通风，并可在地面上铺放生石灰、炉灰、木炭等；架底垫木高到40厘米以上，在垫木上最好铺上木板、芦席或油毡纸等以便隔潮。另外，对不同药材可以采取密封、冷藏、熏蒸等适当的养护措施，以保证药材不被虫蛀。

2. 易泛油、发霉药材

泛油系指中药表面发软、发黏、呈现油状物质，并伴有变色，变质之现象。多发生于夏季高温、潮湿季节，或者因某些中药材及其饮片储藏过久引起。药材发霉，是指在药材上寄生和繁殖了霉菌，称为"霉变"。药材泛油、发霉影响药效，特别是发霉严重的，霉烂变质后可能完全失去疗效。对这类药材的保管，最忌闷热。

对易于"泛油"的中药，应储藏在干燥、阴凉处。装药材用的器皿应为干燥卫生和密闭性能较好的容器。已经"泛油"的药物有些可以根据具体的"泛油"程度和中药材自身所具有的特性采取不同的方法调理。

（1）晾晒法　常用于易受潮的植物类药材。如当归、防风、党参、黄芪、牛膝、麦冬、柏子仁、枸杞子、太子参等。如柏子仁可以晾晒几小时，待凉后再装包储藏。

（2）烘干法　烘干法的使用应分别对待，对含挥发油较多的中药材及其中药饮片应将温度控制在50℃以下；对于昆虫等动物类药材应将温度控制在不出现烘焦、肢体断裂等情况以下。

（3）炒炙法　九香虫如出现"泛油"，可以使用炒炙法。把九香虫放入铁锅内加热轻炒，出锅后放在绵纸上，待其吸附表面油脂后，密闭保存。

> **知识拓展**
>
> **如何判断家中存放的中药饮片是不是"泛油"了呢？**
>
> 1. 眼观
>
> 目测药物内外色泽的细微变化，表面是否有油质溢出，是否存在干枯、粘连等现象。如枸杞子表面色泽发暗、发黑，因糖分溢出而互相粘连，基本上就可以判断已经"泛油"了。
>
> 2. 手摸
>
> 用手来直接检查药物的疲软程度、表面有无油腻感及发黏等现象。如党参，如果表皮内外色泽暗淡，断面有油溢出，且手感疲软黏腻，即为"泛油"。如乌梢蛇，如果蛇体呈灰

暗色或者色泽暗淡，折之疲软不易断开，就是"泛油"了。

3. 鼻闻

通过鼻闻药物发出"哈喇"味或者其他异常的刺激性气味时，也可以判断此药物已经"泛油"。如刺猬皮，其发出的气味应是特有的腥香味，如果产生异常气味，很可能已经"泛油"了。

药材防霉可采用曝晒、摊晾、高温烘干、石灰吸湿、木炭吸湿、翻垛通风、密封吸湿等方法。梅雨季节之前，可采用冷藏防霉法，将药材储于冷库，温度8℃以下，可达防霉蛀之效，适用较贵重药材，进入冷库的药材含水量必须在安全标准范围内，且宜密封包装，以防潮气侵入。储品一旦出现霉腐现象，应立即采取有效措施制止霉腐继续发展，免遭更大的损失，一般先曝晒、烘干或摊晾使其干燥，然后将霉除去，具体处理方法有淘洗法、醋洗法、酒洗法（白酒含乙醇量60%以上，适用于不能沾水药材）、油擦法（适用于胶类、蟾酥类等）、撞击法、擦刷法、筛簸法等。

3. 易变色及散失气味药材

变色系中药的色泽变化，固有色泽由浅变深、由艳变暗，则说明中药内在质量发生变化。部分花、叶、全草及果实种子类药材，由于所含的色素、叶绿素及挥发油等，受温度、湿度、空气、阳光等的影响，易失去原有的色泽和气味，如莲须、红花、丁香等。在储存保管中应根据药材的不同性质以及具体条件，进行妥善养护。库房储存此类中药宜储在干燥、阴凉、避光处，温度30℃以下，相对湿度65%～75%，养护方法有密封法、吸潮法、晾晒法。储存时间不宜过长，并要做到先进先出。最好单独堆放，以免与其他有特殊气味的药材串味。

散失气味主要系中药储存过程受潮热、自身温度升高，使其含有的挥发性成分散失；或因包装不严、中药挥发性成分自然挥发损失，由此可见，挥发油在常温下能挥发，即氧化、分解或自然挥发，温度增高、湿度增大或中药受潮都可加快挥发使其气味散失。储存宜低温低湿，存放库房应干燥、阴凉、避光，相对湿度以70%～75%为宜，不宜过多地通风。养护方法有密闭法、防潮法等。

4. 易融化、怕热药材

易融化、怕热药材主要指熔点比较低，受热后容易粘连变形，或使结晶散发的那些药材，如阿胶、儿茶、樟脑等。库房应低温而干燥，库温30℃以下，相对湿度70%～75%，包装应严密。养护方法有密封法、吸潮法、冷藏法等。

5. 易潮解、风化药材

含结晶水化合物及盐类中药，因长期接触干燥空气或风吹，表面逐渐出现粉末状物质，称为"风化"。含盐类及结晶水的中药遇到潮湿空气时，吸收水分而使表面湿润，并随水分增多而逐渐融化，称为"潮解"。含有盐类物质的结晶体药材，在潮湿的地方或空气中湿度大，都会受影响而逐渐融化。当开始融化时，一般称为"返潮"或潮解，如芒硝、大青盐等。库房宜选择阴凉、避风、避光处，相对湿度70%～75%，不宜堆通风垛，包装物应牢固，以能防潮不通风为宜。养护方法有密封法、晾晒法等。

6. 需要特殊保管的药材

对毒剧麻药、易燃性药材及贵重药类应根据各自的特殊性质进行分别保管。

（1）毒剧麻药　如砒石、水银、斑蝥、轻粉等，应专人、专库（专柜）、专账保管，并且注意湿度、温度等影响。其储存供应办法，应按毒麻药管理条例进行。

（2）易燃性药材　如火硝、松香、硫黄等遇火或高温易燃烧，如数量较多应放在危险品仓库储存，数量少的也应单独存放，并应远离电源、火源，也应由专人保管。

（3）贵重药材　如人参、鹿茸、羚羊角等，在储存中，由于成分性质不同，可发生各种不同变异现象。如人参易生虫、麝香易受潮走味等。所以对贵重药类应专柜、专库、专账、专人负责保管。一般用固定的箱、柜、缸、坛等密闭后，储存在干燥、阴凉、不易受潮受热的地方储藏。

二、中成药的保管方法

（1）颗粒剂　如常用的板蓝根颗粒，在潮湿环境中极易潮解、结块，尤其是泡腾型颗粒剂储存时应避免受潮。

（2）散剂　如常见的冰硼散、六一散、痱子粉等。散剂的表面积比一般药物大，故吸湿性较显著。这类药品受潮后会发生变色、结块、药效降低以及微生物滋生等变化，所以防潮是保证散剂质量的重要措施。

（3）煎膏剂　由于其内含有大量糖类、蛋白质等物质，因此储存不当很易霉变、酸败。此类成药一般应密闭储于阴凉干燥处，如十全大补膏、益母草膏、枇杷膏等。

知识拓展

药品养护员的职责

（1）掌握药品的性能和储存要求以及药品各种剂型检查的内容、方法，负责在库药品养护。

（2）指导保管员对药品进行合理储存以及药品色标管理工作。

（3）养护检查中如发现质量问题，挂黄牌暂停发货，通知质量管理员予以处理。

（4）对库存药品的质量按季度循检，发现问题报质量管理员，做好药品养护检查记录。

（5）负责建立药品养护档案。

（6）负责库房温、湿度监测管理，记录温、湿度记录，超标时采取有效措施并记录采取措施后的温、湿度。

（7）负责对仓储仪器设备的检查、维护和保养，建立档案和管理台账。

（8）负责计量器具管理和检定工作，做好计量器具仪器档案。

（9）定期汇总分析养护检查情况等质量信息。

活动三　易燃、易爆危险品的保管方法

一、易燃、易爆危险品的主要特征及代表物质

（1）易爆炸品　指受到高热、摩擦、冲击后能产生剧烈反应而产生大量气体和热量，引起爆炸的化学药品，如苦味酸、硝化纤维、硝酸铵、高锰酸钾等。

（2）自燃及易燃的药品　如黄磷在空气中能自燃；金属钾、钠遇水后，以及碳粉、锌粉及浸油的纤维药品等极易燃烧。

（3）易燃液体　指引燃点低，易于挥发和燃烧的液体，如汽油、乙醚、石油醚、乙醇、甲醇、松节油等。

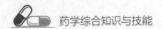

（4）极毒品及杀害性药品　氰化物（钾、钠）、亚砷酸及其盐类、汞制剂、可溶性钡制剂等。

（5）腐蚀性药品　如硫酸、硝酸、盐酸、甲酸、冰醋酸、苯酚、氢氧化钾、氢氧化钠等。

二、易燃、易爆危险品的保管原则

（1）此类药品应储存于危险品库内，不得与其他药品同库储存，并远离电源，专人负责保管。

（2）危险品应分类堆放，特别是性质相抵触的物品（如浓酸与强碱）。灭火方法不同的物品，应该隔离储存。

（3）危险品库应严禁烟火，不准进行明火操作，并应有消防安全设备（如灭火机、沙箱等）。

（4）危险品的包装和封口必须坚实、牢固、密封，并应经常检查是否完整无损和渗漏，出现情况必须立即进行安全处理。

（5）如少量危险品必须与其他药品同库短期储存时，亦应保持一定的安全距离，隔离存放。

（6）氧化剂保管应防高热、日晒，与酸类、还原剂隔离，防止冲击摩擦。钾、钠等金属应存放于煤油中；易燃品、自燃品应与热隔绝，并远离火源，存放于避光、阴凉处。

对于易燃易爆物品应做到专人、专账、专库（或柜）、双锁保管。

学习小·结

项　　目		内容要点
药品质量与检查	影响药品质量的因素	环境因素：日光、空气、湿度、温度、储存时间 人为因素：人员素质对药品质量的优劣起关键性的影响 药品因素：药物本身的理化性质、剂型和辅料、包装材料
	药品的外观检查	外观质量检查的内容：主要是对药品性状进行检查，包括形态、颜色、气味、味感、溶解度等；不同剂型的药物检查内容有所不同 检查方法：通过人的视、触、听、嗅，技术依据为比较法
	仓库温、湿度管理	冷库（2～10℃）、阴凉库（20℃以下）、常温库（0～30℃） 各库房的相对湿度均应保持在45%～75%
药品的保管方法	药品的一般保管方法	易受光线、湿度、温度影响而变质的药品及其保管方法
	中药材和中成药的保管方法	中药材：避免虫蛀、发霉、变色、气味散失、枯朽、风化、融化粘连等，其中防霉、防虫蛀最重要 中成药：冲剂、颗粒剂、散剂应避免受潮，煎膏剂应密闭存于阴凉、干燥处
	易燃、易爆等危险品的保管方法	危险品的主要特征及性状 保管方法

课堂练习

一、A型题（单选题）

1. 药品仓库内的相对湿度为（　　）。

A.45%～75%　　　　　　　　　　　　B.65%～75%

C.45%～65%　　　　　　　　　　　　D.30%～45%

E.30%～75%

2. 下列哪种药品不需要避光保存。（　　）

A. 氢化可的松　　　　B. 维生素C　　　　C. 安素

D. 肝素　　　　　　　E. 对氨基水杨酸钠

3. 下列哪种药品能自燃。（　　）

A. 汞制剂　　　　B. 硝酸铵　　　　C. 黄磷　　　　D. 汽油　　　　E. 甲醇

二、B型题（配伍选择题）

[1～4] A. 在冷处储存

B. 在阴凉处储存

C. 用玻璃瓶软木塞塞紧、蜡封，外加螺旋盖盖紧

D. 冷冻

E. 用棕色瓶装

1. 多巴胺应（　　　）。

2. 硫酸亚铁片应（　　　）。

3. 706 代血浆应（　　　）。

4. 乙型肝炎免疫球蛋白（　　　）。

三、X型题（多选题）

1. 下列哪些药品不宜冷冻。（　　　）

A. 甲醛　　　　　　B. 脂肪乳　　　　　　C. 胰岛素

D. 人血白蛋白　　　E. 盐酸罗哌卡因注射液

2. 空气中对药品质量影响较大的是（　　　）。

A. 氧气　　　　　B. 水蒸气　　　　C. 氮气　　　　D. 二氧化碳　　　E. 二氧化硫

3. 空气中湿度太大会使药品（　　　）。

A. 潮解　　　　　B. 液化　　　　　C. 变质　　　　D. 霉败　　　　E. 风化

4. 下列药品应放在危险品库内储存的是（　　　）。

A. 氢氧化钾　　　B. 静安　　　　　C. 松节油　　　　D. 硝化纤维　　　E. 阿尼利定

■ 实训指导　药品的检查 ■

一、实训任务

1. 熟悉药品检查操作程序和要求。

2. 正确对药品进行抽样检查。

二、实训学时数

2 学时。

三、实训指导

按照新版 GSP 的要求，质管员在进行药品检查验收时，首先确定抽样数量，然后应当对抽样药品的外观、包装、标签等逐一进行检查核对。抽样验收主要检查最小包装的封口是否严密、牢固，有无破损、污染或渗液，包装及标签印字是否清晰，标签粘贴是否牢固；验收合格的药品填写入库单，移交仓库；验收不合格的药品根据情况采取不同的处理措施。

四、实训准备

1. 模拟库房。

2. 实训药品。

3. 仓库温湿度记录表，随货同行单，到货通知单，质量报告书，拒收单，验收记录。

五、实训操作

1. 药品检查验收在仓库产品待验区进行，学生从环境卫生、水电安全条件、设备运行状况等方面入手，对本次实训实验环境卫生以及设备设施运行情况进行认真的检查，检查过程中要填写相对应的检查记录。

2. 药品抽样验收主要工作流程包括：①开箱，开箱过程中应避免人为因素损坏箱内药品。②查看合格证，大多数整件药品箱内都有产品合格证，合格证的内容包括品名、生产厂商、生产批号、生产日期。③查看外包装箱封条是否损坏，包装上是否有清晰注明品名、规格、批号、生产企业、有效期、批准文号、贮藏条件、包装规格及储运图示标志或特殊管理药品、外用药品、非处方药的标示等。④检查内包装有无破损、污染、渗漏，最小销售单元封口是否严密，包装印字是否清晰，瓶签粘贴是否牢固。⑤每一个最小销售单元应有标签和说明书。标签和说明书应有生产企业的名称、地址，有药品品名、规格、批准文号、产品批号、生产日期、有效期等；标签或说明书上还应有药品的成分、适应证或功能主治、用法、用量、禁忌、不良反应、注意事项以及贮藏条件。⑥封箱，原裁原封，一般采用带有企业标识的封箱设施十字封箱。⑦贴标签，验收合格的药品，封箱后要粘贴企业质管部门检验的标识。

六、实训考核

1. 考核说明。

2. 根据药品标识的储存条件，储存于冷库（2～10℃）、阴凉库（20℃以下）或常温库（0～30℃）内，相对湿度为45%～75%。

3. 药品的抽样检查，抽取整件数量，2件以下，全部抽取；2件至50件抽2件；50件以上，每增加50件，增加抽取1件，不足50件按50件记。

4. 对抽取的整件药品应开箱抽样，从每件上、中、下的不同位置随机抽取至最小销售单元。

5. 教师在评定成绩时，主要围绕验收过程的规范性与验收结果的准确性来进行评分记录。

6. 实践项目考核表

见样品抽样验收实训考核表。

样品抽样验收实训考核表

项目	考核要求	分值	得分
库房环境	整洁、库房温湿度	10	
开箱	人为损伤	10	
查合格证	合格证的内容	15	
外包装检查	完整，标识清晰	15	
内包装检查	破损，标识清晰	15	
小包装检查	破损，标识清晰	15	
封箱	原裁原封	10	
贴标签	贴质管部门检验标签	10	

项目七

药物信息服务

◎ 熟悉药物信息的特点与来源；
◎ 掌握药物信息源分级及常用的文献和网站；
◎ 掌握药物信息评价和管理的原则；
◎ 了解常用药学网站及其特点。

◎ 能熟练使用常见专业检索工具进行药物信息的检索和分析；
◎ 能对药物信息进行评价与管理。

任务一　初识药物信息服务

活动一　了解药物信息的概念和特点

课堂互动　药物信息服务被认为是 21 世纪药师应有的工作模式，我国的卫生部门和医院也将药学信息服务逐步提上了日程。请同学们结合前面几个项目所学的知识，讨论药物信息服务的对象有哪些？药物信息服务主要包括哪些内容？

一、药学信息

印刷品、光盘或网络等载体传递的有关药学方面的各种信息是药学信息（pharmaceutical information，PI）。包含了药学领域所有的知识和数据，内容非常广泛，涉及药物的研究、生产、流通和使用领域。药学信息已经成为一门独立的分支学科。

二、药物信息

药物信息（drug information，DI）指在使用领域中与合理用药（安全、有效、经济、适宜）相关的各种药学信息。

三、药物信息的特点

1.紧密结合临床

DI 的产生与发展和药学实践是紧密结合的，医生、护士、患者是药物信息服务的主要对象。DI 提供的内容针对性强，包括药物合理应用、药物配伍、药品不良反应和相互作用，介绍新药、编写《药讯》等。

2.内容广泛多样

DI 包含与临床药学有关的一切信息。

3.更新传递快速

药师对获取的信息要及时加工，选择整理录入卡片或输入计算机，有的要综合、概括写成综述或汇编，提供给医护人员和患者。

4.质量良莠不齐

药师要根据所学专业知识对各种途径获得的 DI 进行分析识别，学会去伪存真，药师提供的 DI 应该是循证药物信息。

四、药物信息服务

药物信息服务（drug information service）是指药师进行的药物信息的收集、保管、整理、评价、传递、提供和利用等工作，包括所有涉及药物信息的活动。药物信息服务是药学实践和药疗保健的一项重要工作和活动。

药物信息服务的目的是指导合理用药，收集药物安全性和疗效等信息，建立药物信息系统，提供用药咨询服务。

药物信息服务工作是一个专业性很强的工作，从事药物信息服务的人员应当是药学专业人员，同时要求掌握必要的药物信息收集、评价和管理的技能。药物信息服务工作也是一种持续性的工作，需要知识积累、不断学习。计算机信息技术的应用是开展药物信息服务工作的一个有效手段。计算机信息技术的高速发展，为药物信息的有效管理提供了一个可靠的工具，极大地提高了获得药物信息的方便性。

活动二　获取药物信息的途径

课堂互动　作为药学专业人士，你经常需要查阅一些专业信息，都有哪些途径可以得到你想要的信息呢？

一、专业期刊

专业期刊是 DI 的源泉，药师应经常浏览专业期刊，有条件的单位应当建立 DI 室，订阅专业期刊，购置专业图书，收集 DI，用各种方式储存信息。

二、信息系统

利用计算机建立咨询服务系统，为临床解决实际问题储存信息。目前国内已有成功的软件工具用于 DI 咨询。

三、学术交流

积极参加学术会议和活动、专题报告、继续教育讲座也是获取 DI 的途径，可以获得最新的一些信息。

四、临床实践

药师应深入临床，在虚心向医师和护师的学习中获取信息。

简而言之，收集与获取药物信息要做到：专业期刊经常看，使用电脑最方便，学术会议要参加，临床交流多实践。

任务二　熟悉药物信息的来源、评价与管理

活动一　药物信息源的分级

课堂互动　CNKI 中国期刊全文数据库使用方法

1.登录数据库

登录 www.cnki.net，可凭机构用户登录账号、密码或 IP 自动登录。学校用户，可以通过学校站点上提供的链接进入。

2.下载安装全文浏览器

CNKI 所有文献都提供 CAJ 文献格式，期刊、报纸、会议论文等文献也提供 PDF 格式。首页的右上角提供浏览器的下载。

3.熟悉检索界面

练习使用简单检索、标准检索、高级检索、专业检索、学者检索等功能，熟悉检索条件的设置。

4.检索练习

（1）检索有关"尼莫地平的不良反应"的相关文章。

（2）查询尧德中为第一著者、非第一著者的论文收录情况。

（3）检索你所学专业中你所感兴趣的一个主题的 PDF\CAJ 格式的论文各 1 篇。

一、一级文献

1.一级文献内容

即原始文献，主要登载在专业期刊和学术会议论文集中，包括实验性和观察性研究。期刊是一级文献主要的信息源。

2.一级文献特点

信息量大、品种多、周期短、报道快，是重要的参考文献源。

二、二级文献

二级文献通常包括索引和文摘。

1.常用索引服务和文献数据库的名称及特点

（1）国家科技图书文献中心（http：//www.nstl.gov.cn）　收藏有中外文期刊、图书、会议文献、科技报告、学位论文等科技文献信息资源。

（2）中国知识基础设施工程（http：//www.cnki.net）　CNKI 的资源来源分为期刊、报纸、

会议论文、博（硕）士论文等多种数据库。

（3）万方数据知识服务平台（http://www.wanfangdata.com.cn） 为中外学术论文、中外标准、中外专利、科技成果、政策法规等科技文献的在线服务平台。

（4）Pubmed系统Medline数据库（http://www.ncbi.nlm.nih.gov/pubmed） Medline数据库（美国国立医学图书馆）收录了1966年以来70多个国家、4500多种生物医学期刊的题录和文摘。

（5）Toxnet毒理网数据库（http://toxnet.nlm.nih.gov） 由美国国立医学图书馆建立并负责维护。

（6）Embase数据库（http://www.healthgate.com） 相当于欧洲的Medline。它和Medline收录的杂志既有重叠，又有不同。

2.常用国内外文摘的名称和特点

（1）药学文摘

①《中国药学文摘》（chinese pharmaceutical abstracts，CPA） 为国家药品监督管理局信息中心编辑出版，创刊于1982年。现为月刊，每年一卷，卷末单独出版一期卷索引。收集国内700多种医药期刊以及会议论文和部分内部刊物的资料，以文摘、题录等形式报道。

②《中文科技资料目录——医药卫生》。

③《中文科技资料目录：中草药》。

④《国际药学文摘》（international pharmaceutical abstracts，IPA）：由美国医院药师协会编辑出版，1964年创刊，为半月刊，每年24期合为一卷，每期均有期索引。收集全世界与药学有关的药学期刊750余种。

（2）与药学专业有关的世界闻名的文摘

①《化学文摘》（chemical abstracts，CA） 由美国化学会化学文摘服务社编辑出版，创刊于1907年，收集150多个国家和地区、56种文字发表的有关化学和化工方面的文献。

CA最大特点是索引系统最完善（期索引、卷索引和累积索引），查阅非常方便。期索引包括著者索引、关键词索引和专利索引；卷索引包括普通主题索引、化学物质索引、分子式索引和专利索引；每5年或10年出一期累积索引。

②《生物学文摘》（biological abstracts，BA） 创刊于1926年，现由美国生物科学情报服务社编辑出版，为半月刊。内容覆盖生物学领域8000余种核心期刊。

③《医学索引》（index medicus，IM） 是医学与卫生科学领域的文献检索工具，由美国国立医学图书馆（NLM）制作，月刊，年终有年累积本。

④《医学文摘》（excerpta medica，EM） 由设在荷兰阿姆斯特丹的一个国际性非营利机构医学文摘基金会于1947年创办。EM收录5400多种医学、生物学、药学期刊文章，再编写成文摘，通过各相关的EM分册予以报道。有关药学的分册有：药理学（30）、药物文献索引（37）、药品不良反应题录（38）、药品依赖性（40）、毒理学（52）。

三、三级文献

三级文献是在一级和二级文献的基础上归纳、综合、整理后的出版物。在药学实践中使用最为广泛。包括手册、教科书、指南和其他参考书籍。常用的药学三级文献如下。

1.药品标准类

（1）《中华人民共和国药典》（简称《中国药典》）2020年版（ChP） 分四部。一部收载药材及饮片、植物油脂和提取物、成方制剂和单味制剂等；二部收载化学药品、抗生素、生化药品以及放射性药品等；三部收载生物制品；四部收载通则和药用辅料。

（2）其他国家药典 《美国药典》（USP）、《英国药典》（BP）和《日本药局方》（JP）等。

2.药品集

以介绍临床合理用药为主。

（1）《中国药典临床用药须知》2021年版 是《中国药典》配套丛书之一。分为三卷：化学药和生物制品卷、中药成方制剂卷和中药饮片卷。明确为药典服务，防范药典收载品种的盲目性和随意性，做到覆盖《国家基本药物》《国家基本医疗保险和工伤保险药品目录》及临床常用药品，信息广博、内容丰富、与时俱进、科学合理、经典实用、准确权威。

（2）《新编药物学》 对国内外常用药品的形状、药理及应用、用法、注意及制剂均有介绍，书中的引论和附录部分有助于解决药学实践中遇到的问题，是我国目前知名度很高、发行量较大的药品集。

（3）《马丁代尔药物大典》（martindale : the complete drug reference）：出版于1883年，2017年出版物为第39版；收录32个国家使用的治疗药物5300种、制剂110000个、9500个制药厂商的信息、疾病治疗概要、草药200多种及5000多个制剂。

（4）《美国医院处方集服务处：药物信息》（american hospital formulary service : drug information，AHFS DI） 1959年出版，每年更新。

（5）《医师案头参考》（physician's desk reference，PDR） 由美国医学经济公司和Thomson Healthcare公司编辑出版的药品集，每年综合汇编一册，主要介绍美国市场上的常用处方药的药理学、适应证和用途、禁忌证、警告、注意事项、不良反应、用药过量处理。

（6）《美国药典药物信息》（USP DI） 专业篇提供药品说明书外的可信资料，特别是药物的适应证、相互作用、不良反应、药理学、药动学和剂量以及提供患者咨询等信息是重点内容。患者篇是专门提供给患者阅读的，通俗讲述有关药品的信息。

（7）《英国国家处方集》（British national formulary，BNF） 书中对在英国使用的处方药的信息介绍得非常详细，特别适用于医师开处方时使用。该书半年更新一次，有印刷版、电子版，还有《儿童BNF》和《护士处方集》。

3.百科类

如《中国药学年鉴》《中国医药统计年鉴》《中国中医药年鉴》等。

4.专著类

为突出某一专业或某一专题汇总成的三次文献。如：

（1）《梅氏药物副作用》（Meyler's side effects of drugs） 是有关药品不良反应的国际百科全书。

（2）《药物不良反应》 孙定人主编，人民卫生出版社发行，是我国自己编写的第一部有关药品不良反应的专著。

5.数据库

常用的有Micromedex数据库，不同于二级文献中的数据库，它主要提供临床医药专业人员所需的药物咨询、疾病和毒理学咨询以及传统医学信息和对患者的卫生教育信息等。

6.工具书

如《英汉化学化工词汇》《医学名词汇编》《中国药品通用名称》等。

四、互联网资源

课堂互动 请同学们登录常见药学论坛，掌握其使用方法，熟悉各论坛的专业特色。国外药学论坛如 Pharmweb（www.pharmweb.net）是以药学有关消息为主的网站，其中以药学会、药学院校、药学网站黄页等为特色。国内药学论坛有 39 健康网（www.39.net）等。

在相关论坛查询你所感兴趣的某个主题的有关消息，简述查询到的内容并列出网址。

主要药学网站的网址及特点见表 7-1。

■ 表7-1 主要药学网站的网址及特点

名　称	网　址	特　点
中华人民共和国国家卫生健康委员会	www.nhc.gov.cm	卫生事业发展的总体规划和战略
国家药品监督管理局	www.nmpa.gov.cn	食品药品政策和安全
世界卫生组织	www.who.int	世界卫生、重大疾病的防治等
美国食品药品管理局	www.fda.gov	美国食品药品政策和安全
美国咨询药师协会	www.ascp.org	侧重药物咨询方面的内容
美国临床药学会	www.accp.com	药学服务内容和继续教育
中国药学会	www.cpa.org.cn	国内外学术交流、继续教育
中国药师协会	www.clponline.cn	药品及执业药师管理和动态

活动二　药物信息的评价

一、药物信息的评价

评价的原则如下。

（1）实用性　DI 服务要求实用，即与临床紧密结合的信息。DI 服务应解决药学业务工作和临床合理用药中遇到的问题，尤其是解决医护人员和患者实际的药物治疗问题。

（2）新颖性　DI 的内容必须新颖，及时更新。作为 DI 的提供者，只有不断充实新的知识，才能更好地向患者和医务人员提供优质的药学服务。

（3）科学性　DI 服务必须建立在科学求实的基础上，其质量要求首先是真实可靠。DI 来自各方面，要求我们认真地鉴别，要强调循证药物信息（EBDI）的重要性。

二、评价的标准

向患者或其他卫生专业人员迅速提供最佳 DI 是药师必须掌握的方法，也是药师的职责。

资深的药师通常运用系统的问询方法来减少可能产生的差错并且可以节省问询的时间。现代的系统方法由 7 步组成，可让药学专业的学生掌握 DI 的方法和技巧，请见表 7-2。

■ 表7-2 提供药物信息的步骤

步骤	内　容	步骤	内　容
步骤 1	明确问询人的问题	步骤 5	对文献进行评价、分析和整理
步骤 2	获得主要问题的背景材料	步骤 6	形成文字或口头回答
步骤 3	对问题进行确定并归类	步骤 7	随访了解效果，并建立档案
步骤 4	确立查找方法，查阅文献，寻找答案		

当接到一个与药物有关的咨询时，通常，正确的方法是采用分步骤、递进式方式查找信息，

即先从三级文献开始，再查找二级文献，最后查找一级文献。三级文献资源查找起来方便快捷，适宜提供患者基本的简单的 DI；只有当三级文献资料过于陈旧或不全时（如查找新药的使用或老药新用），才查找二级文献，当需要最新的文献或非常专业的内容时，需要查找一级文献资料，但是一级文献可能存在偏倚，需要对其内容进行审慎的评价。

1.三级文献评价

（1）作者的专业经验和水平　编写大型的工具书等三级文献，往往需要组织聘请十几位甚至几十位专家共同编写，就是为了保证质量和学术水平。

（2）编书的目的和用途　写作前已经确定了写书的目的和使用范围，药师应该清楚该三级文献信息资源（工具书、教科书和药品集等）的特点，遇到问题时有针对性地选择查阅。

（3）出版社发行的年代和版次　书的版次代表其发行的历史，药师在查询资料时应先查阅最新版的参考资料。大型权威工具书的编写费时费力，一般要用 1～2 年的时间写作，因此更新一版要用 2～5 年。现在随着计算机和信息化的普及，这一更新时间大大缩短。

（4）引用参考文献质量　书中引用的参考文献宜准确、恰当，言之有据，减少偏差。

2.二级文献评价

当三级文献信息过时或不全时，就要借助二级文献源寻找一级文献。对于二级文献的评价应包括：收载杂质的数量、专业种类、出版或更新的频率、索引的完备程度、检索路径及费用。

3.一级文献评价

临床报告研究的文章包含以下四个部分：简介（introduction）、研究方法（methodology）、结果（results）、讨论（discussion）。将其进行分析可以得出评估方案。对于简介，要看它对于研究目的的描述是否清楚；对于研究方法，要看试验方法的设计是否科学合理；对于结果，主要看重要试验结果是否经过科学认真的分析；对于讨论，主要描述支持结论的依据以及存在的问题、需要进一步研究的建议和国内外文献的佐证。

4.网络信息的评价

目前对于网络信息的质量评价尚未形成系统的指标评价体系，主要从信息来源的权威性、信息内容的准确性、观点评价的客观性三个方面进行评价。

活动三　药物信息的管理

一、药物信息的管理

首先，要对 DI 进行合理分类；其次，做好编目与索引；最后，建规立制，正常运行。

二、药物信息服务的实施

包括主动的和被动的两个方面。主动的 DI 服务方面，包括面向医护人员编写《药讯》等内部刊物或资料库；面向群众做好药物知识的科普宣传；深入临床科室，在学习和充实自己的过程中，主动进行 DI 服务。被动的 DI 服务（即咨询服务）方面，包括如何受理 DI 咨询；一般咨询的内容。

学习小·结

项　目		内容要点
初识药物信息服务	药物信息的特点	药学信息和药物信息的区别，药物信息的特点
	药物信息的来源	获取途径

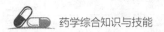

续表

项 目		内容要点
药物信息源的分级	一级文献	内容及特点
	二级文献	常用索引服务和文献数据库的名称及特点 常用国内外文摘的名称
	三级文献	不同文献的特点和应用
	互联网资源	主要药学网站的网址及特点
药物信息的评价与管理	药物信息的评价	评价的原则 评价的标准 提供药物信息的步骤
	药物信息的管理	药物信息管理的原则

课堂练习

一、A型题（单选题）

1. 药学信息的特点是（ ）。

A. 多样性、时效性、公开性、可加工性

B. 可存储性、可传递性、可加工性

C. 多样性、时效性、公开性、可加工性、可存储性、可传递性

D. 多样性、公开性、可加工性、可存储性

E. 时效性、可加工性、可存储性、可传递性

2. 执业药师对大量药学信息汇编的加工过程是（ ）。

A. 识别、分析、选择、综合、概括

B. 分析、选择、综合、概括、成文

C. 识别、选择、概括、成文、发表

D. 识别、分析、概括、成文、咨询

E. 识别、分析、综合、概括、咨询

3. 药学信息的直接传递是通过（ ）。

A. 执业药师与医务人员之间的语言交流

B. 执业药师与医务人员、药品消费者之间的语言交流

C. 执业药师与药品消费者之间的语言交流

D. 执业药师利用计算机，互联网等现代技术

E. 执业药师利用信函、电话等方式交流

4. 快速、有效的利用《化学文摘》的关键是（ ）。

A. 适当选择索引和使用索引

B. 正确选择索引和查阅索引

C. 正规选择索引和使用索引

D. 正确选择索引和使用索引

E. 正式选择索引和查阅索引

5. 获得药学信息的途径是（ ）。

A. 商业渠道、学术交流

B. 商业渠道、参加学术活动、深入临床实践

C. 深入医院病房和社会药房，询问药物治疗的结果

D. 在医疗保险的定点药房应为病人和药品消费者建立药历卡

E. 网上搜索

二、B型题（配伍选择题）

[1～5] A. 药学信息　B. 一次文献　C. 二次文献　D. 三次文献　E. 零次文献

1. 一些道听途说之类口头传播的消息也有一定的价值，将其归为（　　）。

2. 直接记录研究工作者首创的理论、实践结果、观察到的新发现以及创造性成果的文献，最常见的是发表在期刊上的论文、学术会议宣读的报告等称之为（　　）。

3. 对分散的一次文献进行筛选、压缩和组织编排而形成的进一步加工产物是（　　）。

4. 在合理利用二次文献的基础上，对一次文献的内容进行归纳、综合而撰写出的专著、综述、述评、进展报告、数据手册、年龄、指南、百科全书和教科书等是（　　）。

5. 作为一种特殊的资源和财富，属于知识的范畴，是为了解决医疗合理用药这个特定问题所需的知识是（　　）。

[6～10] A. 国外医药期刊

　　　　 B. 国内医药期刊

　　　　 C. 两者均是

　　　　 D. 两者均不是

6.《医院药学杂志》是主要的（　　）。

7.《药房杂志》是主要的（　　）。

8.《生化药理学杂志》是主要的（　　）。

9.《中成药研究杂志》是主要的（　　）。

10.《中草药杂志》是主要的（　　）。

三、X型题（多选题）

1. 受理药学信息咨询的常规方法是（　　）。

A. 明确提出的问题、问题归类

B. 获取附加信息

C. 查阅文献

D. 回答问题

E. 随访咨询者

2. 药学信息服务的目的是（　　）。

A. 有利于新药的研发

B. 促进合理用药

C. 改善药物治疗效果

D. 体现执业药师自身价值

E. 提高执业药师的地位

3. 药学信息的多样性包括了（　　）。

A. 新药研究各个学科、专业领域的内容

B. 药品生产各个学科、专业领域的内容

C. 药品使用各个学科、专业领域的内容

D. 药品流通各个学科、专业领域的内容

E. 药学管理各个学科、专业领域的内容

■ 实训指导 药学信息检索 ■

一、实训任务

能利用不同途径查阅文献资料。

二、实训学时数

2 学时。

三、实训指导

1. 利用 CNKI 期刊全文数据库检索近 10 年发表的有关"多沙唑嗪"方面的文章，记下论文篇数、所有文章的篇名及作者。（要求：关键词"多沙唑嗪"要求分别限制在篇名、关键词、摘要及全文字段检索，并比较四个字段检索结果的不同，主要是指检索的准确性和检索数目的不同）。

2. 利用"万方数据知识服务平台"中的"学术论文"，检索你的任课老师近 10 年发表的文章，记下检索到的记录条数及最新发表的 1 篇文章篇名。

3. 登录 https：//www.ncbi.nlm.nih.gov/pubmed/，检索有关头孢氨苄的相关文章，记下检索到的记录条数及最新发表的 1 篇文章篇名。

四、实训准备

能上网的电脑（若干台）。

五、实训思考

利用 CNKI 期刊全文数据库时，哪个字段检索篇目最多，哪个最少？你认为哪个字段的检索结果准确性最高？

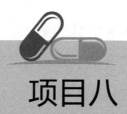

项目八

医疗器械基本知识

 ◎ 了解医疗器械的基本知识；
◎ 熟悉产品分类的原则及主要品种；
◎ 掌握家庭常用医疗器械的使用方法和注意事项。

 ◎ 能够正确选购和使用家庭常用医疗器械。

任务一　认识医疗器械

课堂互动　请同学们介绍自己见过或使用过的医疗器械。

活动一　医疗器械的分类

一、医疗器械的定义

医疗器械是指单独或者组合使用于人体的仪器、设备、器具、材料或者其他物品，包括所需要的软件。

二、使用医疗器械的目的

（1）对疾病进行预防、诊断、治疗、监护、缓解。
（2）对损伤或者残疾进行诊断、治疗、监护、缓解、补偿。
（3）对解剖或者生理过程进行研究、替代、调节。
（4）妊娠控制。

药物与医疗器械的概念有所区别。两者的区别一般可以从产品的预期目的和主要的预期作用与方法去界定。器械的功能是通过物理的方式完成的。药物一般是通过药理学、免疫学、药物化学、药剂学等手段达到预期目的的。

三、医疗器械的基本质量特性

根据产品质量法的解释，产品质量是指产品满足需要的有效性、安全性、适用性、可靠性、维修性、经济性和环境等所具有的特征和特性的总和。医疗器械是关系人民生命健康的特殊产品，它的基本质量特性就是安全性和有效性。

1.医疗器械的安全性

（1）医用电气设备（即使用电源驱动的医疗器械）的安全要求主要是电气安全，其中包括防电击危险和防机械危险。

（2）对无电源驱动的医疗器械，如植入人体的医疗器械和一次性医疗用品等，主要考虑细菌感染和生物相容性的安全要求。

2.医疗器械的有效性

医疗器械的使用性能也就是临床上使用的有效性。医疗器械作为使用于人体的特殊商品，重要的是它是否真如使用说明书所示能达到有效诊治、防病的目的。

四、医疗器械的分类

1.第一类

通过常规管理足以保证其安全性、有效性的医疗器械。如手术器械的大部分、听诊器、医用X线胶片、医用X线防护装置、全自动电泳仪、医用离心机、切片机、牙科椅、煮沸消毒器、纱布绷带、创可贴、拔罐器、手术衣、手术帽、口罩、集尿袋等。

2.第二类

对其安全性、有效性应当加以控制的医疗器械。如体温计、针灸针、血压计、心电诊断仪器、光学内镜、制氧机、避孕套、光学窥镜、全自动生化分析仪、便携式超声诊断仪、牙科综合治疗仪、医用脱脂棉等。

3.第三类

用于植入人体或支持维持生命、对人体具有潜在危险，对其安全性、有效性必须严格控制的医疗器械。如植入式心脏起搏器、人工晶体、人工心脏瓣膜、呼吸麻醉设备、彩色超声成像设备、医用高能设备、体外震波碎石机、有创内镜、超声手术刀、激光手术设备、输血器、一次性使用输液器、一次性使用无菌注射器、CT设备、输血器、人工肾等。

活动二　医疗器械的监督管理

一、医疗器械的产品注册

依据《医疗器械监督管理条例》规定：国家对医疗器械实行产品生产注册制度。

（1）一类产品实行申报备案制度，由设区的市级政府食品药品监督管理局审查批准后发给产品注册证书。

（2）二类、三类产品履行产品注册，程序中多为实质性审查，执行中把二类、三类产品注册分为试产品和准产品注册制度。

（3）二类产品的产品注册由省、自治区、直辖市食品药品监督管理局审查批准发给产品注册证书，三类产品的产品注册由国家药品监督管理局审查批准并发给产品注册证书。

进口医疗器械由国家药品监督管理局审查批准并发给进口医疗器械产品注册证书。

二、医疗器械产品的监督抽查

（1）评价性监督抽查　对同一品种或同类产品进行质量考核和综合评价。

（2）针对性监督抽查　对有质量投诉、举报或质量监督抽查检验中有不合格记录等的医疗器械进行的监督抽查。

监督抽查分国家级监督抽查和省（自治区、直辖市）级监督抽查，分别由国家药品监督管理局和省（自治区、直辖市）药品监督管理局负责。

三、广告管理

医疗器械广告，必须经省级以上药监部门审查批准，未经批准的，不得刊登、播放、散发和张贴。

医疗器械广告内容必须以国家或省（自治区、直辖市）级药监部门批准的使用说明书为准。

任务二　家庭常用医疗器械的使用

活动一　卫生材料及敷料的使用

课堂互动　人们在日常生活和工作中造成人体皮肤的各种损伤是不可避免的，使用创伤敷料是进行创伤治疗的有效手段之一。随着新材料和新工艺的应用，各种创伤敷料不断出现，其性能也越来越优良。请同学们介绍一些新型敷料，并与传统的纱布类敷料进行对比。

一、医用纱布的选购和使用注意事项

一般出厂的医用纱布成品有两种供应方式，一种是非无菌方式，另一种是无菌方式。无菌方式包装的医用纱布可以直接使用，而以非无菌方式包装的纱布必须经高温高压蒸汽或环氧乙烷等方法消毒后方可使用。购买医用纱布应注意以下问题。

1. 首先要看成品的包装标识和产品说明书

无论是无菌还是非无菌方式出厂，厂方的产品说明书或成品包装上都应写明。无菌方式包装的医用纱布，包装标志中必须写明：灭菌有效期、出厂日期或生产批号、包装破损禁用说明或标识、一次性使用说明或禁止再次使用标识，选购时核对产品有效期，发现包装破损不再选购或使用。

2. 看产品的外观

产品应柔软，无臭、无味，色泽纯白，不含有其他纤维和加工物质，在紫外光下不应显示强蓝色的荧光。

二、医用棉花的选购和使用注意事项

一般出厂供应的成品有两种方式，一种是非无菌方式，另一种是无菌方式。无菌方式包装的医用脱脂棉可以直接使用，而以非无菌方式包装的脱脂棉必须经高温蒸汽或环氧乙烷等方法消毒后方可使用。购买医用棉花应注意以下问题。

1. 首先要看成品的包装标识和产品说明书

无论是无菌还是非无菌方式出厂，厂方的产品说明书或成品包装上都应写明。无菌方式包装的医用纱布，包装标志中必须写明：灭菌有效期、出厂日期或生产批号、包装破损禁用说明或标识、一次性使用说明或禁止再次使用标识。选购时核对产品有效期，发现包装破损不再选购或使用。

2. 看产品的外观

产品应是柔软而富有弹性的白色纤维，无色斑、污点及异物，无臭、无味，在紫外光下不应显示强蓝色的荧光。

三、医用绷带的选购和使用注意事项

医用绷带的用途主要是包扎或固定，分全棉纱布绷带和弹性绷带两种。全棉纱布绷带主要用于医院外科及家庭的体外创口敷药后的包扎、固定。弹性绷带主要用于下肢静脉曲张、骨伤科等患者的固位包扎，以改善血液循环、防止肢体肿胀，也能替代手术后的多头腹带，用于人体不同部位的加压包扎或一般创伤包扎。

医用绷带一般以非灭菌医疗产品出售，购买医用绷带应注意：

（1）使用时应与创口隔离；

（2）选购时要看产品的外观。产品应洁白、无黄斑、无污染、无严重织疵或断丝。

四、医用橡皮膏的选购和使用注意事项

医用橡皮膏是以织物为基材，表面涂以以天然橡胶和氧化锌为主要原材料的胶黏剂所制成，应用于外科手术绊创或作固定敷料用。应选购洁净不渗膏，膏布卷齐、平整的橡皮膏。

五、创可贴的选购和使用注意事项

创可贴主要由带有膏黏剂的塑料薄膜和附着在上面的具有吸收性的复合垫组成，能够止血、保护创面、预防感染、促进愈合，可用于小创伤、擦伤等患处。由于体积小、使用简单、携带方便，如今已成为家庭必备品。

选购和使用注意事项如下。

（1）看包装标识和产品说明书　包装上应有"无菌"字样或图形符号、一次性使用说明或图形符号、包装破损禁用说明或标识。

（2）启封后切忌用手接触中间复合垫。

（3）创可贴主要用于急性小伤口的止血，尤其适用于切口整齐、清洁、表浅、较小而不需要缝合的切割伤。对于较深伤口，有大血管、神经、肌腱损伤以及疑有异物的伤口，不能使用创可贴；至于疖肿、烫伤、化脓感染和各种皮肤疾病，不宜使用创可贴。

（4）使用创可贴后，要注意观察伤口变化情况，定期更换，防止伤口感染化脓。

活动二　体温计的使用

> **课堂互动**　请同学们了解水银体温计、电子体温计、红外体温计的相关资料，并从价格、安全性、准确性、便捷程度、工作原理等多个方面进行对比。

体温计包括水银体温计、电子体温计、红外体温计等。其中以水银体温计最常见、最常用。

一、水银体温计

是一种最高温度计，它可以记录这温度计所曾测定的最高温度。用后的体温计应"回表"，即拿着体温计的上部用力往下猛甩，可使已升入管内的水银重新回到液泡里，这是水银体温计与其他液体温度计的一个主要区别。

1.水银体温计的分类及测量范围

（1）三角形棒式（包括口腔用、肛门用两种）：35～42℃。

（2）元宝形棒式（口腔用）：35～42℃。

（3）内标式（腋下用）：35～42℃（注意没有外标式的）。

（4）新生儿棒式（口腔、腋下、肛门用三种）：30～40℃。

2.水银体温计的选购和使用注意事项

（1）检查玻璃泡有无裂纹，以免发生水银中毒。

（2）测体温前要将水银柱甩到35℃以下。

（3）对于幼儿、精神失常、高热神昏者应测肛温，不可测口温。

（4）用后须先用冷水冲洗干净，浸泡在70%酒精中备用，也可用肥皂水洗净后保存备用。再次使用前须用酒精棉球擦拭消毒。

二、电子体温计

电子体温计由温度传感器、液晶显示器、纽扣电池、专用集成电路及其他电子元器件组成（图8-1），能够快速、准确、方便地测出人体的温度，读数清晰，携带方便。电

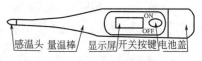

图8-1　电子体温计的各部分名称

子体温计无传统水银体温计容易破碎、水银污染环境与不易读数的问题，其不足之处在于示值准确度受电子元器件及电池供电状况等因素影响。

1.电子体温计的分类

目前市场上有塑料封装和玻璃壳封装两种类型，前者最常见。塑料封装型对液体的密封性稍差；用后消毒时不能将其浸在酒精里，以免液体渗进体温计内，造成电路故障。玻璃壳封装型消毒时可浸入酒精，但玻璃壳容易破碎，对儿童要注意使用安全。

2.塑料封装型电子体温计的使用方法示例

（1）用棉花棒或卫生纸蘸取酒精擦拭消毒感温头和量温棒部分，为避免机件受损，请勿以酒精或其他溶液接触感温头及量温棒以外的部件。

（2）按ON/OFF按钮，打开电源，显示屏显示"188.8"约L02秒，然后显示上次的测量温度约2秒后显示L0℃，其中℃闪烁，表示开始准备测温。

（3）测腋窝温度：测温前，手臂自然下垂，将腋窝紧闭1分钟，使腋窝温度稳定；将体温计的感温头置入腋窝中央并夹紧约1分钟，待显示屏℃符号停止闪烁，即表示腋窝温度已测量完成。

（4）测口腔温度：测量前将双唇闭上约1分钟，使口腔内温度平稳，将体温计的感温头置于舌下内侧根部，和舌头紧密接触后，将双唇紧闭约1分钟，待显示屏℃符号停止闪烁，即表示口腔温度已测量完成。

（5）如果温度＞37.5℃，则听到短促的报警声：Bi-Bi-Bi-Bi（每0.125秒响一次），表示测量完成并警示已发热了。如果温度≤37.5℃，则听到较慢的声音：Bi-Bi-Bi-Bi（每0.5秒响一次），表示测量完成并且体温正常。

（6）如果测量温度＜32.0℃，则显示L℃；≥42.0℃，则显示H℃。

（7）按ON/OFF按钮，关闭电源，否则，体温计会在8分40秒后自动切断电源。

活动三　血压计的使用

课堂互动

水银血压计的使用（两人一组）

（1）让被测试者安静休息5分钟，取坐位，一般暴露右上臂，手掌向上放平，肘部和心脏大致在同一水平线上。

（2）将血压计袖带紧贴在上臂，袖带下缘在肘窝上大约2厘米，将听诊器的听诊部件放在肘窝动脉搏动的地方。

（3）血压计快速充气，当桡动脉（即通常中医医生号脉处）搏动消失后，再加压30毫米汞柱左右，随后缓慢放气（每秒2～6毫米汞柱）。

（4）在放气过程中仔细听取声音的变化并观察水银柱的读数，当听到第一声有规律的搏动声音时血压计的读数，即为收缩压；继续缓慢放气，当搏动声音消失时的读数，为舒张压。

如需重复测量时，血压计读数应保持在0位，相隔2分钟后，再重新充气测量，取两次读数的平均值作为血压值。

血压计包括水银血压计和电子血压计。

一、水银血压计

1.基本质量要求

（1）血压计示值允许误差 ±0.5 千帕（±3.75 毫米汞柱）。

（2）气密性好，不应漏水银。

2.选购和使用注意事项

（1）水银柱上升灵活、无断开，不泄漏水银。

（2）使用时打气不要过猛。

（3）搬动水银血压计应竖直搬动。

（4）用后及时将血压计往右倾斜45度，然后关闭水银阀，防止水银溢出，造成污染。

二、电子血压计

电子血压计是利用现代电子技术与血压间接测量原理进行血压测量的医疗设备，电子血压计有臂式、腕式之分。

二维码20 电子血压计的使用

扫一扫

1.电子血压计的特点和适用范围

电子血压计结构轻巧，易于携带，便于自我测量，适用于家庭保健、出差和旅行。

目前临床上水银血压计加听诊器的血压测量法（柯氏音法）仍是经典方法，电子血压计与临床医师测得的血压值相比可能会有一定的误差。

2.电子血压计的基本质量要求

电子血压计示值的允许误差值为 ±0.5 千帕（±4 毫米汞柱），脉搏数允许误差 ±5%。

3.选购和使用注意事项

（1）看品牌　要选购品牌好的电子血压计，其产品说明书上应有计量许可标志和药品监督管理部门颁发的产品注册证以及产品正确使用方法的详细说明。

（2）看测量结果的重复性　按产品说明书的正确使用方法，在血压正常者身上重复测几次，看结果的平均值与各次测量的误差值。误差太大的，说明该产品的重复性不好。

（3）看测量结果的正确性　将同一血压正常者身上测得的结果与医院测得的结果相比较，看结果的误差值。如果误差不太大，可作为今后自己测量时的参考。

（4）对老年人来说，推荐使用上臂式全自动血压计，不推荐使用半自动电子血压计和腕式电子血压计；对中青年人来说可以使用腕式电子血压计。

活动四　手持式家用血糖分析仪的使用

课堂互动　我国糖尿病患者的人数在不断增加，越来越多的糖尿病患者开始在家里测试血糖，但由于大部分糖尿病患者没受过专业训练，在血糖测试过程中可能会产生数据差错。李大爷买了个血糖仪，一直坚持监测，每次采血时都非常小心，血糖也较稳定。可是近日，他发现自己饭量增加，但身子却没力气，而且总感觉口渴。他到医院一检查，结果发现血糖已高达20毫摩尔/升。

请同学们分析，为什么李大爷没有测出自己的血糖已经偏高，问题可能出在了哪里？

一、基本质量要求

仪器测试范围：40～500毫克/分升（1分升＝100毫升）。

仪器重复性：标准偏差SD≤3。

满量程测量绝对误差：≤±1%F.S.。

测试条重复性：相对标准偏差CV≤9.5%。

测试条准确性：相关系数γ≤0.90。

二、选购和使用注意事项

（1）应选择药监部门注册批准的产品。

（2）血糖试条必须和其适配的血糖仪一起使用；更换新批号试条时，应先用制造商提供的校准试条或质控液校准后再测血糖。

（3）血糖试条注意按规定温度保存，在有效期内使用，每次使用时不要触碰试纸条的测试区。血糖试纸的准确度容易受环境如温度、湿度、化学物质等因素的影响，过冷、过热、过潮的环境和试纸被污染，都会影响血糖值的准确度。每次从试纸瓶中取试纸时，不能将试纸全部倒出，只取出要用的那条，将剩余试纸保留在原装的试纸瓶里。取完试纸后，马上密闭瓶盖，放在干燥、阴凉、避光的地方保存。包装不严密，试纸受潮，会导致测试值不准确。

（4）使用前应仔细阅读使用说明书；定期对仪器进行校正，检查血糖仪的准确性。

知识拓展

如何正确保养血糖仪？

正确养护血糖仪是所有糖尿病患者的"必修课"。对于如何保养和清洁，四川大学华西医院内分泌科田浩明教授介绍了以下几点。

血糖仪要放置在干燥清洁处，正常室温下存放即可，避免摔打、沾水、勿让小孩、宠物触及、玩耍。血糖仪允许运作的温度是10～40℃，湿度是20%～80%，太冷、太热、过湿均会影响其准确性。另外，避免将仪器存放在电磁场（如移动电话、微波炉等）附近，否则影响读数的准确性。

测试血糖时，不可避免会受到环境中灰尘、纤维、杂物等的污染，特别是检测时不小心涂抹在其上的血液，都会影响测试结果，因此要定期清洁和保养机器，清除血渍、布屑、灰尘。

清洁时，应用软布蘸清水擦拭，不要用清洁剂清洗或将水渗入血糖仪内，更不要将血糖仪浸入水中或用水冲洗，以免损坏。对测试区的清洁一定要注意，擦拭时不要使用酒精等有机溶剂，以免损伤其光学部分。当然，如果是生物传感器型的血糖仪就不存在这个问题了。

来源：药历网2011年03月18日

（5）建议患者用酒精消毒。如果用碘酒，会导致测试结果出现偏差。用酒精消毒时，要待采血部位干燥后再采血，否则酒精稀释了血液，结果也会不准。可先用棉球把酒精擦干，再等10秒左右进针。此外，涂抹酒精的部位不要太大，以免伤害皮肤。

（6）手指两侧取血最好，不仅痛感少而且出血充分。采血部位要交替轮换，不要长期扎同一个地方，以免形成瘢痕。

（7）采血要规范。采血笔有不同的刻度，要了解自己采血时适合哪个刻度然后再采血。如果因为怕痛选用浅度采血针，会使血流出的少，若挤压扎针的部位将血挤出，会有体液流出，导致血糖的测量值偏低。另外，手指温度过低、血流不畅等也会影响测定结果。

（8）血糖检测完毕后，应立即将使用过的试纸及采血针妥当地弃置。使用过的采血针上容易有病菌繁殖，会直接危害健康。

三、血糖仪的基本操作

目前市场上各种品牌的血糖仪很多，其在个性化设计和使用方便度上有一定差异，具体操作须详细看说明书。但其操作基本上可分五个步骤。

扫一扫

二维码21　手持式家用血糖仪的使用方法及注意事项

（1）打开电源，一部分是直接按电源开关，一部分直接插试纸自动开机的。

（2）插入试纸调校正码。除了拜安捷二代血糖仪是免调码，其他分为：手动输入试纸校正码（如利舒坦血糖仪、强生血糖仪）；将密码牌插入机器自动记录试纸校正码（如罗氏活力型血糖仪）。

（3）采样：用随血糖仪配好的采血笔直接采血。目前市场上的血糖试条有两种采样方式，即滴血式和虹吸式。滴血式的血糖试条，测试时需要血样多，需要将血样滴加到试条上，血滴太多、太少或者位置不准确都会影响测试值。而采用虹吸自动吸血方式的血糖试条，需要血样少，加样量可以自动控制，试纸有能显示血液是否适量的确认点，操作简单，也可避免加血样误差，进而保证测试结果的准确性。

（4）显示结果：采样之后，就会呈现倒计时，显示测试结果。

（5）完成测试，关机。若忘记关机，一方面浪费电，另外一方面容易损耗机器。

活动五　拔罐器的使用

拔罐器，是拔罐法常用的器具。所谓拔罐法，是指利用燃烧、抽吸、挤压等方法排出罐内空气，造成负压，使罐吸附于体表穴位或患处，通过产生刺激，以防病治病的方法。由于其操作简便、使用安全，临床应用十分广泛。

一、常用拔罐器具的种类、特点

1.传统罐具

（1）竹罐　用坚韧成熟的青竹制成。取材容易，吸拔力强，能耐高温，不易破碎，可用于身体各部多种拔罐法，尤其多用于水煮罐法。但其罐易燥裂漏气，且不透明，难以观察罐内皮肤反应，不宜用作刺血拔罐等。

（2）陶瓷罐　吸拔力强，易于高温消毒，适用于全身各部。但罐体较重，不透明，易于破碎，不常用。

（3）玻璃罐　透明，易于清洗消毒，传热较快，容易破碎。目前最常用。

2. 新型罐具

（1）挤压排气罐（以挤压方式排气的罐具） 包括挤压排气橡胶罐和挤压排气组合罐。

① 挤压排气橡胶罐 此罐轻便，不易破裂，便于携带，无点火烫伤之虑，但无温热感，不能高温消毒，易于老化，仅宜拔固定罐，不宜施其他罐法。

② 挤压排气组合罐 其操作方便，但负压维持时间较短，仅宜于留罐。

（2）抽气排气罐（以抽气方式排气的罐具） 包括连体式抽气罐和注射器抽气罐。

① 连体式抽气罐 罐与抽气器连为一体，适用于多部位留罐。

② 注射器抽气罐 将带橡胶塞的青霉素、链霉素瓶的底去掉，打磨光滑作罐具，将注射器针头经橡皮塞刺入罐内抽出空气而拔罐。罐体小，可用于头、面、手、脚及皮肤较薄部位。

（3）多功能罐器 配置有其他治疗作用的现代新型罐具。如刺血罐、灸罐、电热罐（电罐）等，均具拔罐及相应疗法（如刺血、艾灸）的治疗作用。

二、拔罐法的禁忌

（1）急性严重疾病、慢性全身虚弱性疾病及接触性传染病；严重心脏病、心力衰竭；瘰疬、疝气处及活动性肺结核。

（2）出血性疾病（血小板减少性紫癜、白血病及血友病等）。

（3）急性外伤性骨折、严重水肿。

（4）精神分裂症、抽搐、高度神经质及不合作者。

（5）皮肤高度过敏、传染性皮肤病，以及皮肤肿瘤（肿块）部、皮肤溃烂部。

（6）婴幼儿；妊娠妇女的腹部、腰骶部、乳房部、前后阴部。

（7）心尖区体表大动脉搏动部及静脉曲张部；眼、耳、口、鼻等五官孔窍部。

（8）精神紧张、疲劳、饮酒后，以及过饥、过饱、烦渴时。

> **知识拓展**
>
> **真空拔罐器使用说明**
>
> 选取适当大小的罐具及舒适的体位，将选好的罐具顶部活塞上提一下，以保证通气，将真空枪口轻轻套住罐具顶部活塞后，垂直快速提拉杆数次，至拔罐部位皮肤隆起，病人可耐受为度，罐具吸附于体表之后，将负压枪口左右轻轻旋动向后退下，轻按一下罐具活塞以防漏气；治疗结束时提一下罐顶活塞即可，每次治疗时间10分钟。在单人不能直接拔罐的部位（如脊椎、腰部）可使用连接器。
>
> （1）根据病情选好穴位，治疗参考取穴图中所标示的穴位，位于人体躯干前后正中线，即任、督二脉上的穴位为单一穴位。其他穴位为对称排列。图表中只标示了一侧，在治疗中均应取双侧穴位。取穴时，可根据治疗参考取穴中所列穴位分成两组，每天一组轮换使用。
>
> （2）选取适当罐具及舒适的体位（可分为坐位，仰卧位，侧卧位及俯卧位）。
>
> （3）将选好的罐具顶部活塞上提一下，以保证通气。
>
> （4）将负压枪口轻轻套住罐具顶部活塞后，垂直快速提拉杆数次，至拔罐内皮肤隆起，病人可耐受为度。
>
> （5）在不能直接拔罐的部位（如脊椎，腰部）可使用连接器。连接器安装方法：先将连接器一端的连接杆大头连接备用前嘴的大孔，再将另一端连接杆小头连接负压枪口，使之成为一体，然后前嘴与罐具有活塞的一头套在一起，再将罐具放在需要治疗的部位。

（6）罐具吸附于体表之后，将负压枪口左右轻轻旋动向后退下，轻按一下罐具上的活塞以防漏气。

（7）治疗结束时提一下活塞放气即可起罐。

（8）罐具使用后常规用消毒液、酒精棉擦拭。不可浸泡、水煮或高温处理等。

（9）拔罐治疗时拔不上，请检查罐内胶塞是否严封，负压枪和罐具连接是否过紧，负压枪和罐具是否垂直，负压枪和罐具提拉时对皮肤压力是否过大。

活动六　针具和灸具的使用

一、针具

针具包括毫针、三棱针、皮肤针、皮内针、鍉针、火针和芒针，详见表8-1。

■表8-1　针具的种类、材质、结构、规格、选购和使用注意事项、常用消毒方法

种类	材质	结构	规格	选购和使用注意事项	常用消毒方法
毫针	不锈钢、金、银	针尖、针身、针根、针柄	粗细26～30号，长短1～3寸最常用	是古今临床应用最广的一种针具。严格的无菌观念，不能隔衣针刺和以口温针	高压蒸汽、药液浸泡、煮沸
三棱针	不锈钢	针身三棱锥体	大号、小号	多用于瘀血证、实热证和急证刺络放血疗法	
皮肤针	针柄：软柄用牛角，硬柄用硬塑料　针身：不锈钢	头部有莲蓬状针盘	梅花针、七星针、罗汉针	刺激轻微，适于小儿	
皮内针	不锈钢	图钉型、麦粒型	30～32号	适用于需要持续留针的慢性疾病以及经常发作的疼痛性疾病。埋针时间一般1～2天，可每天按压数次	
鍉针	不锈钢、黄铜、银；磁性材料	针头圆钝光滑	长3～4寸	用于按压经脉和穴位	
火针	耐高温的钨合金	针尖、针身、针根、针柄	细0.5毫米、粗1.2毫米	治疗风寒湿痹	
芒针	不锈钢	针尖、针身、针根、针柄	5～15寸	适用于必须用长针深刺的疾病	

二、灸具

（温）灸法，是指以灸绒或药物为主要灸材，点然后放置于穴位或病变部位，进行烧灼或熏熨，借其温热刺激及药物作用，达到温通气血、扶正祛邪、防治疾病的目的。

1.灸法的种类

（1）艾灸法　以艾绒为灸材，是灸法的主要内容。

（2）非艾灸法　以艾绒以外的药物或其他方法进行施灸，如灯火灸、药笔灸等。

2.艾灸的材料、制品及其规格

（1）艾叶　艾是菊科多年生灌木状草本植物，艾叶有浓烈芳香气味，当叶盛花未开时采收。将艾叶加工制成细软的艾绒，搓捏成大小不同的艾炷或艾条，在灸法中应用。

（2）艾绒　以无杂质、柔软易聚团、干燥、陈久为优。按加工程度不同，有粗、细之分。粗绒多用作艾条或间接灸，细绒常用作直接灸。

（3）艾炷　以艾绒施灸时，所燃烧的圆锥体艾绒团称为艾炷。分为小炷（麦粒大）、中炷

（枣核大）、大炷（半截橄榄大）。艾炷无论大小，直径与高度大致相等。小炷常作直接灸用，中炷、大炷常作间接灸用。

（4）艾条　用艾绒卷成的圆柱形长条。一般长 20 厘米、直径 1.5 厘米。分为纯艾条和药艾条（将药末混于艾绒中制备）两种。

选购艾灸制品时应到正规药店或医院药房，并注意检查是否有破损或霉变。

三、温灸器的种类及使用

1.温灸架

用于艾条温和灸，无需手持移动，有灸架支持，作用稳定持久，安全简便。取穴常以 1 穴为主，最多不超过 2 个穴位。

2.温灸筒

可以装置艾绒和药物，底部有数十个小孔，滚动施灸；头部灸 10 分钟，背部、四肢灸 20 分钟，腹部灸 30 分钟。若灸后见头晕、口干、鼻出血、纳呆、乏力，宜减少灸量。如觉过热，可将布罩在灸筒上。

3.温灸盒

特制的盒形木质灸具，内置艾卷，固定在一个部位施灸。每次可灸 15～30 分钟，适用于较大面积的灸治。

学习小·结

项　目		内　容　要　点
认识医疗器械	基本质量特性	安全性与有效性
	产品的分类	分类原则及各类产品的主要品种
	监督管理	产品注册、广告管理及监督抽查管理要点
家庭常用医疗器械的使用	卫生材料及敷料	医用纱布、医用棉花、医用绷带、医用橡皮膏、创可贴的选购和使用注意事项 医用绷带的分类及用途
	体温计	水银体温计的分类及测量范围 水银体温计、电子体温计的选购和使用注意事项
	血压计	水银血压计、电子血压计的特点和适用范围 水银血压计、电子血压计的基本质量要求及选购和使用注意事项
	手持式家用血糖分析仪	基本质量要求 选购和使用注意事项
	拔罐器	常用拔罐器具的种类、特点 拔罐法的禁忌
	针具	针具的种类 各种针具的材质、结构、规格、选购和使用注意事项、常用消毒方法
	灸具	灸法的种类 艾灸的材料、制品及其规格 温灸器的种类及使用

课堂练习

一、A型题（单选题）

1.医疗器械是指（　　）。

A.能治病的设备

B.可以诊断疾病的仪器

C. 对疾病治愈率达到 80% 的器具

D. 用于治疗、预防和诊断人类疾病的物质

E. 单独或组合使用于人体的仪器、设备、器具、材料或其他物品，包括所需要的软件

2. 医疗器械的基本质量特性是（　　）。

A. 安全性和适用性

B. 适用性和有效性

C. 安全性和经济性

D. 安全性和有效性

E. 安全性和可靠性

3. 新生儿棒式体温计示值允差是（　　）。

A.±0.1℃　　　　　　B.±0.15℃　　　　　　C.±0.2℃　　　　　D.±0.5℃　　　　E.±1.0℃

4. 《医疗器械监督管理条例》规定国家对医疗器械实行（　　）制度。

A. 注册审批　　　　B. 分类注册　　　　C. 产品生产注册

D. 申报备案　　　　E. 产品审查

5. 下列属于第二类医疗器械的是（　　）。

A. 医用 X 线胶片　　　B. 创可贴　　　　C. 医用脱脂纱布

D. 人工肾　　　　E. 牙科椅

二、B型题（配伍选择题）

1. 关于医疗器械产品的分类

A. 第一类　　　　　　B. 第二类　　　　　　C. 第三类　　　　　D. 第四类　　　E. 第五类

（1）对其安全性、有效性应当加以控制的医疗器械属于（　　）。

（2）通过常规管理足以保证其安全性、有效性的医疗器械属于（　　）。

（3）植入人体的医疗器械属于（　　）。

（4）用于维持生命的医疗器械属于（　　）。

（5）对人体具有潜在危险的医疗器械属于（　　）。

2. 请搭配下列质量要求

A. 无菌、无热原

B. 玻璃管不得有爆裂现象

C. 精度：±0.05℃

D. 有良好的气密性

E. 仪器重复性：标准偏差 $SD \leqslant 3$

（1）体温计要求（　　）。

（2）一次性使用输液器要求（　　）。

（3）水银血压计要求（　　）。

（4）电子体温计要求（　　）。

（5）手持式血糖分析仪要求（　　）。

三、X型题（多选题）

1. 根据产品质量法的解释，产品质量是指产品满足需要的（　　）和环境等所具有的特征和特性的总和。

A. 有效性　　B. 安全性　　C. 适用性　　D. 可靠性　　E. 维修性、经济性

2. 下列关于医疗器械标准的叙述正确的是（　　　）。

A. 医疗器械应当符合国家药品监督管理部门复核的注册产品标准

B. 注册产品标准可以直接采用医疗器械产品国家标准

C. 没有国家标准的，可以采用医疗器械产品行业标准

D. 对于没有国家标准、行业标准的，企业应自行制定医疗器械的注册产品标准

E. 企业也可制定高于医疗器械国家标准、行业标准的医疗器械注册产品标准

3. 在选购和使用卫生材料及敷料时应注意的是（　　　）。

A. 医用纱布和医用脱脂棉在紫外光下应显示强蓝色的荧光

B. 若使用医用绷带于创口部位时应考虑与创口隔离

C. 应选购洁净不渗膏，膏布卷齐、平整的橡皮膏

D. 选购创可贴时应注意包装上是否有"无菌"字样

E. 创可贴启封后切忌用手接触中间复合垫

4. 医疗器械的使用旨在达到下列预期目的的是（　　　）。

A. 对疾病的预防、诊断

B. 对疾病的治疗、监护、缓解

C. 对损伤或残疾的诊断、治疗、监护、缓解、补偿

D. 对解剖或生理过程的研究、替代、调节

E. 妊娠控制

5. 下列医疗器械国家实行一类管理的是（　　　）。

A. 手术衣　　　B. 医用脱脂棉　　　C. 切片机　　　D. 呼吸麻醉设备　　　E. 口罩

参考答案

项目一

一、A型题（单选题）

1. E　2. B　3. D　4. A　5. C

二、B型题（配伍选择题）

1. A　2. C　3. D　4. D　5. A　6. C　7. B　8. E

三、X型题（多选题）

1. ABCDE　2. ACD　3. AE　4. ABCDE　5. BCE　6. ABCE　7. ABCE　8. ABCDE

9. ABCDE　10. ABCDE

项目二

一、A型题（单选题）

1. D　2. D　3. B　4. B　5. C

二、B型题（配伍选择题）

1. A　2. C　3. E　4. D　5. B　6. C　7. D　8. A　9. E　10. B　11. A　12. B　13. C　14. D

15. E　16. A　17. C　18. B　19. E　20. D　21. C　22. A　23. D　24. E　25. B　26. B　27. A

28. D　29. C　30. A　31. A　32. C　33. A　34. A　35. A

三、X型题（多选题）

1. ABCDE　2. ABCDE　3. ABCDE　4. ABCDE　5. ABCDE　6. ABCDE　7. ABCE

项目三　任务一

一、A型题（单选题）

1. E　2. D　3. D　4. E　5. C

二、B型题（配伍选择题）

1. C　2. B　3. A　4. E　5. D　6. B　7. D　8. A　9. B　10. C　11. A　12. E　13. C　14. B

三、X型题（多选题）

1. ABD　　2. ACDE

项目三　任务二

一、A型题（单选题）

1. E　2. B　3. E　4. D　5. E

二、B型题（配伍选择题）

1. C　2. A　3. D　4. E　5. D　6. C　7. B　8. C

三、X型题（多选题）

1. ABCDE　2. ABCDE　3. ABE

项目三　任务三

一、**A**型题（单选题）

1. A　2. B　3. B　4. B　5. E

二、**B**型题（配伍选择题）

1. C　2. B　3. D　4. A　5. C　6. B　7. A　8. E　9. D　10. B

三、**X**型题（多选题）

1.AE　2.BCDE　3.BCE　4.AC

项目三　任务四

一、**A**型题（单选题）

1. E　2. A

二、**B**型题（配伍选择题）

1. B　2. E　3. E　4. C　5. A　6. D　7. E　8. B　9. C　10. E　11. D　12. E　13. A　14. B

三、**X**型题（多选题）

1. ABCE　2. ABC　3. ABC

项目三　任务五

一、**A**型题（单选题）

1. E　2. E　3. B

二、**B**型题（配伍选择题）

1. A　2. B　3. E　4. D

三、**X**型题（多选题）

1. BC　2. DE　3. ABCDE　4. ABCDE　5. ABCE　6. CE

项目三　任务六

一、**A**型题（单选题）

1. E　2. D　3. E　4. D　5. E　6. E　7. A　8. A　9. C　10. B　11. E　12. B　13. A　14. D

二、**B**型题（配伍选择题）

1. B　2. C　3. D　4. E　5. D　6. E　7. B　8. A　9. B　10. A　11. B　12. E　13. C　14. A

15. B　16. B　17. E　18. C　19. D

三、**X**型题（多选题）

1. ABC　2. ABCDE　3. AE　4. ABC　5. AC　6. ABCDE　7. ABE　8. ACDE　9. ABC　10. AE　11. CE　12. BCDE

项目三　任务七

一、**A**型题（单选题）

1. A　2. D　3. C　4. B　5. D　6. D

二、**B**型题（配伍选择题）

1. A　2. B　3. C　4. E

三、X型题（多选题）

1. ABCDE　2.ABCDE　3. BCD

项目三　任务八

一、A型题（单选题）

1. C　2. C　3. C　4. A　5. C　6. D　7. C

二、B型题（配伍选择题）

1. A　2. B　3. C　4. D　5. E　6. B　7. D　8. C　9. E　10. E　11. B　12. A　13. C　14. D　15. C　16.E

三、X型题（多选题）

1. ABCD　2. ABCDE　3. ABE　4. ABDE　5. ABCD

项目四

一、A型题（单选题）

1.C　2.A　3.A　4.B　5.A　6.A　7.D　8.D　9.B　10.A

二、B型题（配伍选择题）

1.A　2.E　3.D　4.C　5.D　6.B　7.A　8.A　9.C　10.E　11.B　12.C　13.A　14.B　15.C　16.B　17.A　18.C　19.B　20.A　21.B　22.C　23.D　24.E　25.A　26.C

三、X型题（多选题）

1.ACE　2.ABCE　3.BCD　4.BCDE　5.ABCD　6. ABCE　7. ABCD

项目五

一、A型题（单选题）

1.E　2.A　3.E　4.D　5.B

二、B型题（配伍选择题）

1.A　2.C　3.B　4.E　5.D　6.B　7.E　8.D　9.D　10.C　11.B　12.D

三、X型题（多选题）

1.ABCDE　2.ABCE　3.ACDE

项目六

一、A型题（单选题）

1.A　2.C　3.C

二、B型题（配伍选择题）

1.E　2.C　3.B　4.A

三、X型题（多选题）

1.ABCDE　2.AD　3.ABCD　4.ACD

项目七

一、A型题（单选题）

1.C　2.A　3.B　4.C　5.B

二、**B**型题（配伍选择题）
　　1.E　2.B　3.C　4.D　5.A　6.C　7.C　8.A　9.B　10.B
三、**X**型题（多选题）
　　1.ABCDE　2.BCD　3.ABCDE

项目八
一、**A**型题（单选题）
　　1.E　2.D　3.B　4.C　5.C
二、**B**型题（配伍选择题）
　　1.BACCC　2.BADCE
三、**X**型题（多选题）
　　1.ABCDE　2.ABCDE　3.BCDE　4.ABCDE　5.ACE

参考文献

[1] 国家药品监督管理局执业药师资格认证中心. 国家执业药师职业资格考试指南: 药学综合知识与技能. 8版. 北京: 中国医药科技出版社, 2020.

[2] 周博雅, 赵志刚, 史卫忠, 等. 中国药学服务内容划分与药师服务价值. 药品评价, 2020, 17 (07): 1-3, 64.

[3] 李朝辉. 新时代推进实施执业药师制度的思考. 中国药物警戒, 2021, 18 (03): 240-244.

[4] 李朝辉. 我国执业药师制度研究综述. 中国合理用药探索, 2020, 17 (12): 1-4.

[5] 赵宁, 赵瑞, 刘丽宏. 我国公立医院药学服务现状及需求分析. 临床药物治疗杂志, 2020, 18 (11): 78-81.

[6] 李思聪, 聂小燕, 韩晟, 等. 我国互联网+背景下医院O2O药学服务模式发展研究. 中国药房, 2021, 32 (04): 496-501.

[7] 屈建, 刘高峰, 朱珠. 新中国70周年医院药学的发展历程与趋势 (Ⅰ). 中国医院药学杂志, 2019, 39 (24): 2455-2467.

[8] 屈建, 刘高峰, 朱珠. 新中国70周年医院药学的发展历程与趋势 (Ⅱ). 中国医院药学杂志, 2020, 40 (01): 1-22.

[9] 屈建, 刘高峰, 朱珠. 新中国70周年医院药学的发展历程与趋势 (Ⅲ). 中国医院药学杂志, 2020, 40 (02): 127-136.

[10] 刘泽华. 零售药店药学服务人员现状及能力需求分析. 当代农机, 2020 (10): 58-60.

[11] 严珺. 我国社会药房药学服务现状与发展情况分析. 中西医结合心血管病电子杂志, 2018, 6 (01): 30, 32.

[12] 魏骏. 新形势下零售药店执业药师药学服务能力建设的新要求及思路. 上海医药, 2020, 41 (07): 49-53.

[13] 陈娜, 刘欣欣, 陈新梅, 等. 连锁药店和单体药店药学服务现状对比分析初探. 中国药事, 2020, 34 (04): 478-483.

[14] 许杜娟. 药学服务实务. 北京: 中国医药科技出版社, 2016.

[15] 姚永萍, 况涛. 药学综合知识与技能. 北京: 科学出版社, 2020.

[16] 河北省食品药品监督管理局教育培训中心. 2008年河北省执业药师继续教育高级研修班培训资料.

[17] 孙迪清, 付晓波. 抗生素的不合理应用实例分析. 实用医药杂志, 2002, 19 (10): 774.

[18] 潘奇澄. 我院2009年门诊不合格处方实例分析. 内科, 2010, 5 (6): 611.

[19] 岳秀俊. 基层几种不合理用药处方实例分析. 中国社区医师, 2008, 24 (365): 14.

[20] 罗霄山, 王沛坚, 洪笃云, 等. 处方不合理用药类型及实例分析. 长春中医药大学学报, 2008, 24 (2): 161-162.

[21] 中国执业药师协会. 2009年度全国执业药师继续教育教材. 北京: 中国中医药出版社, 2009.

[22] 张石革. 药学监护常见问题解答. 北京: 化学工业出版社, 2010.